临床药师药学监护案例精选

张弋 主编

徐彦贵 副主编

天津出版传媒集团

天津科学技术出版社

图书在版编目（CIP）数据

临床药师药学监护案例精选 / 张弋主编. -- 天津
天津科学技术出版社, 2023.11

ISBN 978-7-5576-9752-5

Ⅰ. ①临⋯ Ⅱ. ①张⋯ Ⅲ. ①临床药学-案例 Ⅳ.
①R97

中国版本图书馆 CIP 数据核字（2021）第 232948 号

临床药师药学监护案例精选

LINCHUANG YAOSHI YAOXUE JIANHU ANLI JINGXUAN

责任编辑:张建锋

出　　版:天津出版传媒集团
　　　　　天津科学技术出版社

地　　址:天津市西康路 35 号

邮　　编:300051

电　　话:(022)23107822

网　　址:www.tjkjcbs.com.cn

发　　行:新华书店经销

印　　刷:天津市宏博盛达印刷有限公司

开本 787×1092　1/16　印张 23.25　字数 400 000

2023 年 11 月第 1 版第 1 次印刷

定价:168.00 元

编者名单

主　编

张　弋

副主编

徐彦贵

编　者

(按照姓氏拼音排序)

边　原	卜一珊	陈　凡	方英立
郭媛媛	纪立伟	林荣芳	秦　侃
任海霞	史亦丽	覃旺军	魏晓晨
吴红卫	徐　航	闫美玲	杨　梅
叶晓芬	叶轶青	张春红	朱立勤

前　言

　　药物治疗是临床诊疗工作中非常重要的一种手段。随着临床药学学科的快速发展，药学服务的工作重点逐渐由"药"转向"患者"，由"药品的供应保障"转向"以临床为核心的药物治疗领域"，尤其是临床药师的药学监护能力对临床治疗、患者转归发挥了越来越大的作用。"知不足而奋进，望远山而立行。"在众多前辈的不懈努力下，我国临床药学事业得以蓬勃发展，临床药师的队伍建设和服务能力逐渐加强。国家在政策上也出台了《关于加快药学服务高质量发展的意见》，提出了要加快药学服务模式转变，探索构建适应人民群众需求的药学服务体系，促进新时期药学服务高质量发展。同时先后发布的《关于开展改善就医感受提升患者体验主题活动的通知》和《全面提升医疗质量行动计划（2023-2025 年）》的通知，要求大家加快转变药物服务模式，提升用药安全与质量管理，更多关注患者健康和体验，树立以人为本，提供更贴心、更专业化、更高效的药学服务模式。因此，努力扩大临床药师队伍，培养临床药师人才成为今后医院药学发展的重要内容之一。

　　"心存希冀，追光而遇，目有繁星，沐光而行。"从药学前辈到现在逐渐专业化的临床药师，每一代人都是中国临床药学发展的见证人，同时也是临床药学历史的创造者。作为一个既有温度又有情怀的专业群体，临床药师正在逐步成为医疗团队的重要成员，和我们的医、护各专业共同守护患者的健康，尤其在药物治疗领域，临床药师更是运用自身专业知识，做好全程化的用药监护，保障患者用药安全、有效、经济。

　　《临床药师药学监护案例精选》汇集了全国 19 位副高以上资深的临床药师药学监护的经典实例，希望刚刚踏入这个领域的临床药师及未来期望成为临床药师的专业人员能学有所获。本书通过对 14 个专业方向，包括呼吸、感染、重症、肿瘤、抗凝、内分泌、小儿用药、消化、疼痛、妇科、营养、老年医学、外科药学、器官移植的案例展示，让大家对开展药学监护的工作思路、工作方法等有更深刻的理解，同时每个案例中也凝聚着临床药师们的思考与感悟，希望能够帮助广大的青年临床药师更快成长，不断提高解决临床用药实际问题的能力，成为临床团队最坚实的队友，为患者提供更优质的药学服务。在此向各位编委在本书的编写和审校过程中的辛苦付出，以及所在单位给予的支持和所做的贡献表示由衷谢意，并向所有青年临床药师表达最诚挚的祝福！

纸上得来终觉浅，绝知此事要躬行！希望我们大家能够不忘初心、学为所用、凝心聚力、能谋善断，在健康中国的大战略下，谱写临床药学发展的新篇章！

2003年 5月 4日

目　录

目录

Contents

1 例哮喘急性发作合并肺栓塞患者药学监护实践

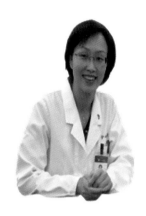

作者简介

叶晓芬,复旦大学附属中山医院,副主任药师

呼吸专业临床药师

卫健委临床药师培训基地、师资培训基地带教药师

国家卫生计生委尘肺病诊疗专家委员会委员

中华医学会临床药学专科分会青年委员

中国颗粒学会吸入颗粒专委会委员

中国研究型医院学会药物评价专委会委员

中国药理学会药源性疾病学专委会青委会常务委员

上海市医学会临床药学专科分会青委会副主任委员

上海市药学会药物治疗专委会委员/秘书

上海市药学会老年药学专委会委员/秘书

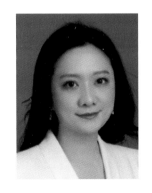

作者简介

张捷青,复旦大学附属中山医院,主管药师

呼吸专业临床药师

2019 年参加上海市临床药师在职规范化培训

一、前言

支气管哮喘(以下简称哮喘)是由多种细胞以及细胞组分参与的慢性气道炎症性

疾病,具有异质性,有不同的临床表型。哮喘是最常见的慢性呼吸系统疾病之一,全球哮喘患者达 3.58 亿,患病率较 1990 年增加了 12.6%[1]。我国 20 岁及以上人群哮喘患病率为 4.2%,患者人数达 4 570 万[2]。全球哮喘防治创议(Global Initiative for Asthma,GINA)在 2006 年提出"哮喘控制"的概念,2014 年和 2019 年都再次强调哮喘的治疗目标是"达到当前症状控制,降低未来发作风险"[3]。经过多年的努力推广,哮喘控制情况有所进步,但依然不够理想。即便在欧美发达国家,哮喘的总体控制率约 40%~50%,我国则不到 30%[4]。可见,提高哮喘疾病控制水平是目前亟需完成的重任。哮喘长期控制不佳可能导致多种伴发疾病(如 COPD、ABPA 等),哮喘急性发作又可能出现各种并发症(如呼吸衰竭、感染、肺栓塞等),严重影响患者的生命健康。而多种因素会影响哮喘的控制水平,如哮喘严重程度、合并基础疾病、未规范化治疗、患者疾病认知和治疗依从性不佳等。因此,推广哮喘规范化治疗、提升患者的疾病认知水平、增加治疗依从性等是提高哮喘控制水平的必要措施。本病例主要阐述哮喘急性发作合并肺栓塞、肺源性心脏病的治疗过程及药学监护,不仅介绍了哮喘急性发作期的积极抗炎、平喘、气道管理的综合性治疗,还强调对并发症的充分评估和及时处理。最后,提出哮喘长期规范化治疗和全程管理的重要性,是提高疾病控制水平,减少急性发作,提高生命质量的重要措施。

二、病史摘要

患者,女性,63 岁,身高 150 cm,体重 65 kg,BMI 28.9。

50 年来,冬春季节及受凉后反复出现胸闷、气喘症状,当地医院多次诊断哮喘,抗炎平喘治疗后缓解。但未长期规律治疗,每年反复胸闷、气喘发作。近 5 年来发作频率增加,需经常性使用沙丁胺醇气雾剂缓解症状。1 年前(2020 年),再次胸闷气喘发作,使用沙丁胺醇气雾剂后症状缓解不明显,至当地医院就诊。行肺功能检查示:FEV_1 1.42 L,占预计值 72.51%,FEV_1/FVC 65.5%,支气管舒张试验(+)。诊断哮喘,予沙美特罗替卡松吸入剂(50/250 μg,bid,吸入)治疗。但患者未遵医嘱每日两次规律用药,仅发作时使用沙美特罗替卡松吸入剂或沙丁胺醇气雾剂,不发作时不用药。患者平时活动较少,走路稍快或时间较长易出现胸闷气喘,需吸入沙丁胺醇气雾剂,一般 2~3 吸可缓解,平均 2~3 次/周。半月前,患者受凉后再次出现胸闷、气喘症状,伴咳嗽、咳痰,痰粘脓且不易咳出,反复吸入沙丁胺醇气雾剂缓解不明显。后逐渐出现双下肢及颜面部明显浮肿,精神萎靡嗜睡,腹痛腹胀、纳差乏力等,无发热、胸痛等,3 天前(1 月 29 日)至当地医院急诊就诊。急诊查体:T 36.9 ℃,P 96 次/分,R 25 次/分,BP 105/60 mmHg。听诊两肺呼吸音粗,两肺广泛哮鸣音。SpO$_2$ 80%(未吸氧)。血常规示:Hb 167 g·L^{-1},PLT 174×10^9 L^{-1},WBC 10.4×10^{9}L^{-1},N% 86.2%;CRP 56.2 mg·L^{-1};pro-BNP 10432.0 pg·mL^{-1};D-二聚体 0.42 mg·L^{-1};动脉血气分析(3 L·min^{-1}):pH 7.38,PaCO$_2$ 75.3 mmHg,PaO$_2$ 56.3 mmHg,SaO$_2$ 88.2%;心电图:窦性心律,T 波改变(T 波在 Ⅱ Ⅲ aVF V$_2$-V$_6$ 导联双相、倒置<8 mm),Q-Tc 间期延长;胸部 CT:两肺炎症,右中肺及左下肺少许支扩,双侧胸腔少量积液。诊断为:哮喘急性发作(重度)、Ⅱ型呼吸衰竭、肺部感染。予以吸氧(3 L·min^{-1}),二羟丙茶碱平喘,盐酸溴己新化痰,比阿培南抗感染治疗,症状改善不明显。2 天前(1 月 30 日晚),患者胸闷气促加重,嗜睡时间延长;予 Bipap 无创呼吸机辅助通气(氧流量 18 L·min^{-1})。无创呼吸机 1 天后,症状无缓解。1 天前(1 月 31 日晚),患者出现血压降低,BP 99/68 mmHg(多巴胺 0.4 g·mL^{-1} 维持血压),P 96 次/分,R 25 次/分。动脉血气分析 (氧流量 18 L·min^{-1}):pH 值 7.37,PaCO$_2$ 102.1 mmHg,PaO$_2$ 85.0 mmHg,SaO$_2$ 97.3%。胸部 X 线:两肺散在炎症,肺动脉高压。遂行气管插管呼吸机辅助通气治疗,并于 2 月 1 日转入我院呼吸监护室。

体格检查:T 36.1 ℃,P 78 次/分,R 13 次/分,BP 116/67 mmHg。镇静状态,听诊双肺叩诊清音,双肺呼吸音粗,两肺可闻及湿啰音;心律齐;腹部平软,压之无痛苦表情,双下肢稍肿,肠鸣音 3~4 次/分。

既往无高血压、糖尿病、冠心病等基础疾病。无药物、食物过敏史。有哮喘家族史,患者母亲和姐姐患有哮喘。无明显药物不良反应史。

入院辅助检查:

血常规:Hb 150 g·L^{-1},PLT 136×10^9 L^{-1},WBC 4.87×10^9 L^{-1},N% 79.3%,其余基本无异常;

肝功能:ALB 28 g·L^{-1},ALT 11 U·L^{-1},AST 13 U·L^{-1},ALP 52 U·L^{-1},γ-GT 13 U·L^{-1},其余基本无异常;

肾功能:Scr 49 μmol·L^{-1},BUN 4.3 mmol·L^{-1},UA 39 μmol·L^{-1};

心脏标志物:cTnT 0.036 ng·mL^{-1},pro-BNP 263.0 pg·mL^{-1};

D-二聚体:17.61 mg·mL^{-1};

其他:CRP 30.7 mg·L^{-1},PCT 0.19 ng·mL^{-1},IgE 144 IU·mL^{-1};

动脉血气分析（氧浓度45%）：pH值7.49，$PaCO_2$ 34.2 mmHg，PaO_2 101.3 mmHg，SaO_2 99.2%；

入院诊断：哮喘急性发作(重度)、Ⅱ型呼吸衰竭、肺部感染、肺源性心脏病、心功能不全。

三、治疗过程与药学监护

2月1日(D1)

患者镇静状态（咪达唑仑注射液1.25 mg·mL⁻¹，3 mL·h⁻¹，静脉微泵），气管插管有创呼吸机辅助通气。查体：T 36.4 ℃，P 72次/分，R 12次/分，BP 108/70 mmHg。听诊双肺叩诊清音，闻及双肺吸气相及呼气相干啰音。腹部平软，肠鸣音3~4次/分。

辅助检查：

其他检查结果如G实验、GM实验、痰细菌培养、T-spot、隐球菌抗原结果回报均阴性。

心电图：窦性心律，QRS电轴右偏，左胸导联低电压，T波改变(T波在Ⅱ Ⅲ aAF V₃ V₄导联双相、倒置<5 mm)。

心脏彩超：肺动脉压力55 mmHg，EF 66%，中度肺高压伴中度三尖瓣反流，右房室增大。

下肢静脉彩超：右侧腘静脉静脉心端、右侧胫后静脉、双侧小腿肌间静脉血栓形成。

胸部X线：双肺散在炎症，右侧胸腔少量积液；肺动脉高压。

纤维支气管镜：左侧支气管管腔通畅，粘膜稍充血，左下叶基底段可见白色脓性分泌物，予以吸除，未见新生物。右侧支气管：支气管管腔通畅，粘膜充血水肿，右中叶见少量白色脓性分泌物，予以吸除，未见新生物。

初始药物治疗方案：

用药目的	药品名称	用法用量
抗炎平喘	注射用甲泼尼龙琥珀酸钠	40 mg,ivgtt,q12h
	吸入用布地奈德混悬液	2 mg,雾化吸入,bid
	吸入用复方异丙托溴铵溶液	2.5 mL,雾化吸入,bid
抗感染	注射用美罗培南	1 g,ivgtt,q8h
祛痰	吸入用乙酰半胱氨酸溶液	0.3 g,雾化吸入,bid
抗凝	那屈肝素钙注射液	6 150 IU,ih,q12h

利尿	螺内酯片	40 mg,po,qd
	呋塞米片	20 mg,po,qd
保护胃黏膜	注射用奥美拉唑钠	40 mg,静注,q12h
营养支持	肠内营养混悬液(TPF-D)	500 mL,鼻饲,qd
	人血白蛋白注射液	10 g,ivgtt,qd

初始药物治疗方案分析与评价

1.抗炎平喘治疗

患者长期哮喘未控制,本次因受凉后急性发作,有胸闷、气喘等呼吸困难症状,后续出现精神萎靡嗜睡等,肺部广泛哮鸣音,动脉血气分析提示Ⅱ型呼衰,评估后考虑哮喘急性发作(重度-危重度)。哮喘急性发作是指患者喘息、气促、胸闷、咳嗽等症状在短时间内出现或迅速加重,肺功能恶化,需要给予额外的缓解药物进行治疗的情况。导致哮喘急性发作的诱因很多,包括呼吸道感染、过敏原吸入、吸烟、空气污染、天气变化、职业性因素、运动、药物、食物及食物添加剂、精神心理因素、内分泌因素等。该患者哮喘长期未规范治疗,症状控制水平较差,长期反复吸入沙丁胺醇气雾剂,且BMI为28.9,都是其哮喘急性发作的诱发因素。本次因受凉后出现重度-危重度急性发作伴肺部感染,根据《支气管哮喘防治指南2020》[4]分级诊治原则,重度哮喘急性发作患者药物治疗推荐:①中重度哮喘急性发作应尽早使用全身糖皮质激素,严重的急性发作或不宜口服激素的患者,可以静脉给予甲泼尼龙80~160 mg/d,根据患者病情改善情况调整激素剂量或序贯口服激素,以减少全身激素不良反应。其中,地塞米松因半衰期较长,对肾上腺皮质功能抑制作用较强,一般不推荐使用。GINA2022[5]提出,在严重急性发作时,全身糖皮质激素使用时,还可考虑高剂量ICS联合治疗,以减少全身激素的剂量。② 雾化吸入支气管舒张剂,重度急性发作建议SABA+SAMA联合雾化吸入,比使用单一支气管舒张剂治疗可更好地缓解呼吸困难症状、改善肺功能。初始治疗阶段,推荐间断(每20分钟)或连续雾化给药,随后根据需要间断给药(每4小时1次)。若症状改善不明显,还可联合茶碱类药物全身给药,以加强支气管舒张作用。对于重度和危重哮喘急性发作患者经过上述药物治疗,若临床症状和肺功能无改善甚至继续恶化,应及时给予机械通气治疗。

知识点:哮喘急性发作是指喘息、气促、咳嗽、胸闷等症状突然发生,或原有症状急剧加重,伴有呼吸困难,以呼气流量降低为其特征。以下为急性发作的危险因素:(1)未控制的哮喘症状;(2)过量使用短效 β₂ 受体激动剂(SABA);(3)吸入糖皮质激素(ICS)用量不足,包括未应用 ICS、用药依从性差及吸入技术错误;(4)第 1 秒用力呼气容积(FEV₁)低,特别是 FEV₁ 占预计值百分比低于 60%;(5)有未控制的精神心理问题;(6)贫困、低收入人群;(7)吸烟;(8)合并症:肥胖,过敏性鼻炎,食物过敏;(9)痰及血中嗜酸性粒细胞高,呼出气一氧化氮升高;(10)妊娠。哮喘急性发作的诱发因素有季节性特点,与呼吸道感染、过敏原吸入及天气变化等因素有关。哮喘发作的治疗取决于哮喘加重的严重程度以及对治疗的反应。治疗的目的在于尽快缓解症状、解除气流受限和改善低氧血症,同时还需要制定长期治疗方案以预防再次急性发作。

2.抗感染治疗

患者哮喘控制不佳,肺功能提示 FEV₁/FVC<70%,考虑合并 COPD。根据《慢性阻塞性肺疾病诊治指南(2021 年修订版)》[6] 及《慢性阻塞性肺疾病基层诊疗指南(2018 年)》[7]指出,慢阻肺急性加重的常见致病菌包括流感嗜血杆菌、卡他莫拉菌、肺炎链球菌、铜绿假单胞菌和肠杆菌科细菌,相对少见的病原体包括肺炎衣原体、肺炎支原体、军团菌、金黄色葡萄球菌等。根据危险分层和铜绿假单胞菌感染风险制定抗感染方案:单纯慢阻肺可选用大环内酯类(阿奇霉素、克拉霉素),第一代或第二代头孢菌素(如头孢呋辛)等治疗;复杂慢阻肺无铜绿假单胞菌感染风险者可选用阿莫西林/克拉维酸,也可选用左氧氟沙星或莫西沙星口服或静脉治疗;有铜绿假单胞菌感染风险的患者如能口服则可选用环丙沙星或左氧氟沙星,需要静脉用药时可选择抗铜绿假单胞菌的 β-内酰胺类或联合左氧氟沙星。应根据患者病情的严重程度和临床状况是否稳定选择使用口服或静脉用药,静脉用药 3 d 以上,如病情稳定可以改为口服,呼吸困难改善和脓痰减少提示治疗有效。抗菌药物的推荐治疗疗程为慢阻肺高风险人群 5~10 d。患者既往症状控制不佳,但未频繁住院使用激素和抗菌药物治疗,也未检出过铜绿假单胞菌,可根据复杂 COPD 患者无铜绿假单胞菌感染风险选择药物,急诊予比阿培南 0.3 g,bid 治疗三天,初始治疗抗菌药物选择级别过高,可选择左氧氟沙星或莫西沙星,同时还可以覆盖社区感染常见的非典型病原体如支原体感染可能。患者入院时

WBC、CRP 较前明显降低,提示抗感染治疗有效,鉴于患者目前气管插管呼吸机辅助通气治疗,且入监护室治疗,感染耐药菌的可能性增加,故继续维持原有效方案使用碳青霉烯类药物单药治疗,更换为医院可获得且中枢神经系统不良反应相对较小的美罗培南治疗。并继续进行病原学培养,根据患者情况和培养结果再进一步调整抗感染方案。同时,应积极给予规范的气道护理,以预防呼吸道继发进一步感染。

3.祛痰治疗

乙酰半胱氨酸属于黏液溶解剂,通过裂解黏蛋白复合物间二硫键等方式促进痰液溶解和排出,是临床常用祛痰药,有口服和雾化给药两种途径。患者使用雾化吸入乙酰半胱氨酸溶液,从祛痰作用来说药物选择和给药途径都是适宜的。但是该患者处于哮喘急性发作期,乙酰半胱氨酸雾化溶液有可能引起哮喘患者气道痉挛可能,建议慎用。《雾化吸入疗法合理用药专家共识》[18]指出若哮喘患者痰量较多或黏稠难咳出,可加用雾化乙酰半胱氨酸,因气溶胶易诱发气道痉挛,需全程密切监护,防止气道痉挛的发生。对于本例处于重度-危重度急性发作期的哮喘患者,建议首选静脉途径给予祛痰药物,如氨溴索、溴己新等。

4.抗凝治疗

患者下肢静脉彩超提示远端深静脉血栓形成,D-二聚体明显升高,诊断为 DVT,且 Padua 评分 5 分,有胸闷、胸痛等症状,评估为肺栓塞高危风险。《肺血栓栓塞症诊治与预防指南》[19]推荐对于高危 PTE,考虑其血栓脱落及再次加重风险,予低分子肝素充分抗凝治疗期间绝对卧床制动,并完善肺动脉 CTA 检查。患者曾有过消化道出血病史,在使用抗凝治疗过程中,应密切关注是否出血情况,包括粪隐血检查等,一旦发现出血可能,及时采取措施调整治疗方案;其次,抗凝期间建议给予质子泵抑制剂抑酸治疗,以保护胃黏膜,减少胃肠道出血风险。

知识点:肺栓塞是以各种栓子阻塞肺动脉或其分支为其发病原因的一组疾病或临床综合征的总称,其中肺血栓栓塞(PTE)最常见,PTE 的栓子大部分来源于下肢深静脉。手术、创伤、急性内科疾病(如心力衰竭、呼吸衰竭、感染等)都是获得性 VTE 的危险因素。对确诊的急性 PTE 患者进行危险分层以指导治疗。首先根据血流动力学状态区分其危险程度,血流动力学不稳定者定义为高危,血流动力学稳定者定义为非高危。血流动力学稳定的急性 PTE,建议根据是否存在 RVD 和(或)心脏生物学标志物升高将其区分为中危和低危。一旦确诊急性 PTE,排除禁忌后,应尽快初始抗凝推荐选用 LMWH、UFH、磺达肝癸钠、负荷量的利伐沙班或阿哌沙班。对于特殊患者(如既往消化道出血等出血高风险病史)的抗凝治疗应注意密切监护同时积极预防,以减少抗凝期间的出血风险。

5.消肿利尿治疗

根据《慢性肺源性心脏病基层诊疗指南》[10]诊断标准:① 患者有慢阻肺或慢性支气管炎、或其他胸肺疾病病史。② 存在活动后呼吸困难、乏力和劳动耐力下降。③ 出现肺动脉压增高,右心室增大或右心功能不全的征象。④ 心电图、X 线胸片提示肺心病的征象。⑤ 超声心动图有肺动脉增宽和右心增大、肥厚的征象。患者符合其中 1、3、5 条,诊断为肺源性心脏病。应积极治疗控制肺心病急性加重的诱发因素,改善呼吸功能,纠正缺氧和/或二氧化碳潴留,控制心力衰竭。对于经过治疗仍存在严重心力衰竭的患者,可适当选择利尿药、正性肌力药或扩血管药物[11]。利尿治疗是改善右心功能的基础治疗方法,可通过抑制肾脏钠、水重吸收而起到增加尿量、消除水肿、减少血容量、减轻右心前负荷的作用。使用期间监测出入水量,关注电解质情况,防止发生电解质紊乱。

知识点:肺源性心脏病是由呼吸系统疾病导致右心室结构和/或功能改变的疾病,肺血管阻力增加和肺动脉高压是其中的关键环节。急性肺心病主要见于急性肺栓塞,慢性肺心病则由慢阻肺、哮喘、支气管扩张等病因导致,可通过胸片、心电图、超声心动图、MRI 等辅助检查诊断,需积极治疗和改善基础支气管疾病,使用吸入制剂改善气流受限的症状,并进行其他对症治疗。急性发作时应积极控制诱发因素,改善呼吸功能,纠正缺氧和/或二氧化碳潴留,控制心力衰竭,防治并发症。

6.抑酸护胃治疗

根据《质子泵抑制剂临床应用指导原则》[12]预防应激性黏膜病变(Stress Related Mucosal Disease,SRMD),推荐对于严重创伤、重症患者,应在危险因素出现后静脉注射或滴注,如奥美拉唑 40 mg,bid,一般疗程 3~7 d,使胃内 pH 迅速上升至 4 以上。患者存在的危险因素有:①机械通气超过 48 h 或接受体外生命支持。②凝血机制障碍或服用抗凝或抗血小板药物。③原有消化道溃疡或出血病史。潜在危险因素：①ICU 住院时间>1 周。②大剂量使用糖皮质激素（甲泼尼龙 80 mg/d）。当患者病情稳定，解除危险因素、可耐受肠内营养或已进食，临床症状开始好转，可逐渐停药。

7.营养支持治疗

根据《中国呼吸危重症患者营养支持治疗专家共识》[13]推荐早期 EN 可以使呼吸危重症患者获益。对于血流动力学稳定的患者，建议尽早（入 ICU 24~48 h 内）启动 EN，在实施 EN 前均应评估胃肠功能。患者急性胃肠损伤（AGI）分级系统为 I 级，可以考虑启动 EN。根据《中国 2 型糖尿病防治指南(2020 年版)》[14]诊断标准，患者 1 月 29 日空腹血糖 9.3 mmol·mL^{-1}，2 月 1 日空腹血糖 9.2 mmol·mL^{-1}，糖化血红蛋白 5.7%。患者既往无糖尿病病史，入院前无糖尿病症状，虽两次空腹血糖均≥7 mmol·L^{-1}，但考虑患者目前疾病应激状态，尚不能明确诊断 2 型糖尿病。但需要密切关注血糖的波动，特别是哮喘急性发作期应用全身激素，可进一步升高血糖，血糖偏高亦不利于感染控制，因此选择肠内营养混悬液(TPF-D)，该类肠内营养中的碳水化合物主要来源于木薯淀粉，使血糖不至过多升高和不需胰岛素即转运入细胞中的果糖。患者还有低蛋白血症，予以白蛋白补充。

初始药物监护计划

1.疗效监护：

(1)关注患者体温、心率等；痰液颜色及性状、咳痰能力等变化；监测血常规，C反应蛋白、PCT 等炎症指标，肺部影像学病灶吸收情况，监测动脉血气分析、氧合指数等。

(2)监测心功能指标、心电图等检查结果，观察出入水量，评估患者心功能改善情况；监测出凝血功能、肺动脉 CTA 等指标和检查结果，明确肺栓塞情况，继续随访下肢静脉彩超，观察静脉血栓变化。

2.不良反应监护：

(1)雾化吸入乙酰半胱氨酸时，需密切关注防止气道痉挛的发生，一旦发生需立即停用。

(2)甲泼尼龙可能会引起血糖升高、水和电解质平衡失调等不良反应。利尿剂使用也会影响电解质。使用期间监测出入水量，关注电解质情况，防止发生电解质紊乱。

（3）使用低分子肝素期间,关注血小板变化、患者有无皮下出血、消化道出血等症状出现。

（4）美罗培南静脉滴注过程中药注意其不良反应:如皮疹、腹泻、精神症状等。

（5）每日观察患者腹部张力、肠鸣音、排便排气,以及有无呕吐、误吸等情况。如有发生需及时调整 EN 的速度和剂量。

2月3日(D3)

逐渐降低咪达唑仑剂量,患者目前神志清醒,能正确与人交流。T 36.4 ℃,P 62 次/分,R 16 次/分,BP 114/72 mmHg。听诊:两肺呼吸音粗,左下肺可闻及湿啰音,未闻及明显哮鸣音。今早患者腹胀明显,肠鸣音减弱,鼻饲前行胃肠减压引流出 900 mL 液体。患者目前气管插管,使用转运呼吸机携带氧气钢瓶供氧,在医师和护士的监护下外出行肺动脉 CTA 检查,转运途中注意患者氧饱和度、呼吸频率、血压等情况。检查结果提示:两肺多发栓塞。

化验检查结果

动脉血气分析（氧浓度 30%）:pH 值 7.48,$PaCO_2$ 43.40 mmHg,PaO_2 71.4 mmHg,SaO_2 95.9%;

血常规:Hb 146 $g \cdot L^{-1}$,PLT 110×10^9 L^{-1},WBC 4.83×10^9 L^{-1},N% 87.4%,其余基本无异常;

肝功能:ALB 37 $g \cdot L^{-1}$,ALT 11 $U \cdot L^{-1}$,AST 15 $U \cdot L^{-1}$,ALP 50 $U \cdot L^{-1}$,γ–GT 15 $U \cdot L^{-1}$,其余基本无异常;

肾功能:Scr 37 $\mu mol \cdot L^{-1}$,BUN 7.6 $mmol \cdot L^{-1}$,UA 47 $\mu mol \cdot L^{-1}$;

CRP:13.8 $mg \cdot L^{-1}$;

D 二聚体:8.65 $mg \cdot L^{-1}$;

粪隐血:+

痰 NGS 提示:副流感嗜血菌(序列数 261)、肺炎链球菌(序列数 156)。

药物治疗方案调整

停用:注射用甲泼尼龙琥珀酸钠 40 mg,ivgtt,q12h

加用:注射用甲泼尼龙琥珀酸钠 40 mg,ivgtt,qd

　　　枸橼酸莫沙必利片 5 mg,po,tid

硫糖铝口服混悬液　1 g,po,tid

药物治疗方案分析与评价

1.糖皮质激素减量:指南推荐急性重度哮喘发作以静脉给予甲泼尼龙 80~160 mg·d⁻¹,疗程一般为 5~7 d,并根据病情逐渐减量。该患者甲泼尼龙 80 mg·d⁻¹ 治疗三天后,症状控制稳定,粪 OB(+),患者曾出现过消化道出血,考虑大剂量激素治疗联合抗凝剂可增加消化道出血风险,评估患者哮喘症状有所控制情况后,减少糖皮质激素用量。

2.改善胃肠动力:患者今日腹胀明显,患者发病时存在缺氧、休克等情况,气管插管后需要使用咪达唑仑镇静等,卧床不动等各种因素均可导致胃肠道功能障碍。指南指出 20%~85%危重症患者合并急性胃肠功能障碍[13],目前诊断胃肠功能障碍主要以临床表现,即以腹胀、肠鸣音减弱或消失、呕吐咖啡样液体为主要依据。治疗方法有:① 积极有效地恢复肠道的血供、氧供,改善肠道缺血状态,② 改善胃肠道微循环,③ 维护胃肠道微生态平衡,④ 肠内营养支持。⑤ 保持排便通畅,⑥ 改善胃肠道动力,⑦ 中药治疗,⑧ 相关护理措施。主要为对症处理,包括腹胀给予禁食、胃肠减压、肛管排气及腹部按摩,便秘予灌肠通便,腹泻予止泻剂等。选择莫沙必利改善胃肠动力;进行胃肠减压,共同改善肠道功能障碍;硫糖铝是一种胃黏膜保护剂,患者已在使用奥美拉唑,两药联合使用可形成双层的胃黏膜屏障,能够抑制胃酸分泌,促进溃疡愈合,减弱奥美拉唑的药物不良反应,使药效持久。

药物监护计划实施与调整

1.关注患者胃肠道反应,排便情况。

2.服用莫沙必利和硫糖铝期间是否出现口干、皮疹等不良反应。

3.告知护士硫糖铝和莫沙必利应肠内营养前给药,即硫糖铝餐前 1 小时鼻饲,莫沙必利餐前半小时鼻饲。

2月5日(D5)

患者目前神志清醒,T 36.4 ℃,P 76 次/分,R 16 次/分,BP 108/70 mmHg。2 月 4 日予以呼吸机调整为 PSV 模式锻炼,评估咳嗽能力可,予以拔管,拔管后续贯 Highflow(50%,50 L·min⁻¹),生命体征平稳,SpO₂ 97%,HR 72 次/分。听诊:两肺呼吸音粗,左下肺可闻及湿啰音,腹软,无压痛。

化验检查结果

动脉血气分析（氧浓度 50%）：pH 值 7.44，$PaCO_2$ 50.3 mmHg，PaO_2 69.2 mmHg，SaO_2 94.9%；

血常规：Hb 156 $g \cdot L^{-1}$，PLT 140×10^9 L^{-1}，WBC 5.19×10^9 L^{-1}，N% 65.8%，其余基本无异常；

肝功能：ALB 39 $g \cdot L^{-1}$，ALT 54 $U \cdot L^{-1}$，AST 50 $U \cdot L^{-1}$，ALP 52 $U \cdot L^{-1}$，γ-GT 56 $U \cdot L^{-1}$，其余基本无异常；

肾功能：Scr 41 $\mu mol \cdot L^{-1}$，BUN 6.8 $mmol \cdot L^{-1}$，UA 41 $\mu mol \cdot L^{-1}$；

其他：CRP 6.4 $mg \cdot L^{-1}$，PCT 0.07 $ng \cdot mL^{-1}$；

D 二聚体：4.93 $mg \cdot mL^{-1}$；

粪隐血：±。

药物治疗方案调整

加用：注射用谷胱甘肽 2.4 g，ivgtt，qd

药物治疗方案分析与评价

保肝治疗：患者 ALT 和 AST 轻度升高，虽未达到肝损诊断，但可以根据《药物性肝损伤诊治指南》[15]诊断标准判定是否与药物有关。患者目前感染控制佳，心功能改善明显，无自身免疫性肝病等相关疾病，考虑与治疗药物有关，对照药物说明书可导致肝酶升高的药物有：美罗培南、甲泼尼龙、低分子肝素、莫沙必利。加用谷胱甘肽保肝治疗。谷胱甘肽是自然界广泛存在的含有巯基（SH）的三肽，能激活体内 SH 酶等，具有解毒和抗氧化作用。

药物监护计划实施与调整

关注患者肝功能变化，必要时按患者病情停用或更换相关药物。

2月6日(D6)

患者诉自昨日晚 5 时起，左侧胸痛明显。T 36.2 ℃，P 91 次/分，R 25 次/分，BP 120/78 mmHg。呼吸急促，右肺呼吸音粗，左肺呼吸音消失，腹软，无压痛。急查动脉血气分析（7:46AM 氧浓度 70%）：pH 值 7.36，$PaCO_2$ 66.3 mmHg，PaO_2 72.2 mmHg，SaO_2 94.8%。床旁胸部 X 线：左侧渗出伴部分不张可能，左侧胸腔积液。予以再次气管插管有创呼吸机辅助通气。

化验检查结果

血常规:Hb 162 g·L^{-1},PLT 157×10^9 L^{-1},WBC 11.26×10^9 L^{-1},N% 88.8%,其余基本无异常;

肝功能:ALB 41 g·L^{-1},ALT 60 U·L^{-1},AST 40 U·L^{-1},ALP 58 U·L^{-1},γ-GT 61 U·L^{-1},其余基本无异常;

肾功能:Scr 35 μmol·L^{-1},BUN 6.0 mmol·L^{-1},UA 97 μmol·L^{-1};

其他:CRP 11.6 mg·L^{-1},PCT 0.06 ng·mL^{-1};

D 二聚体:3.73 mg·L^{-1};

粪隐血:阴性

动脉血气分析(18:56 PM 氧浓度50%):pH 值 7.46,PaCO$_2$ 44.0 mmHg,PaO$_2$ 85.2 mmHg,SaO$_2$ 98.1%;

纤维支气管镜:左侧气管管腔口见大量白色黏痰阻塞左主支气管口,予吸除,黏膜稍充血,左下叶基底段见大量白黏痰阻塞气管,予以吸除,未见新生物。右侧支气管管腔通畅,黏膜充血水肿,未见新生物。

药物治疗方案调整

停用:注射用甲泼尼龙琥珀酸钠 40 mg,ivgtt,qd

加用:注射用甲泼尼龙琥珀酸钠 40 mg,ivgtt,q12h

药物治疗方案分析与评价

患者拔管后出现急性肺不张,氧合指数下降,出现了明显的胸闷气促,予以再次插管,并提高激素剂量至 40 mg,q12h。纤支镜检查发现左主支气管口有大量白色粘痰阻塞,导致患者氧饱和度下降。分析原因:患者入院时自述痰黏脓且不易咳出,纤支镜检查发现痰液位置较深,经抗炎平喘祛痰治疗后,痰液仍黏脓,导致患者拔管后无法咳出,阻塞气管。

药物监护计划实施与调整

患者再次插管,关注患者镇静状态、体温、心率等;痰液颜色及性状、咳痰能力等变化;监测动脉血气分析、氧合指数等。

2月8日(D8)

患者今暂停镇静镇痛,神志清楚,有创呼吸机辅助通气中。T 36.9 ℃,P 77 次/分,

R 19 次/分,BP 114/72 mmHg。听诊:右肺呼吸音粗,左肺下叶呼吸音消低,未闻及明显干湿啰音。腹软,无压痛。

化验检查结果

动脉血气分析（氧浓度40%）:pH 值 7.46,$PaCO_2$ 37.6 mmHg,PaO_2 94.8 mmHg,SaO_2 98.7%;

血常规:Hb 144 $g \cdot L^{-1}$,PLT 232×10^9 L^{-1},WBC 7.60×10^9 L^{-1},N% 84.8%,其余基本无异常;

肝功能:ALB 45 $g \cdot L^{-1}$,ALT 58 $U \cdot L^{-1}$,AST 38 $U \cdot L^{-1}$,ALP 60 $U \cdot L^{-1}$,γ-GT 66 $U \cdot L^{-1}$,其余基本无异常;

肾功能:Scr 32 $\mu mol \cdot L^{-1}$,BUN 8.0 $mmol \cdot L^{-1}$,UA 56 $\mu mol \cdot L^{-1}$;

其他:CRP 8.1 $mg \cdot L^{-1}$,PCT 0.05 $ng \cdot mL^{-1}$;

D 二聚体:1.55 $mg \cdot mL^{-1}$;

粪隐血:阴性;

胸部 X 线:两肺渗出(左侧为主),左侧胸腔积液,较前片相仿。

药物治疗方案调整

药物治疗方案无变化。

药物监护计划实施与调整

患者再次插管后目前停用镇静镇痛,关注患者呼吸频率、心率、咳痰能力、腹胀等情况。继续监测动脉血气分析及氧合指数。

2月10日(D10)

患者神志清楚,无不适。T 36.2 ℃,P 78 次/分,R 22 次/分,BP 110/72 mmHg。前一日(2月9日)复查胸部CT:两肺炎症,部分较1月29日有所吸收,少量新发灶,双侧胸腔积液,较前片增多,左下肺部分不张。纤维支气管镜:左侧气管管腔口见少量白色黏痰,予吸除,粘膜稍充血,未见新生物;右侧支气管管腔通畅,下叶基底段可见少量白黏痰阻塞气管,予吸除,黏膜充血水肿,未见新生物。经全面评估后拔除气管插管,改为 HighFlow 与 Bipap 无创呼吸机交替辅助通气治疗。观察一天,一般情况可,症状平稳,未出现呼吸困难加重情况。查体:神清,颈软,右肺呼吸音粗,左肺下叶呼吸音低,未及明显干湿性啰音。

化验检查结果

动脉血气分析（氧浓度 40%）：pH 值 7.45，$PaCO_2$ 42.1 mmHg，PaO_2 71.3 mmHg，SaO_2 96.3%。

药物治疗方案调整

药物治疗方案无变化。

药物监护计划实施与调整

1.患者已拔管，注意患者气喘、胸闷、咳嗽咳痰等症状，关注患者动脉血气分析，氧合指数等。并告知患者每次雾化后及时漱口，以免药物在口咽部沉积；吸完后应清洁脸部，以免药物在脸部残留。

2.学习并进行腹式呼吸、缩唇呼吸等呼吸康复锻炼，有利于廓清气道，改善心肺功能。

2月13日(D13)

患者一般情况可，神志清楚，未明显呼吸困难，胃肠道无明显不适。今拔除胃管、导尿管。T 36.1 ℃，P 68 次/分，R 28 次/分，BP 107/71 mmHg。听诊：右肺呼吸音粗，左肺下叶呼吸音消低，未闻及明显干湿啰音。腹软，无压痛。

化验检查结果

动脉血气分析（氧流量 4 L·min^{-1}）：pH 值 7.42，$PaCO_2$ 52.40 mmHg，PaO_2 82.8 mmHg，SaO_2 96.9%；

血常规：Hb 142 g·L^{-1}，PLT 198×10^9 L^{-1}，WBC 5.19×10^9 L^{-1}，N% 75.0%，其余基本无异常；

肝功能：ALB 46 g·L^{-1}，ALT 55 U·L^{-1}，AST 16 U·L^{-1}，ALP 56 U·L^{-1}，γ-GT 53 U·L^{-1}，其余基本无异常；

肾功能：Scr 33 μmol·L^{-1}，BUN 10.5 mmol·L^{-1}，UA 83 μmol·L^{-1}；

其他：CRP 1.6 mg·L^{-1}，PCT 0.22 ng·mL^{-1}；

D 二聚体：0.61 mg·mL^{-1}；

粪隐血：±

胸部 X 线(2月11日)：左下肺少许斑片影，左侧少量胸水。

药物治疗方案调整

停用:注射用甲泼尼龙琥珀酸钠 40 mg,iv,q12h

美罗培南 1 g,ivgtt,qd

肠内肠外营养治疗(TPF-D、18AA-Ⅱ-复方氨基酸注射液)

加用:注射用甲泼尼龙琥珀酸钠 30 mg,iv,q12h(使用 3 天后减量至 20 mg,iv,q12h)

药物治疗方案分析与评价

1.指南[7]推荐抗感染治疗一般静脉用药 3 d 以上,如病情稳定可以改为口服,以呼吸困难改善和脓痰减少提示治疗有效,疗程一般 5~10 d,明确铜绿假单胞菌感染者可延长至 10~14 d。但具体使用时间还需要根据患者病情及抗感染疗效来确定,该患者病情较重,气管插管呼吸机辅助通气治疗,目前抗感染治疗 17 d,症状体征及感染相关指标明显改善,胸部 CT 提示炎症有所吸收,目前病情平稳,停用抗感染治疗。但由于患者依然入住呼吸监护室,监护室危重病患较多,交叉感染风险大,在做好气道护理的同时,应注意密切监测呼吸道症状及相关指标,以及时发现再感染可能。

2.患者气管拔管 3 天,状态稳定,自己喝水未发生呛咳,予以拔出胃管,给与半流质饮食,停用肠内、肠外营养。

3.甲泼尼龙 40 mg,q12h 已使用 7 天,目前哮喘症状已明显好转,有所控制,根据指南[3]推荐,为减少全身激素带来的不良反应,可给予逐渐减量。给患者拟定激素减量方案为每 3 天减少 20 mg·d⁻¹,逐渐过渡至口服续贯治疗,减量过程密切监测呼吸道症状,以防止激素减量时哮喘发作。

药物监护计划实施与调整

激素减量过程中密切关注患者哮喘症状,如是否有气喘、胸闷加重等呼吸困难情况,肺部是否出现哮鸣音等哮喘急性发作体征提示。

2月19日(D19)

近 1 周,患者神志清楚,无不适,病情稳定。T 36.1 ℃,P 76 次/分,R 23 次/分,BP 114/76 mmHg。听诊:右肺呼吸音粗,左肺下叶呼吸音消低,未闻及明显干湿啰音。腹软,无压痛。予今日出院。

化验检查结果

动脉血气分析（氧流量 3 L·min⁻¹）:pH 值 7.42,PaCO₂ 44.9 mmHg,PaO₂ 93.8 mmHg,

SaO$_2$ 98.3%；

血常规：Hb 135 g·L^{-1},PLT 145×10^9 L^{-1},WBC 5.23×10^9 L^{-1},N% 81.8%,其余基本无异常；

肝功能：ALB 43 g·L^{-1},ALT 80 U·L^{-1},AST 23 U·L^{-1},ALP 65 U·L^{-1},γ-GT 43 U·L^{-1},其余基本无异常；

肾功能：Scr 36 μmol·L^{-1},BUN 8.3 mmol·L^{-1},UA 102 μmol·L^{-1}；

其他：CRP 0.6 mg·L^{-1},PCT 0.06 ng·mL^{-1}；

D 二聚体：0.34 mg·mL^{-1}；

粪隐血：阴性；

床旁下肢彩超：双侧小腿肌间静脉血栓形成。

出院带药

醋酸泼尼松片 20 mg qd po(每 3 天减 5mg)

布地格福吸入气雾剂 2 剂 bid 吸入

奥美拉唑肠溶胶囊 20 mg qd po

碳酸钙 D3 片 1 粒 qd po

桉柠蒎肠溶胶囊 0.3 g tid po

甘草酸二铵肠溶胶囊 50 mg tid po

利伐沙班 15 mg bid po(服用 3 天)

利伐沙班 20 mg qd po(3 天后开始)

药物治疗方案分析与评价

1.抗炎平喘：患者住院期间予注射用甲泼尼龙琥珀酸钠抗炎治疗,出院后继续口服醋酸泼尼松片 20 mg po qd 序贯治疗,之后每 3 天减 1 片。

2.哮喘治疗药物：患者长期哮喘治疗不规范,反复使用支气管舒张剂治疗,未规律使用控制药物,如吸入性糖皮质激素等。肺功能下降明显,支气管舒张试验阳性,本次重度急性发作,气管插管辅助通气治疗后缓解,评估重度哮喘未控制,且合并COPD。根据 GINA[3]和 GOLD[16],长期治疗方案推荐 ICS+LABA+LAMA 复合吸入制剂治疗,以协同发挥抗炎和平喘的作用,控制患者症状,减少急性发作频次。

2.抑酸、补充钙剂：由于患者出院后继续使用全身激素,予以奥美拉唑拉唑钠肠溶胶囊以减少消化道溃疡、出血风险。长期使用糖皮质激素可能引起骨质疏松,予以碳酸钙补充。停用激素后可停用两种药物。

3.祛痰:患者仍有少量白痰较黏,继续予以桉柠蒎肠溶胶囊化痰治疗,以稀释痰液帮助痰液排出。

4.保肝:患者在入院期间肝功能出现异常,出院时肝酶依然偏高,不排除药物引起,如低分子肝素等,出院后继续保肝治疗,并复查肝功能,若肝功能恢复正常可停用。

5.抗凝治疗:《肺血栓栓塞症诊治与预防指南》推荐肺栓塞治疗标准疗程至少三个月,由低分子肝素改为新型口服抗凝药利伐沙班,患者已在住院期间进行抗凝治疗18天,转换成利伐沙班后,给与负荷剂量 15 mg,bid 3 天,继以维持剂量 20 mg,qd。

药物监护计划实施与调整

1.醋酸泼尼松片每 3 天减量 5 mg,每日早饭后 8 点左右口服,可减少全身激素对 HPA 轴的影响。服药期间需监测血压、血常规、血糖、肝肾功能、电解质。2 周后至门诊评估。

2.对患者进行用药指导:① 告知患者哮喘规范化治疗的重要性,应遵医嘱规律用药,不能随意停用和减量。②指导患者正确使用布地格福气雾剂:注意吸入时手口同步,并缓慢而深长吸气,吸气结束后屏气 10 s,吸完药后及时进行口咽部深漱口。

3.桉柠蒎肠溶软胶囊需三餐前凉水送服,咳痰症状明显好转后可停用。

4.碳酸钙 D3 片每日睡前服用。奥美拉唑肠溶胶囊每日早餐前半小时空腹服用。停用激素后,停用这两种药物。

5.利伐沙班片与食物同服,服药期间注意牙龈出血,皮肤瘀斑,黑便等情况,若有以上情况,需立即就医。服药期间若需做特殊检查须告知医师正在服用抗凝药物,根据情况调整剂量。抗凝药物需至少服用三个月,出院 2 周后随访血常规、肝肾功能、凝血功能等。

四、小结

患者因受凉感染后出现胸闷、气喘症状,伴咳嗽、咳痰,痰黏脓且不易咳出,吸入沙丁胺醇气雾剂缓解不明显。逐渐出现双下肢及颜面部明显浮肿,精神萎靡嗜睡,腹痛腹胀、纳差乏力等,无发热、胸痛等,在急诊予以吸氧、平喘、化痰、抗感染治疗后,症状改善不明显。后因血压下降、呼吸困难进行性加重,行气管插管呼吸机辅助通气治疗,转入呼吸监护室继续治疗。患者本次哮喘急性发作(重度–危重度)并伴有Ⅱ型呼吸衰竭、肺部感染、肺源性心脏病、肺栓塞。病情较重,发展迅速。治疗过程中,积极给予全身激素及雾化吸入 ICS+SABA+SAMA 抗炎平喘治疗;乙酰半胱氨酸雾化吸入祛痰治疗,需严密监测雾化时患者是否有气道痉挛;美罗培南抗感染治疗;低分子肝素抗凝治疗肺栓塞;螺内酯联合呋塞米利尿、改善右心功能;以及肠内营养、白蛋白营养支持等药物。患者哮喘症状、感染情况得到控制,心功能有所改善,氧合明显改善,整个治疗过程中,给予全程药学监护,根据患者病情变化及时调整治疗方案,最后顺利拔管出院。

治疗过程中患者出现胃肠道功能障碍,考虑其曾有过消化道出血史,入院后使用大剂量激素和抗凝剂,予以奥美拉唑抑制胃酸预防应激性黏膜病变,硫糖铝保护胃黏膜,联合莫沙必利增加胃肠动力,并加强监护;治疗中患者出现 ALT 和 AST 轻度升高,考虑药物影响,继续观察肝功能变化,予以谷胱甘肽保肝治疗治疗后患者肝功能指标有所下降。

在整个治疗过程中,抗感染方案和祛痰方案可以有所优化。首先,抗菌药物选择级别过高:患者因感染诱发哮喘急性发作,同时伴有 COPD,但无糖尿病史且未反复使用抗菌药物和免疫抑制剂历史,评估患者铜绿假单胞菌感染风险低,根据 AECOPD 的抗感染推荐治疗,推荐选择阿莫西林/克拉维酸钾、左氧氟沙星或莫西沙星。当地医院首次用药选择碳青霉烯类药物比阿培南级别过高,建议可选择左氧氟沙星或莫西沙星治疗。其次,哮喘急性发作患者雾化乙酰半胱氨酸雾化溶液不合适,有可能引起气道痉挛的风险,安全起见推荐首选给予口服或静脉使用祛痰药物。

本例患者哮喘急性发作的主要诱因虽然是感染,还存在其他因素影响:① 患者用药依从性差,未规范化治疗,哮喘长期控制不佳;② 患者 BMI>28,肥胖是哮喘控制不佳的独立危险因素。

患者诊断哮喘时肺功能检查 $FEV_1/FVC<70\%$,提示合并慢阻肺,可能与哮喘长期未规范化治疗,症状反复发作有关。哮喘长期控制不佳不仅会导致哮喘反复发作、肺功能不可逆损伤,还会导致肺动脉高压、肺栓塞、肺源性心脏病、呼吸衰竭等严重的并发症。本次患者发生急性肺栓塞,其诱因之一可能就是哮喘急性发作导致。有研究[17]分析了 70 026 例诊断哮喘和慢阻肺并进行规律治疗的患者发现,哮喘合并慢阻肺组 PTE 的发生率较非合并组明显升高。

临床药师药学监护案例精选

　　对患者进行全面的健康教育与药学指导、指导吸入装置的正确使用等是提高其治疗依从性和哮喘控制水平的重要措施。让患者知晓并理解哮喘是可治疗的慢性气道炎症疾病,需要在医生指导下长期坚持治疗,同时患者的自我管理也至关重要,通过自我管理工具包括 ACT 评分表、呼气流量峰值、哮喘日记及书面哮喘行动计划等对哮喘控制情况进行评估,并定期随访。通过自我管理可显著降低哮喘死亡率;减少哮喘相关的住院率、急诊就诊率;改善肺功能,提高治疗效果,改善生活质量。患者应遵医嘱使用吸入药物,不可自行减量。对于该患者还应进行生活方式教育,适当增加锻炼控制体重,可以减少诱发因素。

参考文献

[1] GBD 2015 Chronic Respiratory Disease Collaborators. Global, regional, and national deaths, prevalence, disability-adjusted life years, and years lived with disability for chronic obstructive pulmonary disease and asthma, 1990-2015: a systematic analysis for the Global Burden of Disease Study 2015 [J]. Lancet Respir Med.2017, 5(9): 691-706. DOI: 10.1016/S2213-2600(17)30293-X.

[2]Lancet. 2019 Aug 3;394(10196):407-418. doi: 10.1016/S0140-6736(19)31147-X. Epub 2019 Jun 20.

[3] Global Initiative for Asthma. Global strategy for asthma management and prevention: update 2019[EB/OL].[2019-04-13]. http://www.ginaasthma.org/.

[4] 中华医学会呼吸病学分会哮喘学组.支气管哮喘防治指南(2020 年版)[J].中华结核和呼吸杂志,2020,43(12):1023-1048.

[5] Global Initiative for Asthma. Global Strategy for Asthma Management and Prevention, 2022. Available from: www.ginasthma.org.

[6]中华医学会呼吸病学分会慢性阻塞性肺疾病学组,中国医师协会呼吸医师分会慢性阻塞性肺疾病工作委员会.慢性阻塞性肺疾病诊治指南(2021 年修订版)[J]. 中华结核和呼吸杂志, 2021, 44(03): 170-205.

[7]王辰,迟春花,陈荣昌,等.慢性阻塞性肺疾病基层诊疗指南(2018 年)[J].中华全科医师

杂志,2018,17(11):856−870.

[8] 杜光,赵杰,卜书红,等.雾化吸入疗法合理用药专家共识(2019 年版)[J]. 医药导报, 2019, 38(02): 135−146.

[9] 中华医学会呼吸病学分会肺栓塞与肺血管病学组, 中国医师协会呼吸医师分会肺栓塞与肺血管病工作委员会,全国肺栓塞与肺血管病防治协作组.肺血栓栓塞症诊治与预防指南[J]. 中华医学杂志, 2018, 98(14):1060−1087.

[10] 杨媛华,谢万木.慢性肺源性心脏病基层诊疗指南(2018 年)[J]. 中华全科医师杂志, 2018, 17(12): 959−965.

[11] 中华医学会,中华医学会临床药学分会.慢性肺源性心脏病基层合理用药指南[J]. 中华全科医师杂志, 2020, 19(09): 792−798.

[12] 中华人民共和国国家卫生健康委员会.质子泵抑制剂临床应用指导原则(2020 年版)[J]. 中国实用乡村医生杂志, 2021, 28(01): 1−9.

[13] 中国医师协会呼吸医师分会危重症专业委员会,中华医学会呼吸病学分会危重症医学学组.中国呼吸危重症患者营养支持治疗专家共识[J].中华医学杂, 2020(08): 573−585.

[14] 中华医学会糖尿病学分会.中国 2 型糖尿病防治指南(2020 年版)[J].国际内分泌代谢杂志, 2021, 41(05): 482−548.

[15] 于乐成,茅益民,陈成伟.药物性肝损伤诊治指南[J].实用肝脏病杂志, 2017, 20(02): 257−274.

[16] Global Strategy for The Diagnosis, Management, and Prevention of Chronic Obstructive PulmonaryDisease (2019 report) from www.goldcopd.org.

[17] Yeh JJ, Wang YC, Kao CH. Asthma−Chronic Obstructive Pulmonary Disease Overlap Syndrome Associated with Risk of Pulmonary Embolism. PLoS One. 2016;11(9):e0162483.

作者感悟

　　作为一名在呼吸监护室工作的临床药师，面临的病人都有以下特点：病情危重、多伴有基础疾病、病情较复杂、用药复杂等情况，因此给予患者的用药指导和教育工作较少，重点在于优化患者的治疗方案，协助医师选择更合适的药物，分析临床用药的疗效、药物相互作用与不良反应等，从而维持患者生命体征平稳。这中间就需要不断地去学习临床知识，巩固药学专业知识，包括药剂学、药效学、药代动力学等，同时还需要培养临床思维，结合患者的实际情况去监护药物的药效及不良反应等，从理论到实际是需要花时间和精力去探索的。作为一名年轻的临床药师，需要有信心、有勇气、有毅力去不断遇难而上，不断去学习、实践、论证、沟通，去解决实际的临床用药问题，去得到临床的认可。在成长的路上有酸辛、有劳累、也有困难、更有退缩。这就需要每一个青年药师把握青春的每一刻向着成功奋斗，做最好的自己，去收获属于自己的精彩。

1例多药不耐受肺诺卡菌病患者的药学监护实践

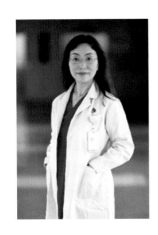

■—作者简介

朱立勤,天津市第一中心医院 主任药师
卫健委临床药师培训基地、师资培训基地带教药师
天津医科大学硕士生导师
天津中医药大学硕士生导师

一、前言

患者老年女性,自2019年8月以来多次因肺诺卡菌病入院治疗。患者对莫西沙星、复方磺胺甲噁唑、克林霉素不耐受,利奈唑胺过敏。此次因"无明显诱因出现发热,最高体温38.4 ℃,伴咳嗽、咳黄痰、乏力"入院,自诉粘痰不易咳出,伴右侧季肋部疼痛,无胸闷、憋气,腹痛、腹泻、咯血等症状。入院诊断为发热、肺部感染待查、支气管扩张。在多次肺诺卡菌病及其治疗过程中,患者表现出多药不耐受的情况。肺诺卡菌病的选药比较局限,患者又对多种主要治疗药物存在不耐受或过敏情况,药师协助医生分析并选择药物,患者好转出院。

诺卡菌属为需氧革兰氏阳性杆菌,诺卡菌属数量众多,主要侵犯肺部、中枢神经系统及皮肤等。诺卡菌不是人体的正常菌群,以星形诺卡菌和巴西诺卡菌感染为常见,多引起外源性感染。正常情况下,呼吸道没有诺卡菌属菌种,极少为定植,也很少出现实验室污染。AIDS、口服糖皮质激素或其他免疫抑制剂、支气管扩张、COPD以及恶性肿瘤是诺卡菌感染的主要高危因素。不同诺卡菌种分离株对抗菌药物的敏感性不同,治疗需制定个体化给药方案。通常对诺卡菌属有效的抗菌药物首选磺胺类药物,如复方磺胺甲噁唑,对磺胺过敏患者的选药是临床需要谨慎对待的问题。

二、病史摘要

现病史

患者,女,68岁,身高159 cm,体重65 kg。患者自2019年8月以后多次住院。本次入院情况:患者于入院前3天无明显诱因出现发热,最高体温38.4 ℃,伴咳嗽、咳黄痰、乏力,自诉粘痰不易咳出,伴右侧季肋部疼痛,无胸闷、憋气、腹痛、腹泻、咯血等症状。患者诉发热多出现在15:00后,每次症状发生后于家中自服洛索洛芬、左氧氟沙星后症状好转,患者昨日遂就诊于我院发热门诊,血常规示:WBC $9.13×10^9$ L^{-1}、单核细胞 $0.9×10^9$ L^{-1}、CRP 65.66 mg·L^{-1}。现患者为进一步诊治收入院,患者自发病以来,精神可、睡眠、饮食欠佳,大小便正常,体重未见明显变化。

既往莫西沙星、复方磺胺甲噁唑、克林霉素不耐受,利奈唑胺过敏。现每日口服左氧氟沙星500 mg治疗肺诺卡菌。入院诊断为发热、肺部感染待查、支气管扩张。

既往病史

既往支气管扩张症病史8年,偶咯血丝/血块,量不多,现口服"左氧氟沙星片",2019-06发现"肺动脉高压、双下肢血管内膜斑块形成",否认慢性病史,否认传染病史,否认手术史,否认外伤史,否认输血史。

(2019.8.8~2019.8.23)患者主因"咳嗽、咳痰加重3周,发热8天"入院,诊断为肺诺卡菌病(豚鼠耳炎诺卡菌)。予亚胺培南西司他丁联合依替米星抗感染、乙酰半胱氨酸、氨溴索化痰、复方甲氧那明止咳等对症治疗,因胃肠不适加用瑞巴派特保护胃黏膜。8.16停用依替米星改为亚胺培南西司他丁联合莫西沙星抗感染治疗。后患者诉输注莫西沙星时恶心、呕吐,8.18停莫西沙星改为亚胺培南西司他丁联合左氧氟沙星抗感染治疗。病情好转出院。

(2020.2.24~2020.3.14、2020.4.23~2020.5.13)患者多次主因"咳嗽、咳痰、发热"入院。结合患者既往病史及入院化验结果回报提示诺卡菌感染,根据前次治疗方案,予亚胺培南西司他丁联合左氧氟沙星抗感染、氨溴索、乙酰半胱氨酸化痰、复方甲氧那明止咳、雷贝拉唑抑酸、维生素B6止吐、胸腺法新提高免疫力等治疗,好转出院。

(2020.5.27~2020.7.2)患者主因"头痛伴恶心、呕吐6天,发热3天"入院,诊断为肺诺卡菌病(豚鼠耳炎诺卡菌)。根据电解质等指标及前次治疗方案,予补钾、补钠、化痰、抑酸、亚胺培南西司他丁抗感染等治疗。6.6患者突发双手抽搐、双眼紧闭,呼之不应,数分钟后症状自行缓解,先后调整为哌拉西拉他唑巴坦4.5 g q8h联合依替米星200 mg qd、左氧氟沙星联合美罗培南1 000 mg q8h抗感染。病情好转出院。

(2020.8.3~2020.9.19)患者主因"间断发热3天"入院,豚鼠耳炎肺诺卡菌病。给予利奈唑胺600 mg q12h口服联合依替米星200 mg qd静脉点滴抗感染治疗,治疗后出现恶心、呕吐,予维生素B6、甲氧氯普胺对症治疗;考虑与应用利奈唑胺不良反应有关,停用利奈唑胺,继续亚胺培南西司他丁联合依替米星抗感染治疗,症状好转出院。

(2020.1.20~2020.2.5 2021.4.15~2021.4.29)患者多次主因发热伴咳嗽咳痰入院,肺诺卡菌病。予化痰、祛痰、护胃,及依替米星、亚胺培南西司他丁、左氧氟沙星先后抗感染等治疗,患者症状好转出院。

(2021.7.6~2021.7.20)患者主因"发热伴咳嗽咳痰4天"入院。诊断为肺诺卡菌病、支气管扩张伴感染。入院后予亚胺培南西司他丁1 g q8h联合依替米星200 mg qd抗感染及化痰、止咳、保护胃粘膜等治疗。病情稳定予出院。

个人史及婚育史

个人史:生于天津市,长期居住天津市,否认14天内有病例报告社区的旅行史或居住史;否认14天内与新型冠状病毒感染的患者和无症状感染者有接触史;否认14天内曾接触过来自有病例报告社区的发热或有呼吸道症状的患者;否认聚集性发病;未接种新冠疫苗;否认毒物、动物、放射性物质及传染病接触史,否认性病及冶游史。否认吸烟史,否认饮酒史。否认传染病及遗传病家族史。已婚,配偶体健,育1女,女儿体健。

既往用药史

左氧氟沙星片500 mg qd口服。

药物不良反应史

自诉"莫西沙星、复方磺胺甲噁唑、克林霉素"不耐受,"利奈唑胺"过敏。

三、治疗过程与药学监护

2021 年 11 月 1 日(D1)

入院前，化验：WBC $9.13×10^9$ L^{-1}，中性粒细胞 $6.29×10^9$ L^{-1}，中性粒细胞百分比 68.9%，淋巴细胞 $1.8×10^9$ L^{-1}，淋巴细胞百分比 19.7%↓，单核细胞 $0.9×10^9$ L^{-1}↑，单核细胞百分比 9.9%，血小板 $365×10^9$ L^{-1}↑，血小板分布宽度 8.2 fL↓，平均血小板体积 8.6 fL↓，大型血小板比率 13.2%↓，血小板压积 0.31，C-反应蛋白 65.66 mg·L^{-1}↑。胸部 CT 提示炎症伴支气管扩张，考虑新发感染。

查体：患者发热 38.4 ℃，伴咳嗽、咳黄痰、乏力，自诉黏痰不易咳出，伴右侧季肋部疼痛。

初始药物治疗方案

用药目的	药品名称	用药剂量	用法	用药日期
抗感染	亚胺培南西司他丁	1 g	q8h,静滴	11.01–11.11
止咳	复方甲氧那明胶囊	93 mg	tid,口服	11.01–11.12
抑酸	注射用泮托拉唑钠	40 mg	qd,静点	11.01–11.11
化痰	盐酸氨溴索注射液	30 mg	q8h,静脉注射	11.01–11.12
	乙酰半胱氨酸片	0.6 g	bid,口服	11.01–11.12

初始治疗方案分析与评价

抗感染：患者老年女性，急性起病。发热，伴咳嗽、咳黄痰、乏力，自诉粘痰不易咳出，伴右侧季肋部疼痛，无胸闷、憋气、腹痛、腹泻等症状。胸 CT 提示：炎症伴支气管扩张。患者既往支气管扩张病史，结合既往多次住院病原学结果为诺卡菌，治疗上仍以抗诺卡菌感染为主。

诺卡菌属为需氧革兰氏阳性杆菌，诺卡菌菌属数量众多，主要侵犯肺部、中枢神经系统及皮肤等。肺部诺卡菌感染以星形诺卡菌和巴西诺卡菌常见。诺卡菌不是人体正常菌群，广泛分布于土壤、腐朽的草木、粉尘和水等自然环境中，可通过空气传播，尤其是通过尘埃颗粒。肺诺卡菌感染无特异临床表现，不能通过任何特定体征或症状来鉴别，咳脓痰，发热，呼吸困难、咯血和胸痛等症状均有报道。肺诺卡感染影像学表现亦非特异,具有多种表现,可有单个或多个结节、间质浸润、肺叶实变、胸腔积液等。早期治疗可显著改善预后,在获得药敏结果前应尽早开始经验性抗感染治疗。治疗诺卡菌感染需制定个体化给药方案。目前倾向于对所有培养出来的诺卡菌进行菌种鉴定和药敏试验,以指导抗菌药物的选择。通常对诺卡菌属有效的抗菌药物包括复方磺胺甲噁唑[甲氧苄啶(trimethoprim, TMP)和磺胺甲噁唑(sulfamethoxazole, SMZ)的复方制剂,TMP-SMZ]、阿米卡星、亚胺培南西司他丁、利奈唑胺、第 3 代头孢菌素类(头孢曲松和头孢噻肟)、米诺环素、阿莫西林克拉维酸等。根据《桑福德抗微生物治疗指南》,肺诺卡菌病首选方案 TMP-SMZ 15 mg·(kg·d)$^{-1}$ 分 2-4 次静脉注射或口服,联合亚胺培南西司他丁 500 mg q6h 静点治疗 3-4 周, 随后 TMP-SMZ 10 mg·(kg·d)$^{-1}$ 分 2~4 次给药 3~6 个月。备选方案亚胺培南西司他丁 500 mg q6h 静点联合阿米卡星 7.5 mg·kg^{-1} q12h 静点 3~4 周,随后 TMP-SMZ 口服治疗。

患者既往"莫西沙星、复方磺胺甲噁唑、克林霉素"不耐受,"利奈唑胺"过敏,多次培养出豚鼠耳炎诺卡菌。在诺卡菌的治疗药物中,头孢曲松、阿莫西林克拉维酸等均对豚鼠耳炎诺卡菌耐药,治疗方案的选择受限。医生给予亚胺培南西司他丁 1 g q8h 静点抗感染治疗。亚胺培南西司他丁的剂量方案与《桑福德抗微生物治疗指南》中方案(500 mg, q6h)不一致,给药频次 q8h,总日剂量高于指南中的给药剂量,但未超出该药最大剂量,给药方案基本合理。

该患者有 8 年的支气管扩张病史, 铜绿假单胞菌是支气管扩张的常见致病菌,应考虑在覆盖诺卡菌的基础上覆盖铜绿假单胞菌,亚胺培南为广谱抗菌药物,抗菌谱覆盖多数革兰氏阳性、阴性需氧及厌氧菌,对铜绿假单胞菌也有很强的活性,也可以覆盖诺卡菌,是《桑福德抗微生物治疗指南》中推荐的药物,以该药为基础,抗感染对这个病人是适用的。

诺卡菌对磺胺类药物及亚胺培南耐药的情况也见于少量病例,这些病人通常预后不好,可选择的抗菌药物为利奈唑胺。利奈唑胺为一种新型的噁唑烷酮类药物,容易穿透血脑屏障,对各种诺卡氏菌种有广泛活性,实际临床应用中也发现该药对其他药物治疗失败的诺卡菌病均有一定效果。《桑福德抗微生物治疗指南》中推荐利奈唑胺为治疗血行播散性诺卡菌病的备选用药方案, 利奈唑胺 600 mg 静脉注射或口服,每 12 小时 1 次。但是该病人前期入院后,曾因磺胺不耐受,尝试使用利奈唑胺,发生恶心呕吐等胃肠道反应。因此对该患者的抗感染治疗方案很局限,需要密切监护,定期评价抗感染疗效。

镇咳药选用复方甲氧那明胶囊(每粒中包含盐酸甲氧那明 12.5 mg,那可丁 7 mg,氨茶碱 25 mg,马来酸氯苯那敏 2 mg)。甲氧那明抑制支气管痉挛,缓解哮喘发作时的咳嗽;那可丁为外周性镇咳药,可抑制咳嗽;氨茶碱可抑制支气管痉挛,同时可抑制支气管黏膜肿胀,缓解哮喘发作时的咳嗽,使痰易咳出;马来酸氯苯那敏有抗组胺作用。因此复方甲氧那明胶囊兼具镇咳、祛痰、平喘作用,不仅可减轻咽喉及支气管炎症等引起的咳嗽,还可缓解哮喘发作时的咳嗽,有利于排痰。

氨溴索具有促进粘液排出作用及溶解分泌物的特性,可以促进呼吸道粘痰的排出,改善呼吸道的症状,临床适用于伴有痰液分泌不正常及排痰功能不良的急慢性肺部疾病。给予"盐酸氨溴索注射液"30 mg,Bid,静脉注射,用法用量合理。乙酰半胱氨酸分子结构中的巯基基团可以使粘蛋白分子复合物间的双硫键断裂,降低痰液粘度,使痰容易咳出,给予 0.6 g Bid 乙酰半胱氨酸口服,用法用量合理。

以上初始治疗方案合理。

初始药物治疗监护计划

(1)关注患者体温变化;

(2)关注抗感染方案的治疗效果,并关注患者实验室检查结果及各项辅助检查结果,尽快明确病原体,指导抗感染用药;

(3)监护患者输注亚胺培南西司他丁后中枢系统不良反应;

(4)监护患者肝肾功能,亚胺培南西司他丁、依替米星都有肝肾功能的异常等不良反应;

(5)监护患者输注依替米星的耳毒性。

患者指导和教育

(1)嘱患者控制体重,规律饮食,少食多餐;

(2)乙酰半胱氨酸片具有难闻气味,提醒患者该气味并非药物变质引起,可以服用。

2021 年 11 月 02 日(D2)

主诉:昨日夜间 T 38.2 ℃

查体:患者昨日夜间 T 38.2 ℃,予洛索洛芬退热,今晨体温:36.6 ℃,脉搏:82 次/

分,呼吸:20 次/分。双肺呼吸音粗,左上肺可闻及少许干啰音。查体神清,双肺呼吸音粗,左上肺可闻及少许干啰音,心音正常,律齐,各瓣膜听诊区未闻及病理性杂音。腹部平软,无压痛及反跳痛,肝脾肋下未触及,双侧下肢无水肿。

化验:11 月 1 日回报 DIC 全项:PT 12.3 s,INR 1.11,KPTT 35.2 s,TT 14.3 s,凝血酶原百分活度 79%↓,纤维蛋白原 4.69 g·L^{-1}↑,D-二聚体 1522.78 ug·L^{-1}↑;NT-proB-NP:504.6 pg·mL^{-1}↑;肌钙蛋白 3.3 pg·mL^{-1},肌红蛋白 21.4 ng·mL^{-1},2021-11-01 生化全项:钠(NA) 136.1 mmol·L^{-1}↓,钾(K)4 mmol·L^{-1},氯化物(CL)93.7 mmol·L^{-1}↓,二氧化碳(CO_2) 31.6 mmol·L^{-1}↑,尿素(UREA) 2.31 mmol·L^{-1}↓,肌酐(CREA) 35.00 umol·L^{-1}↓,白蛋白(ALB) 37.1 g·L^{-1}↓,丙氨酸氨基转移酶(ALT) 3.3 U·L^{-1}↓,天门冬氨酸氨基转移酶(AST) 12.5 U·L^{-1}↓,碱性磷酸酶(ALP)148 U·L^{-1}↑,γ 谷氨酰胺转肽酶(GGT)17 U·L^{-1},肌酸激酶(CK) 36.7 U·L^{-1}↓,高密度脂蛋白胆固醇 1.10 mmol·L^{-1},低密度脂蛋白胆固醇(LDL-C) 2.24 mmol·L^{-1}↓,极低密度脂蛋白 0.57 mmol·L^{-1},超敏 C-反应蛋白(hs-CRP) 177.89 mg·L^{-1}↑,白球比(A/G) 1.05↓;肾小球滤过率(GFRCL)108.49 mL·(min×1.73m^2)$^{-1}$,2021-11-01 降钙素原 0.07 ng·mL^{-1};2021-11-02 总过敏原(总 IgE)(TotIgE 免疫比浊) 74.6 IU·mL^{-1}。

调整给药方案

亚胺培南西司他丁 1 g 静点 q8h+依替米星 200 mg 静点 qd

药物治疗方案分析与评价

患者既往支气管扩张病史,病原学为诺卡菌,该菌属于 G+杆菌,不易控制,治疗疗程长,容易寄生在结构性肺部疾病基础上的空洞里,抵抗力低下人群病情容易反复。患者此次超敏 CRP 明显升高,门诊胸部 CT 提示支气管扩张伴感染,对比既往影像学,有新发感染,初步完善诊断为发热、肺部感染;支气管扩张(症)。根据诺卡菌治疗指南,结合患者多次入院治疗方案及患者药物过敏史,治疗上予亚胺培南西司他丁抗感染,该抗感染方案复方甲氧那明止咳、乙酰半胱氨酸化痰等,患者昨夜发热,给退热药体温正常,完善相关检查化验,反复留取痰培养,注意结果回报。

参考《桑福德抗微生物治疗指南》备选方案,给患者联合应用亚胺培南西司他丁+氨基糖苷类抗菌药物治疗,选药基本合理。联合使用的氨基糖苷类抗菌药物中《桑福德抗微生物治疗指南》中推荐的药物为阿米卡星,也是一种广谱抗菌药物,主要通过抑制细菌蛋白质的合成发挥抗菌作用。阿米卡星水溶性好,不易溶于脂肪,在胃肠道不吸收或很少吸收,给药后大部分以原型经过肾脏排泄,具有一定的肾毒性、耳毒性和神经肌肉阻滞作用。体外实验中,除了南非诺卡菌,临床常见的诺卡菌种属中,包括脓肿诺卡菌、鼻疽诺卡菌、巴西诺卡菌、豚鼠耳炎诺卡菌等对阿米卡星均敏感。阿米卡星与其他抗菌药物联合使用时可发挥协同效应。常见的阿米卡星的联合用药包括亚胺培南西司他丁、美罗培南、头孢曲松或头孢噻肟。一般来讲,以联合亚胺培南西司他丁疗效最优,但是,阿米卡星的肾毒性和耳毒性较强,依替米星在此类副反应方面的优势,本患者以依替米星替代阿米卡星与亚胺培南西司他丁联合治疗,基本合理。依替米星为氨基糖苷类抗菌药物,抗菌谱广,主要通过抑制细菌蛋白质的合成发挥抗菌作用。给药后大部分以原型经过肾脏排泄,具有一定的肾毒性、耳毒性和神经肌肉阻滞作用。给予依替米星 200 mg qd 静点,患者肾功能正常,剂量符合说明书推荐。但与亚胺培南西司他丁合用,对肾功能的影响应密切监护。

患者纤维蛋白原、D-二聚体稍高,有一定的血栓风险,但是新鲜血栓的可能性不大,肌钙蛋白、肌红蛋白正常,继续监测。

药物治疗监护计划

(1)监测患者体温变化;

(2)监测患者肾功能变化;

(3)监测患者凝血相关指标。

2021 年 11 月 03 日(D3)

主诉:未诉不适。

查体:患者今晨体温 36.8 ℃,查体神清,双肺呼吸音粗,左上肺可闻及少许干啰音,心音正常,律齐,各瓣膜听诊区未闻及病理性杂音。腹部平软,无压痛及反跳痛,肝脾肋下未触及,双侧下肢无水肿。

化验:11 月 2 日支原体抗体培养回报:肺炎支原体抗体:(FYZ 凝集法) 阴性。痰培养未见致病菌。

药物治疗方案分析与评价

患者既往多次主因发热、咳嗽、咳痰入院,历次住院痰培养均提示诺卡菌,患者目前体温正常,提示治疗有效,维持现有抗菌治疗方案,继续予止咳、化痰、抗感染等治疗,注意痰培养结果回报,患者钠、氯轻度减低,嘱增加营养,调整饮食结构,继续观察。

2021 年 11 月 04 日(D4)

主诉:咳嗽症状好转明显。

查体:患者今晨体温正常,自诉咳嗽症状好转明显,查体神清,双肺呼吸音粗,左上肺可闻及少许干啰音,心音正常,律齐,各瓣膜听诊区未闻及病理性杂音。腹部平软,无压痛及反跳痛,肝脾肋下未触及,双侧下肢无水肿。11-04 痰培养未见致病菌,复查痰培养,注意结果回报,其余继续目前治疗方案,继续观察。

化验:11 月 4 日回报普通细菌痰培养:甲型链球菌/黄色奈瑟菌。

药物治疗方案分析与评价

患者病情好转,痰培养未见致病菌,抗感染等治疗有效,继续观察。

2021 年 11 月 06 日(D6)

主诉:仍少量咳嗽,程度较前好转。

查体:今晨查房患者体温正常,仍少量咳嗽,程度较前好转,查体神清,双肺呼吸音粗,左上肺可闻及少许干啰音,心音正常,律齐,各瓣膜听诊区未闻及病理性杂音。腹部平软,无压痛及反跳痛,肝脾肋下未触及,双侧下肢无水肿。

化验:11 月 6 日回报血常规:WBC $8.27×10^9$ L^{-1},中性粒细胞 $3.87×10^9$ L^{-1},中性粒细胞百分比 46.8%,淋巴细胞数 $3.37×10^9$ L^{-1}↑,淋巴细胞百分比 40.7%,单核细胞数 $0.77×10^9$ L^{-1}↑,单核细胞百分比 9.3%。嗜酸性粒细胞百分比 2.8%,嗜碱性粒细胞百分比 0.4%。血小板(PLT) $459.00×10^9$ L^{-1}↑,红细胞分布宽度 SD 43.9 fL,红细胞分布宽度 CV 13.9%↑,血小板分布宽度 9.4 fL,平均血小板体积 9.3 fL,大型血小板比率 18.4%,血小板压积 0.43↑。2021-11-06 生化全项:尿素(UREA) 1.68 $mmol·L^{-1}$↓,肌酐(CREA) 40.00 $umol·L^{-1}$↓,白蛋白(ALB) 34.8 $g·L^{-1}$↓,丙氨酸氨基转移酶(ALT) 3.9 $U·L^{-1}$↓,碱性磷酸酶(ALP) 163.0 $U·L^{-1}$↑,超敏 C-反应蛋白(hs-CRP) 34.36 $mg·L^{-1}$↑,阴离子隙(AG) 16.80 $mmol·L^{-1}$↑,白球比(A/G) 1.04↓。

药物治疗方案分析与评价

治疗后症状较入院前明显好转,今日复查超敏 C-反应蛋白指标较前明显减低,治疗有效,继续予亚胺培南西司他丁联合依替米星抗感染、止咳、化痰、抑酸等,继续观察。

19 年曾诊断双下肢血管内膜斑块形成,目前血小板高,且呈升高趋势,但患者支气管扩张病史8年,偶咯血丝血块,患者目前存在感染,也是血小板升高的危险因素之一,继续监测血小板变化,如继续升高,酌情考虑加用抗血小板药物。

药物治疗监护计划

(1)患者感染症状明显好转,考虑是否序贯治疗。

(2)监测血小板变化,考虑是否加用抗血小板治疗。

2021年11月10日(D10)

主诉:仍少量咳嗽,程度较前好转。

查体:患者体温正常,少量咳嗽,程度较前好转,查体神清,双肺呼吸音粗,左上肺可闻及少许干啰音,心音正常,律齐,各瓣膜听诊区未闻及病理性杂音。腹部平软,无压痛及反跳痛,肝脾肋下未触及,双侧下肢无水肿。

化验:11月8日回报普通细菌痰培养:白色假丝酵母菌。

药物治疗方案分析与评价

患者未再出现发热,咳嗽症状较入院前明显好转,继续予亚胺培南西司他丁联合依替米星抗感染、止咳、化痰、抑酸等。患者痰培养回报为白色假丝酵母菌,该菌为口腔正常菌群,嘱晨起漱口后留取深部痰液做化验,待微生物学回报后指导临床抗菌药物使用,明日复查肝肾功能及电解质,注意结果回报,继续观察。

2021年11月11日(D11)

查体:今晨患者体温正常,少量咳嗽,程度较前好转,查体神清,双肺呼吸音粗,左上肺可闻及少许干啰音,心音正常,律齐,各瓣膜听诊区未闻及病理性杂音。腹部平软,无压痛及反跳痛,肝脾肋下未触及,双侧下肢无水肿。复查尿常规未见明显异常。患者病情好转,拟于今日出院。

化验:11月11日回报复查血常规:WBC7.96×10^9 L^{-1},中性粒细胞 3.9×10 L^{-1},中性百分比49%,淋巴细胞 2.93×10^9 L^{-1},淋巴细胞百分比36.8%,单核细胞 0.78×10^9 L^{-1}↑,单核细胞百分比9.8%;红细胞(RBC) 3.76×10^{12} L^{-1},血红蛋白(HGB) 103.00 g·L^{-1}↓,血小板(PLT) 444.00×10^9 L^{-1}↑,红细胞分布宽度 CV 14.30%↑;复查生化:尿素(UREA) 2.14 mmol·L^{-1}↓,肌酐(CREA) 42.00 umol·L^{-1}↓,总蛋白(TP) 60.9 g·L^{-1}↓,白蛋白(ALB) 30.8 g·L^{-1}↓,丙氨酸氨基转移酶(ALT) 4.9 U·L^{-1}↓,天门冬氨酸氨基转移酶 17.7 U·L^{-1},碱性磷酸酶(ALP) 142.0 U·L^{-1}↑,γ谷氨酰胺酸转肽酶(GGT)15 U·L^{-1},超敏C-反应蛋白

(hs-CRP) 9.01 mg·L^{-1}↑,白球比(A/G) 1.02↓;复查尿常规未见明显异常。患者病情好转,拟于今日出院。

出院带药

用药目的	药物名称	用法用量	出院带药教育
抗感染	左氧氟沙星片	0.5 g,qd	饭后服用使用喹诺酮类药物应避免日光,防止发生光敏反应。
护胃	雷贝拉唑肠溶片	10 mg,qd	必须整片吞服,不可嚼碎,应避免与口服咪唑类抗真菌药物如伊曲康唑、氟康唑同时服用。可与睡前服用。
	瑞巴派特片	100 mg,tid	一天3次,早、晚及睡前口服

药物治疗方案分析与评价

患者血象恢复正常,hs-CRP等感染指标明显下降,提示抗感染有效。对于肺诺卡菌病,免疫正常的患者建议治疗3个月以上,免疫功能受损的患者建议6~12个月,患者需要出院后继续抗菌治疗。

文献推荐,口服治疗诺卡菌感染的药物包括磺胺、利奈唑胺、米诺环素、克拉霉素、阿莫西林克拉维酸、超广谱氟喹诺酮类药物(环丙沙星、莫西沙星)等。在喹诺酮类药物中,鲜有文献提到左氧氟沙星。

该患者应用左氧氟沙星治疗,左氧氟沙星为喹诺酮类抗菌药物,药师自文献中发现,一些临床决策支持系统或文献资料更推荐莫西沙星和环丙沙星,仅有少量个案报道提示,较长时间口服左氧氟沙星治疗肺诺卡菌病,提示效果良好。本例中左氧氟沙星的实际疗效有待评价。嘱患者出院后密切观察病情变化,2周随诊。

出院教育

(1)按时吃药,按疗程用药,不能擅自停药;

(2)服用左氧氟沙星期间应避免日光,防止发生光敏反应;

(3)如病情发生变化,随时就诊。

四、小结

(1)诺卡菌的特点

诺卡菌属弱抗酸性的需氧革兰氏阳性菌,它们呈分枝丝状,不是人体正常菌群,但在环境中普遍存在,特别是在富含有机质的土壤、腐朽的草木、粉尘和死水中,可通过空气传播,尤其是通过尘埃颗粒。虽可在血琼脂培养基上生长,但比较迟缓,需时 2 d 至数周。诺卡菌属某些菌种能够引起人类和动物的局部或播散性感染,包括全身化脓性感染。

诺卡菌属数量众多,包括超过 80 种细菌,已发现对人类致病的至少有 33 种。在所有诺卡菌种类中,星形诺卡菌、鼻疽诺卡菌、巴西诺卡菌等是引起人类诺卡菌病的主要病原体,主要侵犯肺部、中枢神经系统及皮肤等,也有侵犯眼部的病例。人类诺卡菌感染通常由皮肤或黏膜直接接触或因吸入致肺感染。在大部分的病例中,肺是感染的原发部位。诺卡菌经呼吸吸入,引起肺部初发感染灶,在免疫力低下的宿主中引发肺脓肿和坏死性肺炎,可以经血行播散。约 75% 的诺卡菌感染有肺部病变,余为四肢、脑、纵隔等肺外损害。肺诺卡菌感染无特异临床表现,不能通过任何特定体征或症状来鉴别,咳脓痰,发热,呼吸困难、咯血和胸痛等有报道。肺诺卡菌的病影像学表现亦非特异,具有多种表现,可有单个或多个结节、间质浸润、肺叶实变、胸腔积液等。豚鼠耳炎诺卡菌是一种较不常见的诺卡菌属,被认为比其他诺卡菌属的致病性较低,报道也较少。本例患者感染的就是豚鼠耳炎诺卡菌。

国外病例数较多的诺卡菌病报道中,肺诺卡菌病分别占诺卡菌病的 77.3%~96.3%。国内资料统计 1990–2014 年报道的共 23 例诺卡菌株感染病例,其中男性患者是女性患者的 2–3 倍,既往无基础疾病者仅占 30.4%。国外资料报道的结果与之相近。诺卡菌病通常为一种机会性感染,大多数诺卡菌感染患者均存在免疫功能受损,如器官移植患者,诺卡菌感染之前 6 个约内口服强的松 ≥20 mg·d^{-1}、持续时间 ≥1 个月或甲基强的松龙 1 g 静脉冲击治疗 2 次以上均是器官移植患者发生诺卡菌感染的高危因素。总的来讲,在恶性肿瘤、器官移植、AIDS、全身糖皮质激素治疗的患者中多发。

(2)肺诺卡菌病与慢性肺部疾病的关系

也有一部分诺卡菌感染涉及到非免疫抑制宿主,但常常伴有某些基础疾病,如糖尿病、酗酒、慢性肉芽肿性病变、肺泡蛋白沉积症、慢性肺疾病等。在慢性肺部疾病中,COPD 和支气管扩张更为多见。在 COPD 和支气管哮喘患者中使用高剂量的 ICS,会增加发病率。

支气管扩张可以降低气道防御功能,从而容易继发感染及气道炎症并形成恶性循环,也是导致慢性呼吸道疾病的机制。有研究显示,在免疫功能正常的患者中,支气管扩张患者占 38%。当支气管扩张患者合并肺诺卡菌病时,临床症状主要表现为咳嗽、咯痰、发热、胸痛等,CT 表现为在支气管管腔扩张的基础上,可能伴有单个或多个磨玻璃影,部分可出现空洞,以及胸腔积液,均不具有明显的特异性,从而难以诊断,需结合病原学检测结果来诊断。引起肺诺卡菌病的诺卡菌为星形诺卡菌、巴西诺卡菌、鼻疽诺卡菌、新星诺卡菌、豚鼠耳炎诺卡菌等。不同菌种的治疗方案也略有差别。

(3)肺诺卡菌病的给药方案

早期治疗可显著改善预后, 在获得药敏结果前应尽早开始经验性抗感染治疗。肺诺卡菌病相对罕见,不同患者的临床表现差异较大,目前尚无前瞻性随机对照实验确定肺诺卡菌病最有效的治疗方法。诺卡菌又分不同菌种,不同诺卡菌种分离株对抗菌药物的敏感性不同,治疗诺卡菌感染的给药方案也有差异。目前给药依据是根据培养出来的诺卡菌进行菌种鉴定和药敏试验,来选择抗菌药物。通常对诺卡菌属首选磺胺类抗菌药物包括复方磺胺甲噁唑[甲氧苄啶(trimethoprim,TMP)和磺胺甲噁唑(sulfamethoxazole,SMZ)的复方制剂,TMP-SMZ],还可以选择头孢曲松、亚胺培南西司他丁、阿米卡星、米诺环素、利奈唑胺。治疗的要点是足够的疗程及联合用药。该患者的豚鼠耳炎诺卡菌对磺胺类药物、亚胺培南西司他丁、阿米卡星、米诺环素、利奈唑胺敏感。

到目前为止,治疗肺诺卡菌经验首选磺胺类药物。目前肺诺卡菌病使用最多的方案为复方磺胺甲噁唑。对于严重感染者,需要与其他药物联合应用。有一部分患者对磺胺类药物出现过敏或是不耐受的情况,一旦患者对磺胺类药物过敏,如有可能应该进行脱敏治疗。如果不适合脱敏,或者证实曾有临床治疗失败,应根据药敏结果换用其他抗菌药物。体外药敏实验非常重要,尤其在考虑非磺胺类药物治疗的情况下,药敏结果更重要。在参考药敏结果时,也应考虑不同诺卡菌属的情况。

(4)肺诺卡菌病的疗程

常规治疗后,低剂量长疗程的维持治疗非常重要,否则很容易复发。对于肺诺卡菌病,免疫正常的患者建议治疗 3 个月以上,免疫功能受损的患者建议 6~12 个月。具体总的疗程根据感染的部位、严重程度、宿主状态以及对治疗的临床与影像学反应而定。

参考文献

[1] Peleg AY,Husain S,Qureshi ZA,et al.Risk factors,clinical characteristics,and outcome of Nocardia infection in oran transplant recipients:a matched case-control study [J].Clin Infect Dis,2007,44(10):1307-1314.

[2] Sadamatsu H, Takahashi K, Tashiro H, Komiya K, Nakamura T, Sueoka-Aragane N. Successful treatment of pulmonary nocardiosis with fluoroquinolone in bronchial asthma and bronchiectasis. Respirol Case Rep. 2017 Mar 26;5 (3):e00229. doi: 10.1002/rcr2.229. PMID: 28352469; PMCID: PMC5366288.

[3] Tone A, Matsuo K, Watanabe Y, Tamaoki A, Hiraki S. [Pulmonary Nocardia otitidis-caviarum infection in a patient with bronchiectasia]. Nihon Naika Gakkai Zasshi. 2002 Oct 10;91(10):3037-9. Japanese. doi: 10.2169/naika.91.3037. PMID: 12451664.

[4] Wilson JW. Nocardiosis: updates and clinical overview. Mayo Clin Proc. 2012 Apr;87 (4):403-7. doi: 10.1016/j.mayocp.2011.11.016. PMID: 22469352; PMCID: PMC3498414.

[5] 沈轶,张海,李锋,李志夫.豚鼠耳炎诺卡菌肺病一例并文献复习[J].国际呼吸杂志,2020,40(12):897-903.DOI:10.3760/cma.j.cn131368-20191114-01590.

[6] 成人支气管扩张症诊治专家共识编写组.成人支气管扩张症诊治专家共识[J].中华结核和呼吸杂志,2012,35(7):485-492.DOI:10.3760/cma.j.issn.1001-0939.2012.07.003.

作者感悟

诺卡菌属弱抗酸性的需氧革兰氏阳性菌,它们呈分枝丝状,不是人体正常菌群,诺卡菌种中的某些菌种能够引起人类和动物的局部或播散性感染。在所有诺卡菌种类中,星形诺卡菌、鼻疽诺卡菌、巴西诺卡菌等是引起人类诺卡菌病的主要病原体,主要侵犯肺部、中枢神经系统及皮肤等,也有侵犯眼部的病例。人类诺卡菌感染通常由皮肤或黏膜直接接触或因吸入致肺感染。在器官移植、恶性肿瘤、AIDS 及使用全身糖皮质激素患者中感染多发。在慢性肺部感染患者中,诺卡菌也较为多见,引发肺诺卡菌病的菌种包括星形诺卡菌、巴西诺卡菌、鼻疽诺卡菌、新星诺卡菌、豚鼠耳炎诺卡菌等。诺卡菌属的治疗药物包括磺胺类抗菌药物,包括复方磺胺甲噁唑[甲氧苄啶(trimethoprim,TMP)和磺胺甲噁唑(sulfamethoxazole,SMZ)的复方制剂,TMP-SMZ]、头孢曲松、亚胺培南西司他丁、阿米卡星、米诺环素、氟喹诺酮类药物、利奈唑胺等。

本案例的特点在于患者多次因肺诺卡菌病入院,在治疗上,对抗诺卡菌的主要治疗药物磺胺、莫西沙星等多种药物不耐受,利奈唑胺过敏。通过本案例的学习,掌握诺卡菌的特点、与支扩的关系、治疗药物的选择以及治疗的疗程,特别是对于磺胺等药物不耐受、利奈唑胺过敏的病人,有一定的参考价值。

盆腔脓肿药历
——1例盆腔脓肿患者药学监护实践

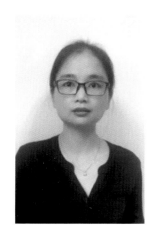

■ 作者简介

张春红,温州医科大学附属第一医院,副主任药师
抗感染专业临床药师
卫健委临床药师培训基地带教药师

一、前言

盆腔脓肿(Pelvic abscesses)是育龄期女性常见急症之一,主要包括输卵管积脓、卵巢积脓、输卵管卵巢脓肿(tu-bo-ovarian abscesses,TOA)及急性盆腔结缔组织炎所致的脓肿。TOA累及输卵管和(或)卵巢,较单纯输卵管或卵巢积脓更为严重。盆腔脓肿常见于性生活活跃期女性,常见的临床表现为急性下腹痛或下腹坠胀感;高烧、恶心、呕吐;阴道分泌物明显增多,多为脓性分泌物,有时可伴臭味;脓肿较大累及膀胱或直肠时可出现尿潴留或里急后重、排便习惯改变,腹泻等症状。盆腔脓肿的病因较复杂,常见病因包括下生殖道感染、盆腔器官手术、子宫腔内操作及邻近器官炎症蔓延等。育龄期女性好发外阴、阴道及子宫颈炎症,下生殖道发生感染时病原体可沿生殖道黏膜向上蔓延。常见病原体包括淋病奈瑟菌、沙眼衣原体等。15%的急性盆腔炎症性疾病与细菌性阴道病的病原菌(加德纳菌及其他厌氧菌)、呼吸道病原菌(流感嗜血杆菌、肺炎链球菌、金黄色葡萄球菌)和肠道病原菌(大肠杆菌、脆弱拟杆菌、B族链球菌)有关。盆腔脓肿的治疗包括抗生素保守性治疗、介入穿刺(引流)或手术等侵入性治疗。盆腔脓

肿临床表现缺乏特异性,致病菌种类繁多,抗感染治疗是关键性的治疗手段,近年来细菌耐药现象愈演愈烈。因此,合理应用抗生素具有重要意义。

二、病史摘要

主诉:下腹痛伴发热1周

现病史

患者女性,35岁,已婚,育1-0-0-1,平素月经规律,LMP:2022年5月21日。该患者于1周前性生活后出现下腹胀痛,程度不剧,呈持续性,伴阴道流血、量少、褐色,伴发热、畏寒、头痛,恶心呕吐,呕吐物为胃内容物,自行予止痛药治疗后,上述症状稍有缓解。3天前患者出现左下腹胀痛,触之或活动后疼痛剧烈,止痛药无法缓解,患者未予重视,未予特殊诊治。1天前患者至龙港市人民医院就诊,拟以"感染性发热,急性女性盆腔炎、女性盆腔脓肿"住院,住院期间查B超提示"盆腔偏左侧形态极不规则团块(范围约145×67 mm)",全腹CT提示"左侧腰大肌广泛肿胀上抬,其腰大肌内侧巨大囊液团块病灶延伸髂窝、盆腔左侧附件旁及左髋关节前缘边缘,脓肿首先考虑",予注射用头孢曲松钠2 g静滴 qd+甲硝唑氯化钠注射液0.5 g静滴 bid抗感染及止痛、补钾、补液等治疗后,腹痛较前稍好转,建议至上级医院进一步诊治,故予出院。患者为求进一步治疗来我院,急诊拟"女性盆腔脓肿(?)剖宫产术后 宫颈恶性肿瘤(术后)"收住。

既往史

2013年10月22日患者于外院行剖宫产术,产后1月余(2013年12月6日)因"宫颈恶性肿瘤IB1期"于复旦大学附属肿瘤医院行"根治性宫颈切除术+盆腔淋巴结清除术",2015年12月28日再次行"子宫颈扩张术+宫腔粘连松解术",自2017年后无定期复查。发现"卵巢子宫内膜异位囊肿"7年余,近5年未复查。否认高血压、糖尿病、心脏病等病史,否认肝炎、结核等传染病史,否认其他手术史,否认输血和血制品接触史,否认食品、药物过敏史。

三、治疗过程与药学监护

2022年6月5日(D1)

查体:T 36.20 ℃,BP 95/66 mmHg,P 120次/分,R 18次/分。皮肤、巩膜无黄染,全

身浅表淋巴结未触及肿大,双侧腹股沟淋巴结未触及肿大。颈软,甲状腺无肿大,气管居中。听诊心肺阴性。下腹部及左侧腹部饱胀,腹肌紧张,左侧腹部压痛明显,肝脾肋下未触及,移动性浊音(−),双肾区无叩痛。下腹部可见一竖形长约 10 cm 手术瘢痕及一横形长约 10 cm 手术瘢痕。妇检:外阴发育正常,阴道少量脓性液体,穹隆无明显变化。子宫颈缺如,子宫前位,常大,质中,表面光滑,无压痛,活动可。盆腔可及包块,大小约 14 cm×7 cm,活动差,质地中,压痛明显。

化验检查结果

2022 年 6 月 4 日 全腹 CT(龙港市人民医院):左侧腰大肌广泛肿胀上抬,其腰大肌内侧巨大囊液团块病灶延伸髂窝、盆腔左侧附件旁及左髋关节前缘边缘,脓肿首先考虑;

2022 年 6 月 4 日 B 超(龙港市人民医院):盆腔偏左侧形态极不规则团块,炎性首先考虑(范围约 145 mm×67 mm);

2022 年 6 月 5 日 CT:左上肺舌段及两下肺少许炎性灶;心包及左侧胸腔少许积液,盆腔左侧包裹性团块伴左侧髂腰肌、腰大肌肿胀伴积液、渗出,请结合邻近;左侧腹盆腔多发渗出、积液;右附件区团片影,腹腔及后腹膜散在淋巴结显示伴轻增大;左侧大腿周边软组织伴渗出,脂肪肝;胆囊炎症;两输尿管下段显示欠佳伴上尿路轻积水;

2022 年 6 月 5 日 心电图:1.窦性心动过速;2.T 波改变;

2022 年 6 月 5 日 血常规:白细胞 $16.47×10^9$ L^{-1},中性粒百分数 0.923;

2022 年 6 月 5 日 血液:乳酸(全血) 4.7 mmol·L^{-1};

2022 年 6 月 5 日 降钙素原 3.490 ng·mL^{-1},C 反应蛋白 405.7 mg·L^{-1}。

初始药物治疗方案

用药目的	药品名称	用法用量
抗感染	注射用亚胺培南西司他丁钠	1.0 g 静脉滴注 q6h
补白蛋白	人血白蛋白针	50 mL 静脉滴注 qd
护胃	注射用泮托拉唑钠	40 mg 静脉滴注 qd
补钾	氯化钾注射液(10%)	10 mL 静脉滴注 qd
补液	复方氯化钠注射液	500 mL 静脉滴注 qd

初始药物治疗方案分析与评价

抗感染治疗

感染部位分析：

盆腔脓肿：

盆腔脓肿多为盆腔炎症性疾病(Pelvic inflammatory disease,PID)未得到及时诊治，脓液聚集超过自身吸收能力，最终导致脓肿形成。故其诊断需建立在PID临床诊断基础上。

多数患者处于性活跃的生育年龄，病原体经阴道或子宫颈，上行感染子宫内膜，通过输卵管进入腹腔，也可由邻近器官的感染蔓延引起。远处感染灶的血行播散较少见，偶尔与盆腔器官的恶性肿瘤继发感染有关。

根据美国CDC《性传播感染治疗指南》，PID的临床诊断标准：

①最低诊断标准：处于性活跃期女性及其他具有性传播疾病 (Sexually-Transmitted-Disease,STD) 危险因素的患者，如满足以下条件又无其他病因，应开始PID经验治疗：子宫触痛；或附件触痛；或子宫颈举痛。满足所有最低标准可能会降低高危患者的敏感性。是否开始经验性治疗可根据患者患STD的风险确定。

②附加诊断标准：不正确诊断与处理可能导致并发症增加，需要更准确地诊断。以下附加诊断标准可提高上述最低诊断标准的特异度：发热 （＞38.3 ℃）；阴道或宫颈黏液脓性分泌物；阴道分泌物盐水湿片镜检发现白细胞；红细胞沉降率增快；C反应蛋白升高；特异性病原体，如淋病奈瑟菌或沙眼衣原体阳性。多数PID患者宫颈黏液脓性分泌物或阴道分泌物盐水湿片镜检发现白细胞。如果宫颈分泌物正常且阴道分泌物湿片未发现白细胞，通常可排除PID，考虑其他原因引起的疼痛。阴道分泌物湿片可检测到并发的感染如细菌性阴道病和滴虫病。

③最特异的标准包括：子宫内膜活检发现子宫内膜炎的组织学证据；经阴道超声检查或磁共振显像显示输卵管壁增厚、管腔积液、合并或不合并盆腔积液或输卵管卵巢脓肿；腹腔镜检查有符合PID的异常发现。

患者女性，35岁，已婚，既往2013年1月22日行剖宫产术，产后1月余因"宫颈恶性肿瘤IB1期"，行"根治性宫颈切除术+盆腔淋巴结清除术"，2015年12月28日再次行"子宫颈扩张术+宫腔粘连松解术"，发现卵巢子宫内膜异位囊肿7年余。此次因性生活后下腹痛伴发热 1 周,伴阴道流血,恶心呕吐入院,入院时最高体温 38.7 ℃。妇科查体:阴道少量脓性液体,盆腔可及包块,大小约 14×7 cm²,活动差,质地中,压痛明显。外院血象、CRP、PCT 均高,CT 示"左侧腰大肌广泛肿胀上抬,其腰大肌内侧巨大囊液团块病灶延伸髂窝、盆腔左侧附件旁及左髋关节前缘边缘,脓肿首先考虑"。根据指南,可诊断为:女性盆腔脓肿。

　　患者既往 3 次宫腔手术,卵巢子宫内膜异位囊肿 7 年余,无多个性伴侣,一周前性生活后出现下腹痛伴发热,考虑为上行感染至盆腔。入我院前 1 天已于外院开始予注射用头孢曲松钠+甲硝唑氯化钠注射液静滴抗感染治疗,入我院后体温仍高,38.7 ℃,腹痛明显,考虑治疗效果欠佳。根据《盆腔脓肿介入治疗专家共识》《性传播感染治疗指南》,盆腔脓肿多为混合感染,其中大肠埃希菌、厌氧菌、链球菌最为多见,经验性治疗应选用广谱抗生素。同时该患者起病急、病情重、进展快,多次盆腔手术史及肿瘤病史,需考虑产 ESBL 酶的肠杆菌科细菌,入院后予足剂量亚胺培南西司他丁钠 1.0g 静脉滴注 q6h 经验治疗。之后根据患者血培养、阴道分泌物培养结果及患者治疗反应来调整给药方案。

　　知识点:根据《盆腔脓肿介入治疗专家共识》《性传播感染治疗指南》,引起 PID 常见的微生物病原菌为淋病奈瑟菌和沙眼衣原体。TOA 通常由多种微生物的感染引起,以厌氧菌为主。从脓液中培养出的病原微生物多为大肠埃希菌、脆弱拟杆菌、其他拟杆菌、消化链球菌、消化球菌和需氧链球菌,其中又以大肠埃希菌在 TOA 破裂的女性中最常见。根据盆腔脓肿常见的病原体,抗生素的应用原则应以广谱抗生素为主,需覆盖盆腔脓肿常见的革兰阴性菌、厌氧菌、淋病奈瑟菌等,给药方式以静脉注射为主,具体抗生素选择可视病情轻重。抗生素也可根据穿刺引流液细菌培养或者血培养药物敏感实验结果作必要调整。

初始药物监护计划

疗效监护:体温,腹痛症状是否好转,阴道流血情况,血常规,C 反应蛋白,降钙素原,肝肾功能,凝血功能常规,心率等。

不良反应监护

注射用亚胺培南西司他丁钠:注意中枢神经系统不良反应、恶心、呕吐、腹泻、白细胞减少、皮疹等。需监测血常规、肝肾功能。

人血白蛋白针:注意过敏性休克、荨麻疹、心力衰竭、肺水肿等。需监测电解质。

注射用泮托拉唑钠:注意皮疹、转氨酶升高、肾损伤等。需监测肝肾功能。

氯化钾注射液:注意高钾血症、胃溃疡、恶心、呕吐、肠胃气胀、腹泻等。需监测血钾。

6月6日(D2)

查体:T 38.5 ℃,BP 112/63 mmHg,P 132 次/分,R18 次/分,SPO$_2$:98%, 无畏寒、寒战,无咳嗽、咳痰,无胸闷、气促,下腹部及左侧腹部饱胀,腹肌紧张,左侧腹部仍有压痛,双肾区无叩痛,阴道少量出血。

辅助检查

2022 年 6 月 6 日 β–HCG <0.6 IU.L^{-1};

2022 年 6 月 6 日 血液 HBsAb 236.13 mIU·mL^{-1} 阳性;HBeAb >5 PEI U·mL^{-1} 阳性;HBcAb >25 IU·mL^{-1} 阳性;

2022 年 6 月 6 日 尿常规:深黄色清澈,白细胞 59 U·L^{-1}。

2022 年 6 月 6 日 血液:谷丙转氨酶 86 U·L^{-1},谷草转氨酶 69 U·L^{-1},白蛋白 27.4 g·L^{-1}。

药物治疗方案调整

无

药物治疗方案分析与评价

无

药物监护计划

无

6月7日(D3)

查体:晨测 T 37.6 ℃,BP 108/63 mmHg,P 101 次/分,R 20 次/分,SPO$_2$:100%,精神软,3 L·min^{-1} 鼻导管给氧,无胸闷,无咳嗽咳痰,胃纳欠佳,腹部膨隆,腹痛腹胀,现解大便一次,量中,伴排气,阴道少量出血。

辅助检查

2022 年 6 月 6 日 血液:钾(全血) 3.00 mmol·L^{-1},葡萄糖(全血) 6.9 mmol·L^{-1},乳酸(全血) 1.9 mmol·L^{-1};

2022 年 6 月 7 日 血常规:白细胞 12.81×10⁹ L⁻¹,中性粒百分数 0.905,血红蛋白 93 g·L⁻¹;

2022 年 6 月 7 日 CRP 206.0 mg·L⁻¹;

2022 年 6 月 7 日 大便常规:隐血试验 阳性。

药物治疗方案调整

止痛:0.9%氯化钠注射液 100 mL+氟比洛芬酯注射液 50 mg Sig:静脉滴注 bid

药物治疗方案分析与评价

无

药物监护计划

无

6月8日(D4)

查体:T 37.80 ℃,BP112/67 mmHg,P 120 次/分,R 18 次/分,SPO2:98%,3 L·min⁻¹ 鼻导管给氧,心率偏快,无胸闷,无咳嗽咳痰,胃纳欠佳,腹部未见明显膨隆,今诉偶有腹痛腹胀,无阴道出血,大阴唇水肿,左脚背轻微水肿,解大便一次,量多伴排气。

辅助检查

2022 年 6 月 8 日 血钾 3.27 mmol.L⁻¹;

2022 年 6 月 8 日 降钙素原 0.850 ng·mL⁻¹;CRP 145.7 mg·L⁻¹;

2022 年 6 月 8 日 血常规:白细胞 12.18×10⁹ L⁻¹,中性粒百分数 0.892,血红蛋白 88 g·L⁻¹;

2022 年 6 月 8 日 血液:白蛋白 22.6 g·L⁻¹;

2022 年 6 月 8 日 凝血常规:凝血酶原时间 16.2 秒,D-二聚体 4.98 mg·L⁻¹,纤维蛋白原 5.09g.L⁻¹,凝血酶原活动度 64 %;

2022 年 6 月 7 日 超声介入:左下腹见范围约 129 mm×65 mm×113 mm 的液性暗区,暗区内透声差。

2022 年 6 月 7 日 X线:两膈下未见游离气体,腹腔内见部分肠管扩张、积气,但未见气液平形成征象,泌尿系未见明确阳性结石影,腹脂线清晰。

药物治疗方案调整

补白蛋白:人血白蛋白针 10 g Sig:50 mL 静脉滴注 bid

药物治疗方案分析与评价

无

药物监护计划

无

6月9日(D5)

查体:晨测 T 37.8 ℃,BP 102/56 mmHg,P 100 次/分,R 20 次/分,SPO₂:100%,诉左下腹疼痛不适。今行"腹腔镜女性盆腔脓肿引流+盆腔黏连松解术",术中见:盆腔广泛粘连,左侧盆腔见一包裹性肿物,大小约 14×12 cm²,表面覆盖大网膜,粘连致密,未见破裂口,组织充血、水肿,与左侧卵巢及输卵管周围组织分界不清。结肠、结肠系膜与前腹壁、侧腹壁、子宫左侧壁、底部及后壁致密粘连,子宫前位,略大,未触及明显突起,右侧输卵管、卵巢被粘连包埋于侧后腹膜,盆腔内脓性液体约 1 000 mL,腹腔内未见明显游离液体。术后留置盆腔引流管、右侧脓肿引流管、导尿管、深静脉置管(右颈内)各一条,右侧脓肿引流液黄色混浊。

辅助检查

2022 年 6 月 9 日(6 月 6 日送)阴道分泌物培养:大肠埃希菌、阴道加德纳菌、解脲支原体(≥1 万 ccu)、人型支原体(≥1 万 ccu)。

药物治疗方案调整

补钾:5%葡萄糖氯化钠注射液 500 mL+氯化钾针(10%) 10 mL Sig:静脉滴注 qd

护胃:0.9%氯化钠注射液 100 mL+注射用艾司奥美拉唑钠 40 mg Sig:静脉滴注 qd

静脉营养支持补液

药物治疗方案分析与评价

解脲支原体是人类泌尿生殖道常见寄生菌之一,为条件致病菌,可引起子宫内膜炎,输尿管炎,急、慢性盆腔炎及盆腔粘连;人型支原体是人类口腔、呼吸道和泌尿生殖道的共生体,可导致相关感染疾病,如尿道炎、宫颈炎、盆腔炎和肺炎等。但本病例是一孕龄期妇女,支原体是阴道分泌物分离菌,非血培养或经皮穿刺脓液培养菌,无法判定是协同致病菌还是定殖菌。同时患者入院后亚胺培南西司他丁钠经验抗感染治疗后血感染标志物下降,虽体温无明显好转,考虑与其脓肿大,需外科引流相关,今日已行"腹腔镜探查术＋盆腔脓肿切开引流术"，结合其病史及临床治疗反应，可暂不针对解脲支原体、人型支原体目标性治疗，之后可根据病情变化再作调整。

药物监护计划

无

6月10日(D6)

查体：T 36.30 ℃，P 78 次/分，R 20 次/分。今患者术后第 1 天，因术中：盆腔及肠粘连严重。继续严格禁食，诉创口疼痛，程度稍剧，伴乏力感，无咳嗽、咳痰，无阴道流血、排液，阴唇、脚背水肿好转。神志清，精神可，心肺听诊无殊，腹部创口对合良好，无渗血，留置导尿通畅，色清，尿量可。两侧盆腔引流管在位，左侧渗液多，无明显排液，右侧排出 200 mL 脓液。

辅助检查

2022 年 6 月 10 日 B 超：两侧下肢深静脉无明显异常发现。

药物治疗方案调整

补人血白蛋白：人血白蛋白针 10 g Sig:50 mL 静脉滴注 bid

药物治疗方案分析与评价

无

药物监护计划

无

6月11日(D7)

查体：T 37.9 ℃，余生命体征平稳，禁食状态，神志清，伴乏力感，心肺听诊无殊。今患者术后第 2 天，诉创口疼痛，程度较前减轻，仍有发热，今晨体温最高 37.9 ℃，无腹痛、腹胀，无咳嗽、咳痰，无阴道流血、排液。腹部创口对合良好，无渗血，留置导尿通畅，色清，尿量可。两侧盆腔引流管在位，左侧渗液多，无明显排液，右侧排出 250 mL脓液。

辅助检查

无

药物治疗方案调整

无

药物治疗方案分析与评价

无

药物监护计划

无

6月13日(D9)

查体:T 37.7 ℃,P 74次/分,R 18次/分,今患者术后第4天,6月11日CRP 92.5 mg·L^{-1},血WBC 12.78×10^9 L^{-1}。目前一般情况稳定,改清流饮食,今日预停静脉营养。诉创口疼痛较前减轻,两侧盆腔引流管在位,左侧少许渗液,无明显排液,今予拔除,右侧脓肿引流管排出约300 mL脓性液。

辅助检查

2022年6月11日 降钙素原0.330 ng·mL^{-1};

2022年6月11日 血液:C反应蛋白92.5 mg·L^{-1},天冬氨酸氨基转移酶46 U·L^{-1},γ谷氨酰基转移酶164 U·L^{-1},尿素肌酐比值33.5;

2022年6月11日 血常规:白细胞12.78×10^9 L^{-1},中性粒百分数0.860,血红蛋白87 g·L^{-1},幼稚细胞百分数(以中性中晚幼粒为主)0.060;

2022年6月11日 凝血功能:D二聚体5.80 mg·L^{-1};

2022年6月11日(6月9日送)引流液培养:大肠埃希菌、厌氧消化链球菌;

2022年6月12日(6月5日送)4套血培养(−);

2022年6月12日(6月9日送)组织培养:大肠埃希菌(ESBL +,菌量:++)、铜绿假单胞菌(菌量:++,哌拉西林他唑巴坦、美罗培南、环丙沙星和阿米卡星 S,亚胺培南西司他汀 I);

2022年6月12日(6月9日送)引流液培养:大肠埃希菌、卵形拟杆菌。

药物治疗方案调整

纠正贫血:0.9%氯化钠注射液100 mL+蔗糖铁注射液100 mg Sig:静脉滴注 qod

药物治疗方案分析与评价

今患者创口疼痛较前减轻,仍有低热,今晨体温最高37.7 ℃,但体温峰值较前降低。患者病原学:6.12(6.9送)脓肿引流液培养:大肠埃希菌、卵形拟杆菌、厌氧消化链球菌;组织培养:大肠埃希菌(ESBL +)、铜绿假单胞菌(亚胺培南 I、美罗培南 S),临床继续使用亚胺培南西司他丁钠 1.0 g 静脉滴注 q6h 抗感染。

考虑继续使用亚胺培南西司他丁钠针不合理:本例患者引流液、组织培养的大肠埃希菌均为产 β–内酰胺酶菌株,根据《IDSA/SISA 复杂腹腔内感染诊治指南》,推荐碳青霉烯类抗生素和酶抑制剂作为治疗 ESBL 阳性的肠杆菌科细菌的首选抗生素。碳青霉烯类抗生素对产 ESBLs 菌株具有高度抗菌活性,是目前治疗产 ESBLs 肠杆菌科细菌所致各种感染的最为有效和可靠的抗菌药物。且当前研究表明,对 ESBLs 肠杆菌科细菌引起的重度感染,碳青霉烯类优于酶抑制剂,同时该患者术中组织培养:铜绿假单胞菌,亚胺培南 I、美罗培南 S,结合病史及药敏,该患者可能为肠杆菌科细菌、铜绿假单胞菌、厌氧菌、链球菌混合感染,为能兼顾对所有病原菌的治疗,该患者应选用美罗培南更合适。

药物监护计划

无

6 月 15 日(D11)

查体:T 38.4 ℃,P 103 次/分, R 18 次/分,今患者术后第 6 天,CRP 79.3 mg·L⁻¹,血 WBC 10.38×10⁹ L⁻¹,较前降,术后一般情况可,继续半流少渣饮食,诉左下腹疼痛,程度轻微,无腹痛、腹胀,无阴道流血、排液。留置导尿通畅,色清,尿量可。右侧脓腔引流管在位,排出约 250 mL 脓液,敷料可见渗液。

辅助检查

2022 年 6 月 15 日 D 二聚体 5.45 mg·L⁻¹;

2022 年 6 月 15 日 血液:C 反应蛋白 79.3 mg·L⁻¹,白蛋白 35.2 g·L⁻¹,丙氨酸氨基转移酶 44 U·L⁻¹,尿素肌酐比值 25.5,γ 谷氨酰基转移酶 155 U·L⁻¹,肌酐 34 μmol·L⁻¹;

2022 年 6 月 15 日 白细胞 10.38×10⁹ L⁻¹,中性粒百分数 0.830,血红蛋白 95 g·L⁻¹,幼稚细胞百分数 0.030。

药物治疗方案调整

纠正贫血:多糖铁复合物胶囊 150 mg 口服 qd

药物治疗方案分析与评价

无

药物监护计划

无

6月17日(D13)

查体:T 36.5 ℃,P 85 次/分,R 20 次/分,诉近期体温均午后升高,昨日最高37.9 ℃,今晨体温正常。诉左下腹疼痛,程度轻微,腹部创口对合良好,无渗血,右侧脓腔引流管在位,排出约 350 mL 脓液,仍较多,敷料可见渗液。

辅助检查

2022 年 6 月 16 日 CT 示:盆腔脓肿术后改变,盆腹腔散在渗出、积液积气伴部分包裹性改变,腹腔及后腹膜多发小淋巴结显示,脂肪肝倾向;胆囊泥沙样结石;腹背部皮下水肿,所见两肺散在炎性灶,左侧胸腔积液伴左肺部分膨胀不全;心包微少量积液。

药物治疗方案调整

加用抗感染:乳酸环丙沙星氯化钠注射液 0.4 g 静脉滴注 q12h

药物治疗方案分析与评价

该患者入院后开始予注射用亚胺培南西司他丁钠经验抗感染治疗,体温峰值呈下降趋势,6 月 15 日患者体温复升至 38.4 ℃,术后持续盆腔脓肿引流,每日约 350 mL 脓性液体。根据美国临床实验室标准化协会(CLSI)M100-S25 文件指出,所有抗菌药物初始治疗铜绿假单胞菌感染后,可能在 3~4 d 内产生耐药株。6 月 12 日(6 月 9 日送)组织培养回报:铜绿假单胞菌(亚胺培南 I、环丙沙星 S)。针对铜绿假单胞菌感染治疗,结合药敏,推荐使用两类有协同作用的抗生素联合用药。

环丙沙星为第三代喹诺酮类抗生素,抗菌谱广,对铜绿假单胞菌有较好的抗菌活性,能作用于病原菌细胞 DNA 螺旋酶 A 亚单位,抑制 DNA 合成、复制,诱导病原菌细胞死亡,达到抗菌目的。同时,环丙沙星渗透性强,可快速分布到其他器官,且血药浓度高,与亚胺培南西司他丁钠联用可发挥双重抗菌作用,提高抗菌效果。患者术中脓液、组织、引流液均提示多种细菌感染,结合患者治疗反应,当前亚胺培南西司他丁钠针已使用 12 天,疗效仍欠佳,因此加用环丙沙星针。

药物监护计划

乳酸环丙沙星氯化钠注射液:注意恶心、腹泻、头痛、头晕、失眠、肌腱炎、Q-T 间期延长等临床症状,需监测心电图。本药可引起结晶尿,用药期间应避免碱化尿液。

6月20日(D16)

查体:晨测 T 37.5 ℃,余生命体征平稳,神志清,精神可,诉左下腹仍有轻微疼痛,腹部创口对合良好,无渗血,右侧脓腔引流管在位,排出约 150 mL 脓液,敷料可见渗液。

辅助检查

2022 年 6 月 18 日 血常规:白细胞 $7.43 \times 10^9 L^{-1}$,血红蛋白 $94 g \cdot L^{-1}$,血小板 $697 \times 10^9 L^{-1}$,幼稚细胞百分数 0.020;

2022 年 6 月 19 日 C 反应蛋白 $72.1 mg \cdot L^{-1}$,白蛋白 $34.0 g \cdot L^{-1}$。

药物治疗方案调整

无

药物治疗方案分析与评价

无

药物监护计划

无

6月21日(D17)

查体:晨测 T 36.7 ℃,余生命体征平稳,神志清,精神可,心肺听诊无殊,腹部创口对合良好,无渗血,右侧脓腔引流管在位,排出约 100 mL 脓液,脓腔引流管引流液未见明显减少。

辅助检查

无

药物治疗方案调整

停:注射用亚胺培南西司他丁钠

加用:甲硝唑氯化钠注射液 0.5 g 静脉滴注 bid

药物治疗方案分析与评价

患者左下腹仍有轻微疼痛,但较前好转,体温峰值较前降,今最高 37.6 ℃,右侧脓腔引流液未见明显减少,排出约 100 mL 脓液,敷料可见渗液。当前亚胺培南西司他丁钠针入院至今已使用 2 周余,为避免二重感染,医嘱停亚胺培南西司他丁针,加用甲硝唑氯化钠注射液。

考虑当前甲硝唑氯化钠联合乳酸环丙沙星氯化钠注射液不合理:该患者术中组

织、引流液培养 ESBL+大肠埃希菌、铜绿假单胞菌、厌氧菌,6月9日(6月6日送)阴道分泌物培养:大肠埃希菌、阴道加德纳菌、解脲支原体、人型支原体,入院后先后予亚胺培南西司他丁、亚胺培南西司他丁钠联合环丙沙星针抗感染,但患者仍发热,右侧脓肿引流液未见明显减少,考虑抗感染治疗未覆盖非典型病原体。

药物监护计划

甲硝唑氯化钠注射液:注意恶心、胃肠不适、头晕、嗜睡、口麻、转氨酶升高、血白细胞降低,皮疹等症状。监测血常规、肝功能。

6月23日(D19)

查体:晨测 T 37.8 ℃,余生命体征平稳,神志清,精神可,患者诉左下腹仍有轻微疼痛,昨日体温升高,无其他不适,腹部创口对合良好,无渗血,右侧脓腔引流管在位,今日脓腔脓性引流液较多(约 350 mL)。

辅助检查

2022 年 6 月 22 日 血常规(镜下偶见中性中晚幼粒细胞):白细胞 $8.27×10^9\ L^{-1}$,中性粒百分数 0.789,血红蛋白 101 $g·L^{-1}$;

2022 年 6 月 22 日 凝血常规:D 二聚体 2.20 $mg·L^{-1}$;

2022 年 6 月 22 日 血液:C 反应蛋白 49.9 $mg·L^{-1}$,白蛋白 34.8 $g·L^{-1}$;

2022 年 6 月 23 日 引流液常规:淡黄色浑浊,有核细胞计数 348 800 $u·L^{-1}$,分叶核百分率 97%,利凡他试验阳性;

2022 年 6 月 23 日 乳糜定性阴性。

药物治疗方案调整

停:甲硝唑氯化钠注射液及乳酸环丙沙星氯化钠注射液

加用:0.9%氯化钠注射液 100 mL+注射用哌拉西林钠/他唑巴坦钠 4.5 g Sig:静脉滴注 q6h

0.9%氯化钠注射液 250 mL+注射用替加环素 100 mg Sig:静脉滴注 q12h

药物治疗方案分析与评价

患者入院后积极抗感染治疗,6月21日改甲硝唑氯化钠针联合乳酸环丙沙星氯化钠注射液抗感染治疗后,6月22日体温再次升高,引流液再次增多(约 350 mL),仍为脓性液,引流液常规:有核细胞计数 348 800 $U·L^{-1}$,分叶核百分率 97%,利凡他试验阳性,左下腹按压有疼痛。根据患者引流液、组织、脓液多次培养 ESBL 阳性的大肠埃希菌、铜绿假单胞菌、链球菌、厌氧菌,阴道分泌物培养解脲支原体、人型支原体等,同时结合前期的治疗反应、目前的临床症状,临床药师会诊考虑抗感染治疗上需兼顾非典型病原体、肠杆菌科细菌、厌氧菌和铜绿假单胞菌,建议更改为哌拉西林他唑巴坦联合替加环素。

药物监护计划

哌拉西林他唑巴坦:注意腹泻、药物热、便秘、恶心、呕吐等症状,监测血常规,肝功能等;

替加环素:注意恶心、呕吐、凝血酶原时间延长,转氨酶、胆红素升高等,监测凝血功能,肝功能。

6月28日(D24)

查体:晨测 T 36.8 ℃,余生命体征平稳,神志清,精神可,诉有恶心、干呕不适,左下腹仍有轻微疼痛,腹部创口对合良好,无渗血,右侧脓腔引流管在位,排出约 250 mL 脓液,敷料可见渗液。

辅助检查

2022 年 6 月 26 日 腹透液肌酐 25.90 $\mu mol \cdot L^{-1}$;

2022 年 6 月 26 日 血常规:白细胞 $7.29 \times 10^9 L^{-1}$,血红蛋白 96 $g \cdot L^{-1}$;

2022 年 6 月 26 日 凝血功能:D 二聚体 1.28 mg L^{-1},INR 1.29;

2022 年 6 月 26 日 血液:降钙素原 0.080 $ng \cdot mL^{-1}$,C 反应蛋白 29.9 $mg \cdot L^{-1}$,白蛋白 32.4 $g \cdot L^{-1}$;

2022 年 6 月 26 日 糖化血红蛋白测定 5.8%。

药物治疗方案调整

无

药物治疗方案分析与评价

无

药物监护计划

无

6月30日(D26)

查体:今患者体温正常,右侧脓肿引流液较前明显减少(今约 30 mL)、清亮,诉近几日有头晕、胃部灼烧感、恶心、干呕不适,左下腹按压轻微疼痛,无腹胀、腹泻,小便正常,阴道无分泌物流出。

辅助检查

2022 年 6 月 28 日(6 月 25 日送)脓液培养:大肠埃希菌、厌氧消化链球菌;

2022 年 6 月 30 日 血常规:白细胞 6.72×10^9 L^{-1},血红蛋白 108 $g\cdot L^{-1}$,血小板 471×10^9 L^{-1};

2022 年 6 月 30 日 凝血功能:D 二聚体 0.99 $mg\cdot L^{-1}$;

2022 年 6 月 30 日 血液:C 反应蛋白 13.1 $mg\cdot L^{-1}$,白蛋白 29.3 $g\cdot L^{-1}$。

药物治疗方案调整

停:注射用替加环素

药物治疗方案分析与评价

现患者体温已正常 6 天余,右侧脓肿引流液较前明显减少(今约 30 mL)、较前转清。近几日出现头晕、胃部灼烧感、恶心、干呕不适,左下腹按压轻微疼痛,CRP 29.9 $mg\cdot L^{-1}$,较前降,PCT、血 WBC 正常。结合患者用药情况,经临床药师会诊,考虑患者头晕、胃部灼烧感、恶心、干呕不适为替加环素不良反应,建议停用替加环素。根据美国 CDC 对 PID 的治疗指南推荐,选择单用抗生素治疗时,最常采用至少 2 周的疗程。当抗生素治疗联用影像学引导的引流操作和/或根除性手术时,目前尚无数据可正式指导治疗持续时间。根据经验,10~14 日的全程抗生素治疗通常是有效的。全程抗生素治疗有时需要 4-6 周。现患者体温、腹部症状明显好转,但 6 月 25 日送脓液培养 6.28 仍报:大肠埃希菌、厌氧消化链球菌,右侧脓肿引流管仍有少量微浊引流液排出,故继续哌拉西林他唑巴坦针抗感染治疗。

药物监护计划

无

7月4日(D30)

查体:患者体温正常,诉左下腹仍有轻微疼痛,无明显恶心呕吐、腹痛腹胀,胃部不适较前好转,腹部创口对合良好,无渗血,右侧脓腔引流管在位,脓肿引流液已转清,较前明显减少(今约 20 mL)。

辅助检查

2022 年 7 月 4 日(7 月 2 日送)引流液培养:铜绿假单胞菌

2022 年 7 月 4 日 血常规:血红蛋白 104 $g \cdot L^{-1}$,白细胞 4.31×10^9 L^{-1},血小板 352×10^9 L^{-1};

2022 年 7 月 4 日 C 反应蛋白 2.3 $mg \cdot L^{-1}$,白蛋白 33.0 $g \cdot L^{-1}$。

药物治疗方案调整

停:注射用哌拉西林他唑巴坦钠

药物治疗方案分析与评价

患者体温已正常 10 余天,无明显恶心呕吐、腹痛腹胀,胃部不适较前好转,脓肿引流液转清,量较前明显减少(今约 20 mL)。患者病情好转,经临床药师会诊后,考虑当前抗感染治疗疗程已足,故予以停药。

药物监护计划

无

7 月 7 日(D33)

查体:患者腹部创口对合良好,无渗血,诉腹痛好转,无恶心呕吐不适,偶有胃部疼痛不适,右侧脓腔引流管在位,昨日未排出液体,今日予拔除脓肿引流管。

辅助检查

无

药物治疗方案调整

无

药物治疗方案分析与评价

无

药物监护计划

无

7 月 11 日(D36)出院日

患者术后三十二天,精神好,情绪稳定,腹软,无明显腹痛不适,阴道无出血,今予出院。

出院带药

用药目的	药品名称	用法用量
护胃	L-谷氨酰胺呱仑酸钠颗粒	0.67 g 口服 tid
护胃	奥美拉唑肠溶胶囊	20 mg 口服 qd
补铁	多糖铁复合物胶	150 mg 口服 qd

四、小结

患者女性,35岁,既往剖宫产术后,宫颈恶性肿瘤(术后),因性生活后,出现腹痛伴发热1周,期间就诊于当地医院。全腹CT示"左侧腰大肌广泛肿胀上抬,其腰大肌内侧巨大囊液团块病灶延伸髂窝、盆腔左侧附件旁及左髋关节前缘边缘,脓肿首先考虑",予注射用头孢曲松钠2 g静滴qd+甲硝唑氯化钠注射液0.5 g静滴bid抗感染及对症治疗后,为进一步治疗,6月5日拟以"女性盆腔脓肿、卵巢囊肿破裂(伴感染)"收住入院。

入院后治疗原则

1.予积极抗感染,送血培养、阴道分泌物培养,穿刺引流,完善相关检查,根据病情调整治疗。

2.予纠正低蛋白血症,并保胃、补钾及静脉补液支持等治疗。

抗感染治疗过程

入院后因体温、感染指标高,培养结果未出,经验用药注射用亚胺培南西司他丁钠抗感染。6月9日行"腹腔镜女性盆腔脓肿引流术;腹腔镜下盆腔粘连松解术",术后留置深静脉置管、盆腔引流管(左)、右侧脓肿引流管,(6月6日送)阴道分泌物:解脲支原体、人体支原体、大肠埃希菌、阴道加德细菌。6月11日(6月9日送)引流液培养:大肠埃希菌、厌氧消化链球菌;6月12日(6月5日送)4套血培养(-);6月12日(6月9日送)组织培养:大肠埃希菌(ESBL+,菌量:++)、铜绿假单胞菌(菌量:++);6月12日(6月9日送)引流液培养:大肠埃希菌、卵形拟杆菌。6月13日盆腔引流管(左)无排出,予拔除。6月17日因患者体温再次升高,脓腔引流管持续引流脓性液,加用环丙沙星针。6月21日患者体温及感染指标下降,脓腔引流液未见明显减少,停注射用亚胺培南西司他丁钠,加用甲硝唑氯化钠注射液抗厌氧菌治疗后,脓液短暂减少又增多,体温仍有升高,最高达38.2 ℃。6月23日经临床药师会诊,更改为哌拉西林他唑巴坦联合替加环素抗感染后,体温及CRP、白细胞逐渐恢复至正常范围内。患者6月30日开始出现头晕,伴胃部不适感,有恶心感,经临床药师会诊,考虑该患者新出现的临床症状是替加环素针引起的不良反应,予停用替加环素针。7月4日患者抗感染治疗已一月余,引流液转清、量少,体温正常十余天,血感染标志物也早已降至正常,考虑抗感染治疗疗程已足,停哌拉西林他唑巴坦针。7月5日拔除深静脉置管,7月7日右侧脓肿引流管无引流液流出,予拔除。7月11日出院。

参考文献

[1]林蓓,张丹晔,凌斌.盆腔脓肿介入治疗专家共识[J].中国实用妇科与产科杂志.2021,37(12).

[2]张展,刘朝晖.盆腔炎症性疾病的诊治进展[J].中国实用妇科与产科杂志.2019,35(4):473-477.

[3]Workowski KA, Bachmann LH, Chan PA, Johnston CM, Muzny CA, Park I, Reno H, Zenilman JM, Bolan GA. Sexually Transmitted Infections Treatment Guidelines, 2021. MMWR Recomm Rep. 2021 Jul 23;70 (4):1-187. doi: 10.15585/mmwr.rr7004a1. PMID: 34292926; PMCID: PMC8344968.

[4]Solomkin JS, Mazuski JE, Bradley JS, Rodvold KA, Goldstein EJ, Baron EJ, O'Neill PJ, Chow AW, Dellinger EP, Eachempati SR, Gorbach S, Hilfiker M, May AK, Nathens AB, Sawyer RG, Bartlett JG. Diagnosis and management of complicated intra-abdominal infection in adults and children: guidelines by the Surgical Infection Society and the Infectious Diseases Society of America. Surg Infect (Larchmt). 2010 Feb;11(1):79-109. doi: 10.1089/sur.2009.9930. PMID: 20163262.

[5]Harris PNA, Tambyah PA, Lye DC, Mo Y, Lee TH, Yilmaz M, Alenazi TH, Arabi Y, Falcone M, Bassetti M, Righi E, Rogers BA, Kanj S, Bhally H, Iredell J, Mendelson M, Boyles TH, Looke D, Miyakis S, Walls G, Al Khamis M, Zikri A, Crowe A, Ingram P,

Daneman N, Griffin P, Athan E, Lorenc P, Baker P, Roberts L, Beatson SA, Peleg AY, Harris-Brown T, Paterson DL; MERINO Trial Investigators and the Australasian Society for Infectious Disease Clinical Research Network (ASID-CRN). Effect of Piperacillin-Tazobactam vs Meropenem on 30-Day Mortality for Patients With E coli or Klebsiella pneumoniae Bloodstream Infection and Ceftriaxone Resistance: A Randomized Clinical Trial. JAMA. 2018 Sep 11;320 (10):984-994. doi: 10.1001/jama.2018.12163. Erratum in: JAMA. 2019 Jun 18;321(23):2370. PMID: 30208454; PMCID: PMC6143100.

 作者感悟

  临床药学是药学与临床医学相结合,以患者利益为中心,确保患者用药安全、有效、经济为主要内容的应用科学。作为一名抗感染临床药师,主要通过积极参加专科查房、全院会诊、疑难病例讨论以及对危重患者进行药学监护等方式参与抗感染治疗,更好地加入临床治疗团队,促进抗菌药物的合理使用。临床药师应具备扎实的理论知识,通过查阅病例、床旁问诊等全面了解患者的病情,进而准确判断是否为感染性疾病,及时协助临床医生选药和合理用药。作为一名临床药师还应掌握常见感染性疾病的发病机制、常见病原体可能引起的感染表现、诊断标准、治疗原则等,掌握各种抗菌药物的抗菌谱、药代动力学特点,结合抗菌药物药代动力学/药效学(PK/PD)理论、药物相互作用、药品不良反应及最新诊疗进展,做到真正地了解疾病,掌握常见病原体的致病及耐药特点。最后,临床药师应及时优化患者的给药方案,真正做到个体化用药。对患者的治疗要有高度的责任心,参与制定给药方案前认真分析患者的病情,一旦参与制定的抗感染治疗方案被实施,应密切监测患者用药后的病情变化。临床药师应积极主动深入临床,与临床医护人员积极沟通,提高患者合理用药情况,提高临床药物治疗水平。

1例戈登链球菌感染性
心内膜炎患者的药学监护实践

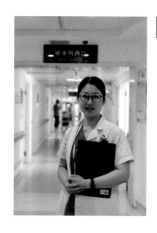

作者简介

任海霞,天津市第一中心医院 副主任药师

抗感染药物专业临床药师

国家卫健委临床药师培训基地、师资培训基地带教
药师

一、前言

感染性心内膜炎(infective endocarditis,IE)是由病原微生物感染心脏瓣膜或者其他心内膜组织所致,多数发生在原有心脏疾病的患者。由链球菌和葡萄球菌引起的 IE 占总数的 80%~90%,在自体瓣膜心内膜炎(nature valve endocarditis,NVE)患者中,除静脉药瘾所致者外,仍以链球菌属为主,占 NVE 病原菌的 60%~80%,其中以草绿色链球菌(30%~40%)多见。近些年来感染性心内膜炎发生率的持续提高反映了人口结构的变化(老年人群中医院、人工瓣膜和复杂设备相关感染的频率增加)。尽管 IE 的治疗取得了进步,但死亡率仍然很高,住院死亡率为 14%~22%,且 10 年死亡率可高达 51%。IE 还与患者住院时间延长、生活质量下降和再次感染的高风险有关。作为临床药师,笔者参与了一例戈登链球菌引起的 NVE 的诊治过程,积极提出用药建议,参与给药方案的制定,监测患者治疗疗效与不良反应,对患者提供用药指导,协助临床医师提高药物治疗的安全性及有效性,为临床提供有效的药学服务。

二、病史摘要

患者男性,65 岁,体重 60 kg,既往冠心病、高血压史 1 年,长期服用"阿司匹林肠溶片、单硝酸异山梨酯缓释片、美托洛尔缓释片、非洛地平缓释片"治疗,否认食物、药物过敏史。本次因"反复发热 3 月余,背痛 10 余天"于 2022 年 1 月 29 日入我院感染科。患者于入院前 3 月余无明显诱因出现间断发热,自诉最高达 39.3 ℃,伴畏寒、无寒战,无咽痛,无咳嗽、咳痰,无腹痛、腹泻,无尿频、尿急、尿痛,外院检查血沉(ESR)、C-反应蛋白(CRP)增高,曾于当地医院就诊,予"米诺环素、哌拉西林他唑巴坦、左氧氟沙星抗感染,洛索洛芬钠、布洛芬控制体温"等治疗,未见明显好转;入院前 10 天,患者出现背部疼痛,不伴胸闷、憋气,不伴头晕、出汗,无肩部放射痛,无头痛、恶心、呕吐,无咳嗽、咳痰,无晕厥、黑矇、意识丧失等,就诊于当地医院,查胸痛三项未见异常,具体治疗不详;后就诊于天津某三甲医院门诊,查心脏彩超:升主动脉增宽,左心、右房大,二尖瓣钙化,主动脉瓣增厚、毛糙、钙化,赘生物不能除外,心包积液(少量),为求进一步治疗收入我院感染科。入院查体:体温:38.1 ℃ 脉搏:76 次/分 呼吸:16 次/分 血压:126/78 mmHg。发育正常,营养良好,神志清醒,查体合作。心界不大,心率 76 次/分,律齐,心尖部于锁骨中线内侧 0.5 cm,主动脉瓣听诊区可闻及舒张期吹风样杂音。双肺呼吸音粗,未闻及干湿性啰音。入院诊断:1.发热原因待查:感染性心内膜炎?2.冠状动脉粥样硬化性心脏病、心功能 II 级(NYHA 分级)。3.高血压病 2 级(极高危)。

三、治疗过程及药学监护

2022 年 1 月 29 日(D1)

入院情况:患者老年男性,亚急性起病,入院前反复发热,心脏超声可疑赘生物形成,查体听诊可闻及心脏杂音,高度怀疑 IE,入感染科接受治疗。入院后完善三大常规、血生化、感染相关化验、超声心动图、胸部 CT 等检查,为提高血培养阳性率,暂不予经验性抗感染治疗,首先间断抽取 3 套血培养(需氧+厌氧),以明确有无持续性血流感染。

化验和检查情况:急查化验回报

血常规:白细胞(WBC)10.24×10⁹ L⁻¹,血红蛋白(HGB)91.00 g·L⁻¹,血小板(PLT)

154.00×10^9 L^{-1},中性粒细胞百分比 91.60%↑;

血生化:白蛋白 32.7 g·L^{-1},肌酐(UREA) 89.00 μmol·L^{-1},丙氨酸氨基转移酶(ALT) 14.00 U·L^{-1},天门冬氨酸转移酶(AST) 14.00 U·L^{-1},总胆红素(TBIL) 14.32 μmol·L^{-1},直接胆红素(IBIL)7.69 μmol·L^{-1},γ-谷氨酰转肽酶(GGT)64.00 U·L^{-1},超敏 C-反应蛋白(hs-CRP)111 mg·L^{-1},肌酸激酶同工酶(CKMB)0.90 ng·mL^{-1}。

初始药物治疗方案:

阿司匹林肠溶片 0.1 g 口服 qd

瑞舒伐他汀钙片 10 mg 口服 qd

单硝酸异山梨酯缓释片 60 mg 口服 qd

美托洛尔缓释片 23.75 mg 口服 qd

非洛地平缓释片 5 mg 口服 qd

洛索洛芬钠片 60 mg 口服 prn

初始药物方案分析与评价

(1)改善心功能治疗

患者既往冠心病史 6 年,心功能 II 级 (NYHA 分级)。根据《冠心病合理用药指南》,予瑞舒伐他汀调脂和稳定斑块治疗;阿司匹林抗血小板聚集治疗;单硝酸异山梨酯抗心肌缺血治疗合理。

(2)降血压

患者诉既往高血压病史 6 年,最高达 160/100 mmHg,服用"美托洛尔缓释片、非洛地平缓释片"药物控制血压在 130/80 mmHg 左右。故患者需长期服用降压药,根据《高血压患者药物治疗管理路径专家共识》,美托洛尔是 β-受体阻滞剂,非洛地平是钙通道阻滞剂,两种药物都具有抗高血压的作用,并且美托洛尔最好与利尿剂和二氢吡啶类的钙拮抗剂一起使用。故选择美托洛尔和非洛地平联合使用控制血压合理。

初始药物监护计划:

(1)患者冠心病、高血压病史,应每日监测患者血压水平,关注患者有无心悸不适等症状,注意患者心电图变化等。

(2)患者疑诊 IE,目前一般情况尚可,根据《成人感染性心内膜炎预防、诊断和治疗专家共识 (2014 版)》,如病情稳定可等待血培养结果回报后给予目标性抗感染治疗,因此入院第 1 天先规范抽取血培养,应密切监测血常规及感染相关指标,监测心功能指标。

(3)瑞舒伐他汀钙片可能引起肌痛不良反应,监测患者的肌酸激酶(CK)水平。

(4)指导患者正确的用药:

①以上药物除洛索洛芬钠片以外,均可以在晨起后空腹服用。

②单硝酸异山梨酯缓释片、非洛地平缓释片、美托洛尔缓释片应整片吞服,不能咀嚼或研碎,美托洛尔服用半片,应注意延药物划痕方向掰开。

③洛索洛芬钠片应尽可能在餐后服用。

④阿司匹林、洛索洛芬钠片较常见胃肠道的不良反应。因此应注意患者有无恶心、反酸等胃部不适表现,必要时加用胃黏膜保护剂或者抑酸药物对症治疗。

 知识点:怀疑急性或亚急性感染性心内膜炎时应如何采集血标本?

①怀疑急性心内膜炎时,应在抗菌药物治疗前 1~2 h 内分别从 3 个不同部位(最好是肘动脉、股动脉)采集 3 份血标本,分别进行培养;②怀疑亚急性心内膜炎时,应在抗菌药物治疗前 1~2 h 内分别从 3 个不同部位采集血标本,间隔大于或等于 15 min,若 24 h 培养阴性,重新采集 2~3 份或更多标本送检。

2022 年 1 月 30 日(D2)

主诉及查体情况:患者昨日仍有发热,体温最高 38.9 ℃,症状同前。查体:体温:36.8 ℃,脉搏:75 次/分,呼吸:17 次/分,血压:130/76 mmHg。

化验和检查情况:

CRP 111 mg·L^{-1};PCT 0.16 ng·mL^{-1};

甲状腺功能、免疫系列、肿瘤标志物、新型隐球菌荚膜抗原、乙肝、尿常规、大便常规均回报阴性。

药物治疗方案调整:

加用 阿莫西林克拉维酸钾 1.2 g + NS 100 mL 静脉滴注 q8h

治疗方案分析与评价:

1.抗感染治疗

(1)病原学评估:患者临床诊断高度怀疑 IE,在规范采集血培养后,应该早期及时的给予抗感染治疗。该患者社区起病,病程为亚急性特点,无心脏瓣膜手术史,经验治疗应覆盖 NVE 常见的致病菌。在 NVE 患者中,除静脉药瘾所致外,仍以链球菌属细菌为主,但所占比例较早年略有下降,目前链球菌属占 NVE 病原菌的 60%~80%,其中仍以草绿色链球菌较为多见。

知识点:感染性心内膜炎的病原菌

表 1　感染性心内膜炎的病原菌

NVE	PVE*(发病距心脏手术时间)		
	≤2 个月	2~12 个月	>12 个月
草绿色链球菌 金黄色葡萄球菌 其他链球菌 肠球菌 需氧革兰阴性杆菌 真菌 凝固酶阴性葡萄球菌	凝固酶阴性葡萄球菌 金黄色葡萄球菌 需氧革兰阴性杆菌 肠球菌 真菌 棒状杆菌 链球菌	凝固酶阴性葡萄球菌 金黄色葡萄球菌 肠球菌 链球菌 真菌 需氧革兰阴性杆菌	链球菌 金黄色葡萄球菌 肠球菌 凝固酶阴性葡萄球菌 HACEK 组 ** 需氧革兰阴性杆菌 棒状杆菌 真菌

*PVE:prosthetic valve endocarditis, 人工瓣膜心内膜炎;** 包括 Haemophilus,Actinobacillus,Czrdiobacterium,Eikenella,Kingella

(2)抗感染药物选择

经验性抗感染治疗应覆盖草绿色链球菌。根据中华医学会心血管病学分会 2014年发布的《成人感染性心内膜炎预防、诊断和治疗专家共识》(以下简称《专家共识》),链球菌 NVE 患者经验性抗感染方案,推荐首选青霉素、阿莫西林或氨苄西林联合庆大霉素治疗,且阿莫西林推荐剂量为 2 g,q4h;如青霉素过敏,可选择头孢曲松治疗;2015 年欧洲心脏病学会(ESC)发布的《感染性心内膜炎管理指南》(以下简称《ESC 指南》)、美国心脏病协会(AHA)发布的《成人感染性心内膜炎诊断、抗感染治疗及并发症管理的科学声明》(以下简称《AHA 声明》)也进行了同样的推荐。该患者选择阿莫西林克拉维酸钾品种欠合理,剂量不足。结合我院抗菌药物供应目录,临床药师认为应优选青霉素或头孢曲松联合庆大霉素治疗。

知识点：

（1）链球菌对β-内酰胺类药物的耐药机制：链球菌对β-内酰胺类抗菌药的耐药机制主要是：①使β-内酰胺类抗菌药物的作用靶点——青霉素结合蛋白（penicillin binding proteins，PBP）的基因发生变异导致分子结构改变，使β-内酰胺类抗菌药物无法与之结合或结合能力降低，进而导致耐药；②改变细胞膜和细胞壁结构，导致通透性降低，使β-内酰胺类药物无法达到靶位而产生耐药。③细菌的能量依赖性主动转运机制能将已经进入细菌体内的抗生素排出菌体外，降低抗生素吸收速率或改变转运途径，也导致耐药性的产生。综上，链球菌对β-内酰胺类药物的耐药机制并不是产β-内酰胺酶，因此对于链球菌感染的治疗，阿莫西林/克拉维酸钾与阿莫西林相比并不能进一步加强抗菌活性。

（2）阿莫西林与阿莫西林克拉维酸钾的安全性：青霉素类药物引起肝损伤的发生率很低，但是仍不能忽视，有研究提示阿莫西林、阿莫西林克拉维酸钾可引起肝损伤，以胆汁淤积型为主。有一项回顾型队列研究发现阿莫西林克拉维酸钾相关的肝损伤发生率为每10万人1.7（1.1~2.7），而阿莫西林为每10万人0.3（0.02~0.5）。药典规定克拉维酸钾的日剂量为0.75 g，因此由于克拉维酸钾的存在，阿莫西林克拉维酸钾的最大日剂量不应超过4.8 g（含阿莫西林4 g，克拉维酸钾0.8 g）。因此选用阿莫西林克拉维酸钾，无法达到治疗IE的目标剂量。

2022年2月1日（D4）

主诉及查体情况：患者仍有发热，伴胃部不适，无明显呕吐。查体：体温：37.3 ℃，脉搏：83 次/分，呼吸：21 次/分，血压：112/71 mmHg。

化验和检查情况：

血常规：WBC $11.02×10^9$ L^{-1}，HGB 95.00 g·L^{-1}，PLT $178.00×10^9$ L^{-1}，中性粒细胞百分比90.50%；

检验科19:00电话报告，患者血培养报阳，革兰染色示革兰阳性球菌。

泌尿系超声：膀胱壁厚不光滑；前列腺钙化斑。腹部超声：肝右叶多发低回声团块（脓肿·建议进一步检查）；肝囊肿；脾脏轻度肿大。腹部3期增强CT：肝右叶多发环形强化低密度区，不除外脓肿，建议MRI检查；肝左叶囊肿；脾大；腹腔内多发钙化灶；腹主动脉及双侧髂动脉硬化；双侧胸腔少量积液。

2022 年 2 月 2 日(D5)

主诉及查体情况:患者仍间断发热,最高 38.5 ℃,查体:体温:36.8 ℃,脉搏:79 次/分,呼吸:18 次/分,血压:132/66 mmHg。

化验和检查情况:心脏彩超:左室壁增厚,左心增大,主动脉瓣膜增厚,赘生物形成不除外。

医嘱调整:

停用阿莫西林钠克拉维酸钾粉针

加用　　厄他培南 1 g+ NS 100 mL 静脉滴注 qd

　　　　铝碳酸镁咀嚼片 500 mg 嚼服 tid

　　　　新癀片 0.64 g 口服 tid

调整治疗方案评价:

该患者 2 月 1 日夜血培养口头报告阳性,提示革兰阳性球菌,心脏彩超考虑有赘生物形成,IE 诊断明确。腹部超声及腹部 3 期增强 CT 均可疑肝脓肿。结合患者病史特点,肝脓肿应考虑:① IE 继发的迁徙性感染,病原学与 IE 应为同源,结合血培养报告革兰阳性球菌,认为考虑此种可能性最大,但患者应用阿莫西林克拉维酸钾抗感染治疗 4 天,间断发热症状仍无明显改善,与阿莫西林克拉维酸钾的剂量不充分有关。②肝脓肿与 IE 为两个独立疾病:成人社区获得性细菌性肝脓肿最常见的致病菌是高毒力肺炎克雷伯菌,而阿莫西林钠克拉维酸钾对肺炎克雷伯菌的抗菌活性较弱。

综上,临床医生调整抗感染药物为厄他培南,同时兼顾 IE 常见的草绿色链球菌和社区获得性肝脓肿常见的肺炎克雷伯菌。

药学监护的调整:

1. 改用厄他培南抗感染治疗后,继续监测体温及感染相关指标。嘱患者不要随意调整药物滴注速度。

2. 新癀片为中成药,但每片含有吲哚美辛 6.8 mg,患者每日服用 6 片,等同于每日服用吲哚美辛 54.4 mg,应避免再同时服用其他 NSAID 药物,避免药物副作用的叠加。为避免新癀片中吲哚美辛可能引起的胃肠道刺激,嘱患者应于饭后服用。

3. 患者频繁使用退热药物,加用铝碳酸镁咀嚼片,嘱本药应咀嚼后服用。餐后 1~

2 h、睡前或胃部不适时服用。

4. 如果出现腹泻、恶心、头痛以及精神紊乱(包括激动,攻击性,谵妄,定向障碍,精神状态变化)等情况,应及时告知值班医生护士或药师。

2022 年 2 月 3 日(D6)

主诉及查体情况:患者仍间断发热,体温高峰较前有所减低,多波动于 36.4–37.9 ℃。查体:体温:37.9 ℃,脉搏:82 次/分,呼吸:21 次/分。

化验和检查情况:

1 月 28 日送检的三套血培养均回报:戈登链球菌,报阳时间分别为 42 h、52 h 和 61 h。敏感:青霉素(MIC=0.032 $\mu g \cdot mL^{-1}$),阿莫西林克拉维酸钾(MIC=0.5 $\mu g \cdot mL^{-1}$),头孢曲松(MIC=0.25 $\mu g \cdot mL^{-1}$),左氧氟沙星(MIC=0.5 $\mu g \cdot mL^{-1}$)。

腹部 MRI:肝右叶 S2 囊肿,肝右叶多发囊性结节,考虑良性,结合增强 CT 非典型血管瘤,脾大。

医嘱调整:

停用:厄他培南

加用:阿莫西林克拉维酸钾 1.2 g + NS 100 mL 静脉滴注 q8h

调整药物治疗方案评价:

(1)IE 的诊断:结合腹部 MRI 回报,诊断可除外肝脓肿。患者 3 套血培养回报戈登链球菌,戈登链球菌为草绿色链球菌的一种,该菌存在于人体口鼻腔,是一种黏膜共生菌,戈登链球菌主要参与牙菌斑的形成。临床药师追问患者既往有无牙病,洗牙史及牙龈出血病史,虽未获得阳性发现,但考虑到患者入院后连续的三套血培养均回报戈登链球菌,应考虑口腔来源导致的 IE,IE 诊断明确。

知识点:

IE 的诊断标准

表2 IE的诊断定义,依据改良的Duke诊断标准[a]

主要标准	次要标准
1.血培养阳性:①两次独立血培养分离出IE典型致病菌:草绿色链球菌、牛链球菌、HACEK菌、金黄色葡萄球菌;社区获得性肠球菌,且无原发病灶;或②持续血培养阳性:至少两次血培养间隔>12 h且培养阳性,或者≥4次血培养结果中的3次或大部分培养结果阳性(第1个和最后一个标本采集时间间隔1小时以上);或③单次血培养为伯纳特柯克次体或血清IgG抗体滴度>1:800。 2.心内膜感染证据:①超声心动图结果阳性[b](赘生物、脓肿、假性动脉瘤、瓣膜穿孔或动脉瘤等)②新发瓣膜反流。	1.有易患因素:有易感的心脏基础疾病或静脉吸毒。 2.发热:T>38 ℃。 3.血管现象:大动脉栓塞、脓毒性肺栓塞、感染性动脉瘤、颅内出血、结膜出血、Janeway损害等。 4.免疫学现象:肾小球肾炎、Osler结节、Roth斑、类风湿因子阳性等。 5.微生物学证据:血培养阳性但不符合主要标准或缺乏IE病原体感染的血清学证据。

a:确诊标准:符合2个主要标准、1个主要标准+3个次要标准或5个次要标准;疑似标准:1个主要标准+1个次要标准或3个次要标准。

b:对假体瓣膜IE或有合并症的IE,需行经食道超声心动图检查以获得最佳评估。

c:易感的心脏基础疾病:有狭窄或反流等的瓣膜病、有假体瓣膜、先天性心脏病(包括修补后或部分修补后的先天性心脏病,除外房间隔缺损、修补术后的室间隔缺损、封堵术后的动脉导管未闭),既往有IE病史、肥厚性心肌病。

(2)药物治疗方案调整:临床药师再次建议医生,阿莫西林克拉维酸钾用于治疗IE可能存在剂量不足导致治疗失败的风险,认为优选大剂量青霉素或头孢曲松联合庆大霉素的标准治疗方案,但医生未予采纳。

知识点

(1)IE的抗感染治疗原则包括:①应用杀菌剂;②原则上选用两种具有协同作用的抗菌药物联合;③剂量需高于一般常用量,以期感染部位达到有效浓度;④静脉给药;⑤疗程4~6周,PVE患者疗程6~8周或更长,以降低复发率;⑥部分患者需进行外科手术治疗,移除已感染材料或脓肿引流以清除感染灶;⑦大剂量应用青霉素等药物时,宜分次静滴,避免高剂量给药后可能引起的中枢神经系统毒性反应,如青霉素脑病等的发生。

(2)草绿色链球菌NVE的标准治疗方案(参考《AHA声明》)。

表3 草绿色链球菌和牛链球菌青霉素敏感株(MIC≤0.125 µg·mL⁻¹)引起NVE的治疗

方案	剂量和用法	疗程(周)	推荐强度	备注
青霉素钠	每日1 200万~1 800万IU,分4~6次静滴,或24 h持续静滴	4	Ⅱa,B	此方案适用于年龄>65岁或有肾功能损害或第8对脑神经损害的大多数患者。如果没有青霉素,可由氨苄西林2 g,q4h,替代。
或头孢曲松钠	每日2 g,qd静滴或肌注	4	Ⅱa,B	
青霉素	每日1 200万~1 800万IU,分6次静滴,或24 h持续静滴	2	Ⅱa,B	2周疗程的治疗方案不宜用于下列患者:已知有心脏或心脏外脓肿、肌酐清除率<20 mL·min⁻¹、第八对脑神经损伤、缺陷乏养菌、颗粒链球菌,或孪生球菌感染患者;庆大霉素分3次给药时,剂量应调整至血药峰浓度3–4 µg·mL⁻¹,谷浓度<1 µg·mL⁻¹,没有每日单次给药的最佳浓度。
或头孢曲松钠加硫酸庆大霉素	每日2 g,qd静滴或肌注	2	Ⅱa,B	
	每日3 mg·kg⁻¹,qd静滴或肌注	2		
万古霉素	每日30 mg·kg⁻¹,分2次静滴	4	Ⅱa,B	万古霉素仅推荐用于不能耐受青霉素或头孢曲松的患者;万古霉素剂量应调整至血药谷浓度10-15 µg·mL⁻¹。

(3)手术适应证:手术的两个主要目的是完全切除感染组织和心脏形态学重建,包括受累瓣膜的修复和置换。尽管手术治疗理论适应证明确,但临床实际应用很大程度上依赖于患者的临床状况、伴发病及手术风险。一般认为手术指征为:1.出现难治性充血性心力衰竭;2.发生一次以上严重的体循环栓塞;3.虽经适宜的抗感染药物治疗,感染仍不能控制者;4.缺乏有效的抗菌治疗药物,如真菌性IE、肠球菌性IE等;5.感染病原体耐药程度高,治疗难以控制感染者;6.已出现局部化脓性并发症者,如瓣膜周围脓肿、心肌脓肿;7.真菌性动脉瘤等;8.由于瓣膜功能不全已发生中度至重度心力衰竭者;9.因感染瓣膜破坏严重,穿孔或破裂,或瓣膜周围漏,或瓣膜狭窄,或新近出现传导阻滞者。因此需要动态复查心脏超声,心外科随诊,以评估手术指征。

2022 年 2 月 6 日（D9）

主诉及查体情况：患者精神饮食尚可，仍有发热。查体：体温：37.9 ℃，脉搏：85 次/分，呼吸：17 次/分。昨日心外科会诊后建议可继续内科抗感染治疗，动态复查心脏超声，如无改善可转科行手术治疗。

化验和检查情况：

血常规：WBC 8.15×10⁹ L⁻¹，HGB 91.00 g·L⁻¹，PLT 189.00×10⁹ L⁻¹,中性粒细胞百分比 89.8%↑；

血生化：白蛋白 30.7 g·L⁻¹，UREA 77.00 μmol·L⁻¹，ALT 33.20 U·L⁻¹，AST 22.80 U·L⁻¹，TBIL 13.54 μmol·L⁻¹，hs-CRP 118.74 mg·L⁻¹；

PCT<0.05 ng·mL⁻¹。

医嘱调整：

加用利福平胶囊 0.45 g 口服 qd

调整药物治疗方案评价：

临床药师查阅现有指南和相关文献，仅在葡萄球菌 IE 的治疗中，推荐联合利福平的治疗方案，而并无在链球菌 IE 治疗的相关报道，且利福平的副作用较大，可致严重的胃肠道不良反应、肝损伤、血液学毒性、皮疹、药物热等。此外利福平还有诱导肝药酶的作用，会对多种药物的代谢造成影响，导致药效降低，增加疾病发作的风险。因此，药师认为加用利福平缺乏循证依据，且会增加药物不良反应及不良药物相互作用风险，建议停用利福平，换用青霉素，医生仍未采纳。

知识点：利福平在 IE 中的治疗定位：

《ESC 指南》和《AHA 声明》中，利福平的临床定位：①不推荐用于葡萄球菌 NVE 患者的常规治疗，因有研究提示，与更高的不良反应（主要为肝毒性）和更低的生存率相关；②推荐与耐酶青霉素、庆大霉素联合用于治疗甲氧西林敏感葡萄球菌（MSSA）引起的 PVE；③推荐与万古霉素、庆大霉素联合用于青霉素过敏患者或甲氧西林耐药葡萄球菌引起的 PVE；④推荐与万古霉素、庆大霉素联合用于早发 PVE 或院内获得性及非医疗机构相关的急性重症 IE 患者的经验治疗。中华人民共和国卫生部 2012 年发布的《布鲁氏菌病诊疗指南（试行）》以及《中华传染病杂志》2017 年发表的《布鲁菌病诊疗专家共识》中推荐利福平可与多西环素、头孢曲松联合用于布鲁菌引起的 IE 的一线治疗。

药学监护及用药指导：

1.利福平为肝药酶(CYP)强诱导剂(1A2、2B6、2C8、2C9、2C19、2D6、3A4等)，患者所用药物中非洛地平经 CYP3A4 代谢，美托洛尔经 CYP2D6 代谢，瑞舒伐他汀为多种 CYP 的底物 (2C9、2C19、2D6、3A4)，与利福平联合应用可导致三药血浆浓度明显下降，降压、调脂及稳定斑块作用减弱，可导致血压升高，因此需要密切监测患者的血压变化情况，必要时调整降压方案。

2.利福平通常每日 1 次于晨起空腹服用，如出现明显的恶心、呕吐等胃肠道不适，可调整至睡前服用。

3.服用利福平后，大小便、唾液、痰液、泪液等可呈橘红色，是正常现象不必惊慌。

2022 年 2 月 9 日 (D12)

主诉及查体情况:患者精神饮食尚可，仍有发热。查体:体温:37.8 ℃,脉搏:84 次/分,呼吸:16 次/分,血压 146/94 mmHg。

化验和检查情况:

血常规:WBC $8.70×10^9$ L^{-1},HGB 88.00 g·L^{-1},PLT $170.00×10^9$ L^{-1}, 中性粒细胞百分比 89.8%↑;

血生化:白蛋白 27.5 g·L^{-1},UREA 77.00 μmol·L^{-1},ALT 28.90 U·L^{-1},AST 33.30 U·L^{-1},TBIL 23.09 μmol·L^{-1},IBIL 12.75 μmol·L^{-1},hs-CRP 104.39 mg·L^{-1};PCT<0.05 ng·mL^{-1}。

2022 年 2 月 11 日 (D14)

主诉及查体情况：患者目前体温仍有所反复，昨夜体温 38.6 ℃。查体：体温：37.0 ℃,脉搏:78 次/分,呼吸:17 次/分。

化验和检查结果:

2 月 3 日送检的血培养:产粘棒状杆菌,平均报阳时间 107 h。

医嘱调整:

停用 利福平胶囊

加用注射用青霉素钠 400 万 U+NS 100 mL 静脉滴注 q4h

庆大霉素注射液 16 万 IU+NS 250 mL 静脉滴注 qd

调整药物治疗方案评价:

1. 患者应用利福平后,血压较前明显增高,且肝功能指标出现波动,直接胆红素增高,在临床药师的再次强烈建议下,医生最终停用利福平。

2. 血培养产粘棒状杆菌的意义:棒状杆菌是皮肤常见定植菌,结合平均报阳时间,应考虑污染可能。暂不予特殊处理,继续监测血培养结果。患者目前体温仍间断升高,体温峰值及各项指标未见明显好转,仍应考虑原发病并未有效控制,青霉素联合庆大霉素是链球菌心内膜炎的标准治疗方案。药师再次建议使用青霉素+庆大霉素足剂量、联合的治疗方案,医生采纳药师意见。

知识点:

1. 血培养致病菌和污染菌的鉴别?

血培养致病菌和污染菌的鉴别,是临床经常面临的难点。污染菌通常为皮肤定植菌,多源于皮肤消毒不充分。最常见的污染菌包括大多数的凝固酶阴性葡萄球菌、棒状杆菌属、芽孢杆菌(除外炭疽杆菌)等,需要对患者进行仔细评估并参考其他化验检查结果来综合分析。血培养双侧双套送检,可提高血培养的阳性率及准确率,如双侧均报告同一病原菌,则致病菌的意义更大。另外,血培养的阳性检出时间与血液中细菌的含量呈反比,由于污染菌的菌量通常较少,故阳性检出时间较晚;血流感染患者血中致病菌较多,相应阳性检出时间较短,故阳性报警时间较早。有研究指出感染组的阳性报警时间为 (13.85±8.19)h, 短于污染组的报阳时间 (40.72±20.96)h,且不同病原菌报阳时间也不同,最快的是肠球菌,最晚的是真菌,说明阳性报警时间与细菌菌属也有相关性,当革兰阳性菌和革兰阴性菌阳性报警时间分别≤20.96 h 和 16.59 h,可提示检出菌为血流感染的致病菌。该患者单套血培养报阳,为皮肤常见的定植菌,且报阳时间明显延长,同时结合患者已明确戈登链球菌 IE 的诊断,考虑污染菌可能性大,暂不予特殊处置。

2. 庆大霉素应该如何应用?

庆大霉素是氨基糖苷类,PK/PD 研究证实为浓度依赖性药物,推荐每日一次给药。但在 IE 治疗中,《AHA 共识》推荐庆大霉素治疗不同细菌引起的 IE 的治疗方案并不一致。草绿色链球菌 IE 患者使用庆大霉素每日一次给药,与庆大霉素每日多次给药相比具有相似的有效率、良好的耐受性以及更低的不良反应发生率。因此仍推荐 3 mg·kg^{-1} 每日一次给药。关于庆大霉素治疗肠球菌 IE 时的给药频次,每日单次给药与多次给药比较,实验室研究结果和人体试验研究结果有所不同。指南指出,在更多可信证据证明单次给药与多次给药同意有效前,仍推荐肾功能正常的患者应每 8 h 给药一次,使 1 小时血药浓度≈3 μg·mL^{-1},谷浓度<1 μg·mL^{-1}。

药学监护的调整：

1.青霉素过敏反应较常见，用药前应行青霉素皮试，并重点监测患者是否有过敏症状。

2.青霉素类特别是青霉素全身用量过大或静注速度过快时，可对大脑皮质产生直接刺激，出现肌痉挛、腱反射增强、抽搐、昏迷等严重反应，称为"青霉素脑病"，一般在用药后 24~72 小时内出现。可早至用药后 8 小时或迟至 9 天发生。该患者肾功能正常，但青霉素的给药剂量较大，应嘱护士给药时注意滴速，不能超过 50 万 IU·min⁻¹，避免过快造成脑脊液药物浓度过高而引起不良反应。

3.庆大霉素长期用药可导致肾毒性，主要表现为：①非少尿型，多见，多在用药 2周逐渐出现，多与日剂量过高和血药浓度过高有关，可表现为多尿、蛋白尿等，可逆；②少尿和急性肾功能衰竭，少见，如早期发现、及时停药可逐渐恢复或部分恢复。该患者用药前肾功能正常，肌酐清除率约 81 mL·min⁻¹，给药剂量合理，但患者用药期间，仍需监测尿量、尿常规及血肌酐变化，必要时及时停药。

4.患者接受抗感染治疗已 2 周，提醒患者注意口腔卫生，每日多次漱口，每日注意口腔黏膜有无白斑，警惕继发口腔念珠菌感染。

2022 年 2 月 13 日(D16)

主诉及查体情况：患者体温高峰较前下降，昨日最高体温 37.5 ℃。查体：体温：37.5 ℃，脉搏：73 次/分，呼吸：17 次/分，血压 136/78 mmHg，昨日入量 3 000 mL，尿量 1 800 mL。

化验和检查情况：

血常规：WBC 6.96×10⁹ L⁻¹，HGB 84.00 g·L⁻¹，PLT 167.00×10⁹ L⁻¹，中性粒细胞百分比 87.80%。

血生化：ALB28.6 g·L⁻¹，DBIL10.28 μmol·L⁻¹；hs–CRP 92.97 mg·L⁻¹。

头 MRI：右侧胼胝体体部异常信号影，请结合临床，必要时增强检查；双侧基底节区及右侧半卵圆中心腔隙性梗死伴软化灶；左侧筛窦炎症。

骨髓穿刺：骨髓粒系增生，红系增高，巨核增生；白血病免疫分型：未见明显异常。

知识点：

感染性心内膜炎可引起多种并发症,如:①神经系统并发症,发生率约 20%-40%,包括缺血性或出血性卒中、短暂性脑供血不足、无症状性脑栓塞、感染性动脉瘤、脑脓肿、脑膜炎、中毒性脑病及癫痫;②急性肾功能衰竭,发生率约 30%;③风湿性并发症,如关节炎、脊柱炎等;④脾脓肿:左心 IE 脾梗死发生率约 40%,其中约 5%患者会进展为脾脓肿。因此一旦确诊断为 IE,除了明确病原菌来源,还需进一步评估有无迁徙性感染灶出现。

2022 年 2 月 14 日(D17)

主诉及查体情况:

患者精神饮食可,体温较前下降,体温峰值 37.4 ℃。查体:体温:37.2 ℃,脉搏:80 次/分,呼吸:21 次/分,昨日入量 2 800 mL,尿量 1 700 mL。

化验和检查情况:

2.9 送检的血培养:未见细菌生长;

尿常规(−)。

2022 年 2 月 15 日(D18)

主诉及查体情况:

患者精神饮食可,体温波动于 37-37.5 ℃。查体:体温:37.3 ℃,脉搏:73 次/分,呼吸:19 次/分。

化验和检查情况:

血常规:WBC 6.96×10^9 L^{-1},HGB 86.00 g·L^{-1},PLT 157.00×10^9 L^{-1},中性粒细胞百分比 87.00%;

血生化:ALB 27.0 g·L^{-1},DBIL 5.52 μmol·L^{-1};hs-CRP 82.38 mg·L^{-1}。

2022 年 2 月 19 日(D23)

主诉及查体情况:

患者精神饮食可,未再次发热。查体:体温:37 ℃,脉搏:76 次/分,呼吸:19 次/分,昨日入量 2 400 mL,尿量 1 400 mL。

化验和检查情况:

血常规:WBC 7.09×10^9 L^{-1},HGB 89.00 g·L^{-1},PLT 182.00×10^9 L^{-1},中性粒细胞百分

比 87.00%;

血生化:ALB 30.3 g·L⁻¹,UREA 76.00 μmo1·L⁻¹,DBIL 5.52 μmo1·L⁻¹;

CRP 77.8 mg·L⁻¹;

氨基末端 B 型利钠肽-前体(NT-proBNP)4 996 pg·mL⁻¹;

尿常规:(-)。

2022 年 2 月 21 日(D24)

主诉及查体情况:

患者精神饮食可,未诉不适。查体:体温:37.1 ℃,脉搏:78 次/分,呼吸:18 次/分。患者病情基本平稳,停用所有药物,医嘱予出院。

化验和检查情况:

2 月 14 日送检的血培养:未见细菌生长。

出院带药:

阿莫西林克拉维酸钾分散片 1 250 mg 口服 q8h

莫西沙星片 400 mg 口服 qd

阿司匹林肠溶片 0.1g 口服 qd

瑞舒伐他汀钙片 10 mg 口服 qd

单硝酸异山梨酯缓释片 60 mg 口服 qd

美托洛尔缓释片 23.75 mg 口服 qd

非洛地平缓释片 5 mg 口服 qd

出院指导:

1. IE 的治疗:患者确诊 IE,接受抗感染治疗已 3 周,目前体温基本平稳,血培养两次转阴,感染指标较前明显改善,但由于该患者要求回当地复查,出院前未行心脏超声、血培养,嘱患者回当地后密切监测体温,密切随诊,及时复查心脏超声和相关化验结果,遵医嘱服用口服抗感染药物,不可擅自停药。

2. IE 的预防:加强口腔卫生、防治皮肤黏膜损伤;如需进行口腔操作,应在术前 30 min 预防性应用抗菌药物:氨苄西林或阿莫西林 2 g,静脉给药;青霉素过敏者克林霉素 0.6 g,静脉给药。

3.注意事项

(1)阿莫西林克拉维酸钾、莫西沙星服药不受食物影响,阿莫西林克拉维酸钾应尽可能间隔 8 小时服用。

(2)针对基础病的用药方法同前,不能擅自停药。

(3)用药期间需注意监测患者的血压、血脂、肝功能、心电图变化,及时根据监测结果调整药物治疗方案。

知识点:

1. 口服抗菌药物序贯治疗 IE 的可行性?

根据《ESC 指南》、《AHA 声明》及《专家共识》,推荐 IE 患者通常要接受长达 6 周的静脉抗感染治疗。但是 2019 年发表在《新英格兰杂志》的一个丹麦临床试验表明,对于病情稳定的左心 IE 患者(无脓毒性环周并发症,且至少经过 10 天的静脉治疗),序贯为口服抗菌药治疗的有效性和安全性取得了良好的结果,打破了传统的治疗方案。在 201 例随机接受口服治疗的患者中,92 例(45.8%)发生链球菌 IE,只有 8 例(8.7%)出现主要结局(全因死亡率、计划外心脏手术、栓塞事件或主要病原体菌血症复发的综合结果)。在静脉治疗组中,链球菌 IE 有 10 例(10 / 104,9.6%)出现主要结局。两者在统计学上没有显著差异,说明在病情稳定的情况下,链球菌 IE 从静脉转换为口服口服治疗的效果并不逊于全程静脉治疗。长疗程的静脉治疗可能与并发症的风险增加有关,而在其他疾病的研究中,较短的住院时间与较好的结果有关。口服序贯治疗既避免了静脉输注药物所带来的风险,又减少了患者的住院时间,降低了患者的治疗费用,提高了经济效益。出院治疗也能使患者处于更舒适的环境,心理上的舒适也有利于疾病的康复。

2. 如何选择口服抗菌药品种

一般建议口服方案应选择高生物利用度的、两种作用机制不同的抗菌药物,以减少单药治疗的失败风险。患者出院带药阿莫西林克拉维酸钾分散片联合莫西沙星片。药敏试验结果显示,戈登链球菌对阿莫西林和喹诺酮类药物均敏感,且两药均具有较高的生物利用度,因此药师认为患者出院后的口服序贯治疗给药方案是合理的,并被医生所采纳。

四、小结

此例患者的发病过程及住院期间的治疗过程有独特之处。既往参与的草绿色IE病例特点、病史均表现为对抗菌药物治疗十分敏感,用药后体温迅速下降,停药后再次发热,频繁往复。但此例患者在起病过程中,即对多种抗菌药物治疗无明显反应,结合入院后血培养提示为青霉素高度敏感的戈登链球菌,临床药师认为,与患者本身的疾病特点及赘生物特点有一定的关系,属于对抗感染治疗反应较慢的IE。因此抗感染治疗更需用药精准、剂量充分和联合用药。该患者住院期间诊断过程规范,确诊也比较及时,但是在抗感染治疗方案的制定和调整上,存在一定的瑕疵。临床药师及时查阅文献指南,协助医生对患者的病原菌进行分析,及时评价患者抗感染治疗效果,并积极提供用药意见和建议,最终患者顺利出院。

在整个治疗过程中,临床药师充分运用微生物学和药学知识分析问题、解决问题,将理论更好的应用到临床实践之中,协助临床医师提高药物治疗的有效性。同时,临床药师全程监护患者用药期间的治疗效果及可能出现的不良反应,并嘱患者在治疗过程中注意口腔的护理,避免再次感染。后患者病情平稳,嘱患者出院后足疗程治疗,并定期心内科复查血常规、血生化和心脏超声,必要时行手术治疗。通过参与本病例的治疗过程,为临床药师今后更深入地在临床开展临床药学服务探索了思路和方法。

参考文献

[1] Gilbert Habib, Patrizio Lancellotti, Manuel J. Antunes, et al.2015 ESC Guidelines for the management of infective endocarditis[J].Eur Heart J. 2015, 36(44):3036-7.

[2] Baddour L M, Wilson W R, Bayer A S, et al. Infective Endocarditis in Adults: Diagnosis, Antimicrobial Therapy, and Management of Complications: A Scientific Statement for Healthcare Professionals From the American Heart Association [J]. Circulation, 2015,132 (15):1435-1486.

[3] Iversen K, Ihlemann N, Gill S U, et al. Partial Oral versus Intravenous Antibiotic Treatment of Endocarditis[J]. N Engl J Med, 2019,380(5):415-424.

[4] DoernGV,CarrollKC,DiekemaDaniel J. ,cA Comprehensive Update on the Problem of Blood Culture

[5] Contamination and a Discussion of Methods for Addressing the Problem [J].A comprehensive update on the problem of blood culture contamination and a discussion of methods for addressing the problem. Clin Microbiol Rev 33:e00009–19.

[6] 中华医学会心血管病学分会,中华心血管病杂志编辑委员会.成人感染性心内膜炎预防、诊断和治疗专家共识[J]. 实用心脑肺血管病杂志, 2016,24(10):106.

[7] 汪复,张婴元主编.实用抗感染治疗学(第 2 版)[M].北京:人民卫生出版社,2012.4.

[8] 郭健莲,肖斌龙,刘惠娜,等.血培养报阳时间在鉴别血流感染和采血污染中的应用[J].中国感染控制杂志,2015,14(12):803–806.

药师最是尽心力　愿化春泥护小花

——1例泛耐药鲍曼不动杆菌颅内感染患者的药学监护实践

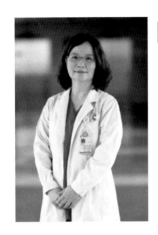

作者简介

卜一珊,天津市第一中心医院,主任药师

重症监护科临床药师

卫健委临床药师培训基地、师资培训基地带教药师

美国药师协会药物治疗管理(MTM)认证药师

一、前言

重症会引起患者机体内环境的变化,从而影响药物的药动学情况。病情严重程度、个体差异、低蛋白血症、肝肾功能障碍及连续性肾脏替代治疗、体外膜氧合等器官支持手段均可能影响重症患者的药动学参数。

中枢神经系统感染的药物治疗面临诸多挑战,特别是神经外科中枢神经系统感染(neurosurgical central nervous system infections, NCNSIs)[1]。一方面 NCNSIs 早期诊断存在一定困难,中枢神经系统植入装置并发感染又多为耐药菌;另一方面能够透过血脑屏障或在脑脊液中达到较高浓度的抗菌药物不多,在获取病原学证据之前,如何经验性应用抗菌药物也是困扰临床医生的问题。

重症患者病情严重且复杂,需要临床药师积极参与临床治疗实践,从抗菌药物品种的选择、给药策略的优化、不良反应监测、药物相互作用及配伍等多方面发挥作用。

本文通过临床药师参与 1 例泛耐药鲍曼不动杆菌中枢神经系统感染患者药物治

疗过程,展示了重症医学科临床药师可发挥的作用,为临床药师更好地参与重症患者药物治疗提供参考。

二、病史摘要

患者女,17 岁,身高 172 cm,体重 45 kg,主因"高处坠落伴神志不清 26 天"自外院转入我院 ICU。患者入院前 26 天(9 月 3 日)自高处坠落后神志不清,就诊于外院急诊,头 CT 提示:蛛网膜下腔出血,左侧额叶小血肿。胸 CT 提示:多发肺挫裂伤,右侧少量气胸,锁骨、肩胛骨骨折。腹盆 CT 提示:腰 1 压缩性骨折,右侧耻骨、骶骨、骶 3 椎体骨折。右上肢 CR 提示:右侧尺、桡骨骨折。后患者出现潮式呼吸,行气管插管,机械通气后收入外院 ICU 治疗。入外院 ICU 后行脑室引流术,予丙戊酸钠抗癫痫治疗。9 月 7 日行气管切开术,予呼吸机辅助通气。持续脑室外引流,每日引流量约 200 mL,并予哌拉西林他唑巴坦抗感染治疗。9 月 17 日复查头 MRI,提示弥漫轴索损伤伴出血,脑室积血。治疗期间,患者间断出现大汗、心率快,予右美托咪定、艾司洛尔治疗。9 月 24 日患者脱机成功,但次日患者再次出现休克,予补液扩容,美罗培南抗感染。9 月 28 日外周血培养结果回报为鲍曼不动杆菌,三代头孢菌素耐药,余多药敏感。中心静脉血培养鲍曼不动杆菌(药敏同前)及头状葡萄球菌(苯唑西林耐药)。患者腹胀严重,对症通便治疗无明显好转,为求进一步诊治,转入我院 ICU。患者自发病以来,神志不清,鼻饲饮食,尿量正常,排便困难。

患者既往 1 型糖尿病病史 4 年,应用胰岛素控制血糖,血糖控制可;抑郁症病史 2 年,未正规治疗。否认药物食物过敏史,家族史、个人史无特殊。

三、治疗过程及药学监护

9 月 29 日(D1)

患者转入时神志不清,睁眼无意识,双眼左侧凝视;双瞳孔等大等圆,对光、压眶反射(±);颈部保留气切套管;双肺呼吸音略粗,肺底可闻及少许痰鸣音;肠鸣音减弱;双下肢无水肿,四肢肌力 0 级,双侧膝腱反射存在,双侧巴彬斯基征阳性。余基本正常。右腕部皮肤红肿、皮温高。保留导尿管,尿管中可见尿液略浑浊,少量絮状沉渣。中心静脉导管处皮肤发红,考虑不除外感染,予以拔除,尖端留取培养,并在对侧重新置入。

T 37.5 ℃,HR 123 次/分,R 17 次/分,BP 118/66mmHg(去甲肾上腺素维持),WBC 13.63×10^9 L^{-1}↑,HGB 105 g·L^{-1}↓,PLT 202×10^9 L^{-1},N% 81.8%, hs-CRP 29.38 mg·L^{-1},PCT 4.16 μg·L^{-1}；血生化:ALT 30.9 U·L^{-1},AST 79.3 U·L^{-1}↑,Cr 40 μmol·L^{-1};DIC:PT 15.9 s↑,APTT 32.9 s,FIB 2.65 g·L^{-1},D-二聚体 3 802.14 μg·L^{-1}↑。

GCS 评分:5T;APACHE Ⅱ评分:12 分;SOFA 评分:5 分。

主要转入诊断:急性闭合性重型颅脑损伤;肺挫裂伤;多发骨折;菌血症;肺炎;脓毒性休克;外伤后癫痫;阵发性交感神经亢进;泌尿系感染;1 型糖尿病;电解质紊乱;抑郁症。

初始药物治疗方案:

去甲肾上腺素 6 mg +5%GS 57 mL 静脉泵入（根据血压情况调整速度）

盐酸右美托咪定注射液 0.4 mg +NS 46 mL 静脉泵入（根据镇静需要调整速度）

布托啡诺注射液 12 mg +NS 24 mL 静脉泵入（根据镇痛需要调整速度）

钠钾镁钙葡萄糖注射液 500 mL 静脉滴注 st

头孢哌酮舒巴坦 3 g +NS 100 mL 静脉滴注 q8h

替加环素 200 mg + NS 100 mL 静脉滴注 st

替加环素 100 mg+ NS 100 mL 静脉滴注 q12h

地尔硫䓬 50 mg+ NS 60 mL 静脉泵入 10 mL/h

艾司洛尔注射液 0.6 g 静脉泵入 5 mL/h

丙戊酸钠 400 mg +NS 60 mL 静脉泵入 5 mL/h, q12h

胰岛素注射液 40 iu +NS 19 mL 静脉泵入（根据血糖水平调整速度）

泮托拉唑 40 mg+ NS 100 mL 静脉滴注 qd

(力文)结构脂肪乳 250 mL

50%葡萄糖注射液 400 mL

葡萄糖氯化钠注射液 500 mL

(水乐维他)水溶性维生素 934 mg

(维他利匹特)脂溶性维生素 10 mL 静脉滴注 qd

(安达美)多种微量元素 10 mL (80 mL·h^{-1})

氯化钾注射液 3 g

葡萄糖酸钙注射液	1 g	
甘油磷酸钠注射液	10 mL	静脉滴注 qd
复方氨基酸(18AA-VII)	400 mL	(80 mL·h⁻¹)
(尤文)ω-3鱼油脂肪乳注射液	100 mL	

初始治疗方案的分析与评价

1.抗感染治疗

(1)感染部位分析:

① 血流感染:患者外院治疗史,外周、中心静脉导管血培养均为鲍曼不动杆菌,中心静脉血培养尚有头状葡萄球菌,符合导管相关血流感染诊断标准。中心静脉血培养的头状葡萄球菌不除外导管定植或污染,需再次留取血培养。

知识点:导管相关血流感染(CRBSI)是指带有血管内导管或者拔除血管内导管 48 h 内的患者出现菌血症或真菌血症,并伴有发热(>38 ℃)、寒战或低血压等感染表现,除血管导管外没有其他明确的感染源。[2]实验室微生物学检查显示:外周静脉血培养细菌或真菌阳性或者从导管段和外周血培养出相同种类、相同药敏结果的致病菌。

②肺炎:患者入院查体听诊呼吸音略粗,肺底可闻及少许痰鸣音,结合转入前外院胸CT,考虑存在医院获得性肺炎。由于患者外院鼻肠管注入肠内营养,也不除外吸入性肺炎。

③泌尿系感染:患者发病后即开始保留导尿管,转入时可见尿液略浑浊,少量絮状沉淀。结合尿常规化验结果,患者也存在泌尿系感染。

(2)抗菌药物的选择:

①患者外院血培养结果为鲍曼不动杆菌,三代头孢菌素耐药,余多药敏感。根据指南推荐,从患者重度颅脑外伤、脑室引流术后、目前应用丙戊酸钠、年龄不满18岁,以及肾脏安全性的考虑,未选择多黏菌素类、氨基糖苷、碳青霉烯以及喹诺酮类药物。

② 患者既往无肺部基础疾病,诊断为医院获得性肺炎,吸入性肺炎。根据流行病学数据,我国三级医疗机构 HAP 常见病原菌为鲍曼不动杆菌、肺炎克雷伯菌、金黄色葡萄球菌、大肠埃希菌、阴沟肠杆菌及嗜麦芽窄食单胞菌。

③患者泌尿系感染为尿管相关感染,符合复杂性尿路感染诊断标准,根据流行病学数据,应经验性覆盖产超广谱 β−内酰胺酶(ESBLs)大肠埃希菌和肠球菌[3]。

综合上述分析,替加环素虽然在血流、尿路和肺内浓度不高,但受患者原发疾病、肝肾功能及年龄等限制,患者初始抗感染治疗方案为头孢哌酮舒巴坦联合替加环素基本合理,还需积极留取样本送检,明确病原菌后调整抗感染治疗方案。

(3)剂量选择:患者为青年女性,转入时血生化提示肝肾功能基本正常,体重45 kg。由于替加环素组织分布广,血中、肺组织浓度较低,且可能的病原菌为耐药菌,应用100 mg q12h 的剂量是合理的。

2. 抗休克治疗

患者为青年女性,既往无心脏基础疾病,目前休克状态,考虑为脓毒性休克,心率偏快(123 次/分),给予去甲肾上腺素静脉泵入维持血压,品种选择合理,给药剂量为0.13 μg·kg⁻¹·min⁻¹,目前无须加用血管加压素。

知识点:《拯救脓毒症运动:脓毒症与脓毒性休克治疗国际指南(2021)》中指出,对成人脓毒性休克患者,推荐将去甲肾上腺素作为首选升压药,肾上腺素或多巴胺作为替代品。对使用去甲肾上腺素后平均动脉压(MAP)水平仍不达标的成人脓毒性休克患者,推荐联合使用血管加压素,而不是增加去甲肾上腺素。在临床实践中,去甲肾上腺素使用剂量为 0.25~0.5 μg·kg^{-1}·min^{-1} 时,通常可以考虑使用血管加压素。

3. 镇静镇痛治疗

患者重型颅脑损伤,继发癫痫,阵发性交感神经亢进,PSH 评分量表评分 22 分,重症监护疼痛观察量表(CPOT)评分 4 分,躁动-镇静评分表(RASS)-4 分。初始镇静镇痛方案右美托咪定 0.2~0.7 μg·kg^{-1}·min^{-1},联合布托啡诺镇静镇痛合理。针对阵发性交感神经亢进,应用 β-受体阻滞剂艾司洛尔,方案合理。

知识点:疼痛在 ICU 中普遍存在,《中国成人 ICU 镇痛和镇静治疗指南》中指出,推荐镇痛镇静作为 ICU 治疗的重要组成部分,并应在镇静治疗的同时或之前给予镇痛治疗。ICU 患者非神经性疼痛,建议首选阿片类药物作为镇痛药物。苯二氮䓬类和丙泊酚仍然应作为目前镇静治疗的基本药物。右美托咪定通过拮抗中枢及外周儿茶酚胺的作用,兼具轻度镇静和镇痛效果,与其他镇痛镇静药物具有协同作用。

知识点:阵发性交感神经过度兴奋综合征(PSH)是突发的交感神经兴奋性增加为特征的临床综合征。主要病因为中重度颅脑损伤、脑卒中、缺氧性脑病、低血糖、不明原因等。主要临床表现为心动过速、血压升高、发热、大汗、呼吸急促、肌张力障碍等。常用治疗药物:β-受体阻滞剂,GABA 激动剂,α2-受体激动剂,μ-阿片受体激动剂,多巴胺受体激动剂与拮抗剂以及肌松剂。

4.营养支持治疗

患者经营养风险筛查为高风险人群。初始肠外营养治疗方案中非蛋白热量约为 1 350 kcal,蛋白质摄入量约为 40 g,热氮比为 200 kcal∶1 gN。根据患者病情及体重,上述营养支持方案热量供给稍高,热氮比过高,蛋白质供给稍低。建议调整方案。该患者目前每日蛋白质供给应在 54.0~67.5 g 之间为宜,每日能量供给应在 900~1 125 kcal 之间为宜。

> 知识点:根据《危重病人营养支持指导意见》,重症病人急性应激期营养支持应掌握"允许性低热量"原则,即每日能量供给应为 20~25 kcal·kg^{-1}·d^{-1}。在应激与代谢状态稳定后,能量供给量需要适当地增加至 30 kcal·kg^{-1}·d^{-1} 左右。重症病人肠外营养时蛋白质供给量一般为 1.2~1.5 g·kg^{-1}·d^{-1},约相当于氮 0.20~0.25 g·kg^{-1}·d^{-1},热氮比 100 kcal:1 gN~150 kcal:1 gN。

初始药学监护计划

1. 患者女性,17 岁,多发伤、脓毒症,交感亢奋,肝肾功能基本正常,接受积极补液扩容治疗,不除外肾功能亢进存在。药师应根据患者的药动学特点,结合患者高循环动力状态及每日补液量,运用 PK/PD 理论,制定合理的给药剂量,优化给药策略,特别是抗菌药物,必要时应监测血药浓度,以保证抗感染治疗有效。

> 知识点:《中国脓毒症/脓毒性休克急诊治疗指南(2018)》指出,在脓毒症或脓毒性休克患者中,抗菌药物的剂量优化策略应基于目前公认的药效学/药动学原则及药物的特性。优化策略应考虑以下几点:肝肾功能不全的风险、未被发现的免疫功能障碍及对耐药菌的易感体质。液体复苏导致的细胞外容量的增加使大多数抗菌药物的分布容积变大,导致多数患者体内抗菌药物水平未达到预期。因此这些患者的初始抗菌药物治疗均应使用最高负荷剂量。此外患者出现的多种生理紊乱可极大地干扰抗菌药物的药动学稳定性,如血流动力学的改变、肾脏清除率的改变等。

> 知识点:肾功能亢进(augmented renal clearance,ARC),其定义为肾脏对药物的清除能力增强,当肌酐清除率(CRCL)>130 mL·min^{-1} 时可诊断患者存在 ARC。ARC 使药物血药浓度下降,不利于重症感染患者抗菌药物 PK/PD 达标。ARC 的发生与全身炎症反应综合征(systemic inflammation response syndrome,SIRS)相关,常见于创伤、烧伤的青壮年危重症患者。

2. 患者神志不清,既往 1 型糖尿病病史,病情危重且变化急骤,应用血管活性药物、胰岛素、β–受体阻滞剂等,在药物治疗过程中,药师应每日监测患者的生命体征及检验指标,包括体温、血压、心率、血糖、电解质水平等,及时发现可能的药物不良反应;密切监测白细胞计数、降钙素原等炎症指标变化,以及病原学培养结果,并依据病原学结果调整抗感染治疗方案。

3. 患者药物治疗品种多,且多为静脉泵入药品,药师应每日审核用药医嘱,及时发现潜在的药物间相互作用;审核静脉泵药品配置浓度、给药速度及配置后稳定时限;每日检查输液泵给药泵入顺序,避免可能存在配伍禁忌的品种同时输注。

依照上述计划实施首日药学监护,目前治疗方案中丙戊酸钠可能与其他药物存在潜在相互作用,特别是抗感染方案调整后可能应用的碳青霉烯类和更昔洛韦,应注意治疗药物调整时,及时评估。

> 知识点:丙戊酸代谢过程非常复杂[4],包括多种 1 相和 2 相代谢途径:2A6、2C9、UGTS、1A6、1A9、2B7 以及 β–氧化。该药是 2C9 的中效抑制药,也有研究表明丙戊酸是 3A4、ABCB1 的诱导剂。因此,丙戊酸可影响其他抗癫痫药物,如苯二氮䓬类、苯巴比妥、苯妥英、卡马西平、拉莫三嗪等的血药浓度。

> 知识点:当丙戊酸与碳青霉烯类药物同时服用时,可导致丙戊酸在血液中的水平降低,因此应避免联合使用碳青霉烯类。若不能避免,应密切监测丙戊酸的血药浓度。

4. 患者因腹胀严重,目前全肠外营养支持治疗,药师应每日计算热量及蛋白质的摄入量。只要胃肠道解剖与功能允许,并能安全使用,应及时调整为肠内营养喂养。患者保留鼻肠管,开放肠道后应关注肠内营养支持治疗方案,监护所用口服药物经鼻肠管给药的合理性,以及口服药物与肠内营养制剂间的相互作用。

10 月 1 日(D3)

主诉及查体情况:患者神志不清,气切处呼吸机辅助呼吸,查体:T 37.7 ℃,HR 131 次/分,R 19 次/分,间断大汗,肌张力增高,SpO_2 100%。

化验和检查情况：

血常规及炎症指标	WBC ($\times 10^9$ L^{-1})	N%	HGB(g·L^{-1})	PLT($\times 10^9$ L^{-1})	hs-CRP(mg·L^{-1})	PCT(μg·L^{-1})
正常范围	3.5~9.5	40~75	115~150	125~350	0~5.0	0~0.5
9.30	12.33↑	73.5	104 g↓	275	24.76↑	4.61↑
10.1	14.08↑	76.8↑	108↓	364↑	39.09↑	1.49↑

血生化	肌酐 (μmol·L^{-1})	ALT (U·L^{-1})	AST (U·L^{-1})	TBIL (μmol·L^{-1})	白蛋白 (g·L^{-1})
正常范围	45–84	7–40	13–35	3.4–17.1	40–55
10.1	39↓	28.3	57.8↑	9.2	36.70↓

9 月 29 日送检血培养结果回报：白色假丝酵母菌(报阳时间：中心 26 h；外周 32 h；导管 48 h 未报阳)。G-test 109 pg·mL^{-1}(0-95)，GM <0.5 μg·L^{-1}。

医嘱调整：

加用　　卡泊芬净 70 mg+NS 100 mL(首剂)静脉滴注

　　　　卡泊芬净 50 mg+NS 100 mL(维持)静脉滴注，qd

　　　　比索洛尔 5 mg 鼻肠管入，qd

艾司洛尔逐渐减量后停用

TPN 方案调整　　结构脂肪乳　250 mL

　　　　　　　　50%葡萄糖注射液　300 mL

　　　　　　　　葡萄糖氯化钠注射液 500 mL

　　　　　　　　(水乐维他)水溶性维生素 934 mg

　　　　　　　　脂溶性维生素　10 mL

　　　　　　　　多种微量元素　10 mL　　　　　　　静脉滴注　qd

　　　　　　　　氯化钾注射液　3 g　　　　　　　　(80 mL·h^{-1})

　　　　　　　　葡萄糖酸钙注射液　1 g

　　　　　　　　甘油磷酸钠注射液　10 mL

　　　　　　　　复方氨基酸(18AA–VII)　500 mL

　　　　　　　　(尤文)ω–3 鱼油脂肪乳注射液　100 mL

调整药物治疗方案评价：

患者在入院当天更换中心静脉导管前留取的血培养报阳，查见酵母样真菌孢子，且中心静脉导管血培养报阳时间早于外周血>2 h,考虑真菌导管相关血流感染。根据指南,选择棘白菌素类卡泊芬净可以覆盖目标病原菌,品种选择及剂量均合理。

知识点:《2016 IDSA 念珠菌病临床实践指南》《中国成人念珠菌病诊断与治疗专家共识》推荐,一旦出现导管相关念珠菌感染,尽早拔除或置换中心静脉导管,但该决定仍需个体化。对于所有念珠菌属引起的导管相关血流感染,推荐进行抗真菌治疗。推荐初始治疗方案选用棘白菌素类。

药学监护计划的调整与实施:

按照初始监护计划实施药学监护:今日患者生命指征平稳,肝肾功能、凝血、电解质等指标正常。现有治疗方案中所用药物中未发现潜在相互作用,静脉给药顺序合理,未发现明显的配伍禁忌。

今日加用比索洛尔,可研磨后经鼻肠管给药。应监测心率、血压,并根据 PSH 发作情况调整剂量。

知识点:经喂食管给予患者口服药物前,应明确喂食管的材质、型号以及喂食管放置的位置。喂食管开口位置会影响到口服药物的药动学并可能增加不良反应。给药前还应明确药物的剂型特点,是否可以碾碎后以适量液体溶解后注入喂食管,特别是缓控释制剂。对于一些特殊剂型,如软胶囊、混悬剂等应确保给药后充分冲洗管路,避免管路吸附和堵塞喂食管,特别是鼻肠管[5]。

10月3日(D5)

主诉及查体情况:患者一般情况同前,体温 37.4 ℃,心率 124 次/分,呼吸 19 次/分,血压 136/68 mmHg,已停用升压药,氧饱和度 SpO_2 100%。更换尿管,并继续留取尿培养。

化验和检查情况:10月1日送检尿培养回报:白色假丝酵母(均敏感)。送检痰培养回报(痰涂片合格):耐碳青霉烯铜绿假单胞菌,仅阿米卡星、黏菌素敏感。

血常规及炎症指标	WBC (×10⁹ L⁻¹)	N (%)	HGB (g·L⁻¹)	PLT (×10⁹ L⁻¹)	hs-CRP (mg·L⁻¹)	PCT (μg·L⁻¹)
10.3	13.66 ↑	64.6	107 ↓	356 ↑	17.06 ↑	0.92 ↑

血生化	肌酐 (μmol·L⁻¹)	ALT (U·L⁻¹)	AST (U·L⁻¹)	TBIL (μmol·L⁻¹)
10.3	51	23	37.1↑	9.2

医嘱调整：

加用 　短肽型肠内营养素混悬液(百普力)1 000 mL　鼻肠管入　50 mL·h⁻¹

　　　　普萘洛尔剂量 10 mg　鼻肠管入 tid

停用 　替加环素、比索洛尔

　　　　全肠外营养

调整药物治疗方案评价：

1. 抗感染治疗：考虑主要的感染为念珠菌血症，痰培养虽回报耐碳青霉烯铜绿假单胞菌，但患者双肺听诊呼吸音清，氧合满意，暂不考虑 CRPA 感染。入 ICU 后送检血培养回报未见鲍曼不动杆菌及头状葡萄球菌。因此采用目标治疗，停用替加环素，继续应用头孢哌酮舒巴坦联合卡泊芬净抗感染治疗。

2. 抗 PSH 治疗：患者应用比索洛尔、右美托咪定治疗后，抗 PSH 治疗效果不满意。药师建议，根据 PSH 发病机制，β-受体阻滞剂应选择非选择性 β-受体阻滞剂，且普萘洛尔脂溶性较强，能够透过血脑屏障，从而更好地抑制交感冲动的发生[6]。而普萘洛尔的剂量应根据患者病情预设剂量控制症状发作而非临时追加[7]。

药学监护计划的调整及实施：

患者 1 型糖尿病，应用普萘洛尔可能会掩盖低血糖症状，且低血糖症状与 PSH 发作容易混淆，因此建议医生增加血糖测定次数。普萘洛尔为非选择性 β-受体阻滞剂，具有更高的支气管痉挛风险，药师应密切监测，特别是在用药的最初阶段。

依照昨日监护计划实施药学监护：患者肝肾功能未见明显变化，已停用升压药物，监测血糖在 8~10 mmol·L⁻¹ 之间，未出现低血糖。心率仍快，偶有大汗，考虑普萘洛尔剂量不足，药师建议增加剂量至 15 mg tid。同时继续监测血压、心率、血糖等。

10 月 6 日(D8)

主诉及查体情况：患者神志不清，已脱机，气切处高流量吸氧，仍间断发热，双肺呼吸音清，未闻及明显干、湿啰音。查体：T 37.7 ℃，HR 109 次/分，R 28 次/分，BP 165/98 mmHg，氧饱和度 SpO₂ 100%。

化验和检查情况:9 月 30 日送检血培养回报:中心静脉(阴性),外周(敏感白色假丝酵母菌(报阳时间 32 h)。10 月 3 日送检血培养回报:中心静脉及外周均为阴性。10 月 4 日送检尿培养回报:敏感白色假丝酵母菌,G-test <70 pg·mL^{-1}。

血常规及炎症指标	WBC (×10^9 L^{-1})	N (%)	HGB (g·L^{-1})	PLT (×10^9 L^{-1})	hs-CRP (mg·L^{-1})	PCT (μg·L^{-1})
10.6	14.13 ↑	72.60	96 ↓	487 ↑	6.2 ↑	0.18

血生化	肌酐 (μmol·L^{-1})	ALT (U·L^{-1})	AST (U·L^{-1})	白蛋白 (g·L^{-1})
10.6	41 ↓	17.5	30.1	33.7 ↓

医嘱调整:

停用　　卡泊芬净

　　　　肠内营养素混悬液(SP)

加用　　首剂氟康唑注射液　800 mg +NS 100 mL 静脉滴注 st

　　　　维持剂量　400 mg +NS 100 mL 静脉滴注 qd

　　　　肠内营养素混悬液(TPF) 1 000 mL　鼻肠管入　50 mL·h^{-1}

调整剂量　普萘洛尔加至 15 mg　tid

调整药物治疗方案评价:

患者棘白菌素类应用已 7 日,血培养转阴性,且更换尿管后留取的尿培养再次提示存在白色假丝酵母菌,因此药师建议,将棘白菌素类停用,改用氟康唑静脉滴注。一方面可继续针对血流感染进行治疗,另一方面由于棘白菌素类在尿路浓度低,不能有效治疗尿路假丝酵母菌感染,因此换用在尿路浓度较高,且药敏敏感的氟康唑治疗。在剂量选择上,患者肾功能正常,考虑血流感染和尿路感染的治疗需要,400 mg qd 维持剂量合理[8]。

药学监护计划调整与实施:

继续依照计划实施药学监护:患者生命体征平稳,休克已纠正,每日入液量较前减少,对抗菌药物分布、消除的影响明显减小,应注意药物剂量的调整。普萘洛尔加量后,患者心率较前略有下降,血糖、血压控制可,患者 PSH 发作减少。

今日加用的氟康唑为 CYP2C19 的强抑制剂,CYP2C9 中等强度抑制剂,应关注其他并用药物是否存在与氟康唑的相互作用。氟康唑应用后应关注肝酶的变化。

10月14日(D16)

主诉及查体情况：患者一般情况同前，T 37.2 ℃，HR 105 次/分，R 25 次/分，BP 128/61 mmHg，氧饱和度 SpO_2 95%。

化验和检查情况：

10月9日送检尿培养回报：阴性。10月10日送检血培养回报：双份阴性。

血常规及炎症指标	WBC ($\times 10^9 L^{-1}$)	N (%)	HGB ($g \cdot L^{-1}$)	PLT ($\times 10^9 L^{-1}$)	hs-CRP ($mg \cdot L^{-1}$)	PCT ($\mu g \cdot L^{-1}$)
10.14	6.25	69.40%	88↓	361↑	10.79↑	0.1

血生化	肌酐 ($\mu mol \cdot L^{-1}$)	ALT ($U \cdot L^{-1}$)	AST ($U \cdot L^{-1}$)	白蛋白 ($g \cdot L^{-1}$)	K^+ ($mmol \cdot L^{-1}$)
10.14	41↓	25.5	29.8	39.8↓	3.91

医嘱调整：

停用 头孢哌酮舒巴坦、氟康唑静脉滴注

加用 氟康唑胶囊 400 mg qd 鼻肠管入

调整药物治疗方案评价：

对于导管相关血流感染，需要在患者感染相关症状和体征消失、血培养转阴性2周后可停药。若有其他器官累及，抗真菌治疗疗程也应相应延长。患者血培养连续阴性已近2周，尿培养也已阴性，调整氟康唑为口服给药合理。

药学监护计划调整及实施：

患者氟康唑给药方式改为口服，需通过鼻肠管给药。氟康唑口服生物利用度不受进食影响，因此每日给药只需在给药前后冲洗管路即可。

10月20日(D22)

主诉及查体情况：T 37.5 ℃，HR 125 次/分，R 23 次/分，BP 132/60 mmHg，SpO_2 100%。

血常规及炎症指标	WBC ($\times 10^9 L^{-1}$)	N (%)	HGB ($g \cdot L^{-1}$)	PLT ($\times 10^9 L^{-1}$)	hs-CRP ($mg \cdot L^{-1}$)	PCT ($\mu g \cdot L^{-1}$)
10.20	6.6	62.1	116	434↑	3.73	—

血生化	肌酐 (μmol·L⁻¹)	ALT (U·L⁻¹)	AST (U·L⁻¹)	白蛋白 (g·L⁻¹)	K⁺ (mmol·L⁻¹)
10.20	41↓	20	19.9	43.7	4.09

医嘱调整：

停用 氟康唑、丙戊酸钠

加用 肠内营养混悬液(TPF-T) 200 mL 鼻肠管入 60 mL·h⁻¹

第二阶段 围术期及颅内感染的治疗

10月26日(D28)

主诉及查体情况：患者神志不清，气管切开处接高流量吸氧，间断低热，今晨 T 36.5 ℃，HR 68 次/分，R 13 次/分，BP 130/68 mmHg，SpO₂ 100%。双侧瞳孔等大、等圆，对光反射灵敏，双肺呼吸音清，下垂部位水肿，双下肢肌力 1 级，上肢 1 级，双侧巴彬斯基征阳性。10月22日腕关节 CT 回报：右尺桡骨远端粉碎性骨折伴软组织肿胀，右侧豆状骨欠规则。今日于全麻下行"右桡骨远端骨折及尺腕关节脱位复位固定+右屈拇长肌腱、桡侧腕屈肌腱取掌长肌腱探查修复术"，手术时长 6 h。术后患者继续高流量吸氧，病情平稳，建议转入普通病房继续治疗。但患者家属拒绝转出。

化验和检查情况：

血常规及炎症指标	WBC (×10⁹ L⁻¹)	N (%)	HGB (g·L⁻¹)	PLT (×10⁹ L⁻¹)	hs-CRP (mg·L⁻¹)	PCT (μg·L⁻¹)
10.26	6.12	51.9	112↓	432↑	0.7	<0.05

血生化及凝血	肌酐 (μmol·L⁻¹)	ALT (U·L⁻¹)	AST (U·L⁻¹)	白蛋白 (g·L⁻¹)	FIB (g·L⁻¹)
10.26	35↓	20.8	17.3	41.4	1.58↓

医嘱调整：

手术预防用药：头孢呋辛 1.5 g+NS 100 mL 静脉滴注，于术前30 min 给予。

10月29日(D31)

主诉及查体情况：昨日最高体温39.9 ℃，今晨 T 38.8 ℃，HR 71 次/分，R 15次/分，BP 112/73 mmHg，SpO₂ 100%。双侧瞳孔等大、等圆，对光反射灵敏，双肺呼吸音清。腕部手术部位渗液较多，留取伤口拭子培养。患者再次大汗，出汗量约 1 000 mL。拔除原有颈内静脉导管,于对侧重新放置。

化验和检查情况:

血常规及炎症指标	WBC (×10^9 L^{-1})	N (%)	HGB (g·L^{-1})	PLT (×10^9 L^{-1})	hs-CRP (mg·L^{-1})	PCT (μg·L^{-1})
10.29	6.82	62.6	101↓	437↑	21.8↑	<0.05

血生化及凝血	肌酐(μmol·L^{-1})	ALT(U·L^{-1})	AST(U·L^{-1})	白蛋白(g·L^{-1})
10.29	42↓	14.2	16.3	39.4↓

医嘱调整:

加用 利奈唑胺葡萄糖注射液 600 mg 静脉滴注 q12h

调整药物治疗方案评价:

伤口渗液增多,手术时间长,考虑高热不除外手术部位感染及导管相关血流感染,予利奈唑胺抗感染治疗,品种剂量合理。

药学监护计划调整及实施:

利奈唑胺为单胺氧化酶抑制剂,与多种药物间存在相互作用,其中ICU常用的药物包括血管活性药物、阿片类镇痛药物、胃肠动力药物等。目前患者暂未应用上述药物,但应注意病情变化后可能使用的品种。

11月3日(D36)

主诉及查体情况:今晨 T 37.2 ℃,HR 118 次/分,R 20 次/分,BP 118/69 mmHg,SpO$_2$ 100%。复查头CT,双侧额颞部硬膜下积液较前减少,双侧额水肿范围较前增大,蝶窦、双侧乳突内软组织信号影较前减少。考虑患者脑室积血、脑室扩张明显,外院神经外科专家会诊,建议行腰大池引流术,减轻脑室压力及脑组织压迫,促进神经功能恢复。今日已行腰大池引流术,初始引流液呈黄色清亮,腰穿测压 180 mmH$_2$O,已留取病原学培养。

化验和检查情况:脑脊液常规:白细胞数 WBC 3 mm^{-3},脑脊液红细胞数 RBC 23 mm^{-3}↑,生化氯化物 122 mmol·L^{-1},葡萄糖4.0 mmol·L^{-1}(血糖 8~10 mmol·L^{-1}),脑脊液蛋白 37 mg·dL^{-1}。10月29日留取伤口拭子培养结果回报阴性。10月28日送检尿培养(31日回报)报:碳青霉烯耐药肺炎克雷伯菌(产丝氨酸酶)。10月28日送检痰培养(31日回报):碳青霉烯耐药铜绿假单胞菌,黏菌素敏感。

血常规及炎症指标	WBC (×10⁹ L⁻¹)	N (%)	HGB (g·L⁻¹)	PLT (×10⁹ L⁻¹)	hs-CRP (mg·L⁻¹)	PCT (μg·L⁻¹)
11.3	4.42	49.9	85 ↓	377 ↑	2.21	<0.05

血生化及凝血	肌酐 (μmol·L⁻¹)	ALT (U·L⁻¹)	AST (U·L⁻¹)	白蛋白 (g·L⁻¹)	FIB (g·L⁻¹)
11.3	29	13.8	11.6 ↓	34.9 ↓	1.84 ↓

医嘱调整:

停用 利奈唑胺

调整药物治疗方案评价:

患者体温高峰降低,炎症指标无明显升高,伤口拭子病原学回报阴性,停用利奈唑胺。尿培养为CRKP,痰培养为CRPA,但肺部CT无明显改变,暂不考虑感染。

11月9日(D42)

主诉及查体情况:患者体温间断性升高,今晨 T 37.6 ℃,最高 39.9 ℃,给予冰毯物理降温,复方氨基比林肌内注射,效果不佳。同时患者出现呕吐。予复查血培养,脑脊液常规、生化、细菌培养。引流液自 6 日开始减少,由 80~150 mL·d⁻¹ 减少至 20~40 mL·d⁻¹,考虑引流管阻塞。今日引流液明显较前浑浊。予送检脑脊液培养及涂片。神经外科会诊:不除外颅内感染,建议拔除腰大池引流,间断行腰穿,根据腰穿结果调整治疗。

化验和检查情况:脑脊液常规:颜色浅黄色,透明度微混,凝块无,白细胞数 26 mm⁻³↑,红细胞数 200 mm⁻³↑;生化:脑脊液蛋白 144.50 mg·dL⁻¹↑,葡萄糖(GLU)4.93 mmol·L⁻¹↑,(血糖 8~10 mmol·L⁻¹),氯化物 115.4 mmol·L⁻¹;脑脊液培养回报危急值:涂片革兰染色可疑革兰阴性杆菌。

复查头 CT 回报:胼胝体区混杂密度影,右侧额部引流术后改变,双侧额叶挫裂伤较前未见明显改变,双侧额部硬膜下积液较前增多,左侧上颌窦、双侧后组筛窦、蝶窦及左侧乳突软组织密度影较前减少。

血常规及炎症指标	WBC (×10⁹ L⁻¹)	N (%)	HGB (g·L⁻¹)	PLT (×10⁹ L⁻¹)	hs-CRP (mg·L⁻¹)	PCT (μg·L⁻¹)
11.9	4.23	54.8	100 ↓	378 ↑	0.64	0.42

血生化	肌酐 (μmol·L⁻¹)	ALT(U·L⁻¹)	AST(U·L⁻¹)	白蛋白 (g·L⁻¹)	FIB(g·L⁻¹)
11.9	37 ↓	15.4	11.3 ↓	35.9 ↓	2.0

医嘱调整：

加用　万古霉素 1.25 g + NS 100 mL 静脉滴注(滴注 1 h)　st

　　　万古霉素 1 g +NS 100 mL 静脉滴注(滴注 1 h)　q12h

　　　美罗培南 2 g +NS 100 mL 静脉滴注　q8h

调整药物治疗方案评价：

考虑患者颅内感染与腰大池引流有关,神经外科术后脑膜炎和脑室炎常见革兰阴性菌为不动杆菌、肺炎克雷伯菌、大肠埃希菌和铜绿假单胞菌,常见革兰阳性菌为凝固酶阴性葡萄球菌、肠球菌、金黄色葡萄球菌等。目前万古霉素联合美罗培南可覆盖上述常见病原菌,且均有较好的血脑屏障穿透性,品种选择合理。患者目前肾功能正常,体重 45 kg,针对 CNS 感染,给予万古霉素 1.25 g 负荷剂量,继以 1 g q12h 静脉滴注(滴注 1 h)给药剂量基本合理。美罗培南 2 g q8h,剂量合理。

知识点:万古霉素推荐剂量为每次 15~20 mg·kg^{-1}(依据实际体重计算),每 8~12h 给药一次。对于重症感染(如血流感染、脑膜炎、重症肺炎及感染性心内膜炎等)患者,首剂给予负荷剂量有助于万古霉素迅速达到理想的血药浓度,并有效治疗疾病。

药学监护计划调整及实施：

(1)监护患者中枢系统感染相关指标,包括脑脊液引流液浑浊情况、脑脊液常规、生化、病原学培养结果、PCT、WBC、CRP 等炎症指标。

(2)万古霉素滴注时稀释浓度不高于 5 mg·mL^{-1},最大输注速度不超过 10 mg·min^{-1},滴注时间需大于 1 h,滴注过快可能导致红人综合征。

(3)患者未成年,感染重,BMI 15.2 kg·m^{-2},需监测万古霉素血药浓度。提示医护人员:万古霉素 TDM 监测时机为 11 日第 2 剂给予万古霉素前 30 min;应使用黄色(抗凝试管)取血管取样;该患者目标浓度为 10~20 μg·mL^{-1}。

知识点:根据《2020 中国药理学会指南:万古霉素治疗药物监测(更新版)》推荐,万古霉素治疗药物监测(TDM)的适应证包括危重患者、肥胖患者、烧伤患者、同时使用有肾毒性药物的患者及肾功能受损的患者;儿童、老年患者、接受肾脏替代治疗的患者;肾功能不稳定的患者;中重度心力衰竭患者、肾清除增强或体重指数(BMI)<18.5 kg·m^{-2} 的患者。万古霉素 TDM 时机:对于患者肾功能正常,应在给药 48 h 后,于给药前 30 min 留取血标本。对于肾功能不全患者,应在给药后 72h 留取样本。万古霉素 TDM 的指标:建议监测谷浓度或浓度-时间曲线下 24 小时面积(AUC$_{24}$)。万古霉素 TDM 目标值:AUC/MIC >400 或谷浓度 10~15 µg·mL^{-1},重症感染包括中枢系统感染,目标谷浓度 10~20 µg·mL^{-1}。

11月10日(D43)

主诉及查体情况:今晨 T 38.4 ℃(持续冰毯物理降温),HR 113 次/分,R 15次/分,BP 134/43 mmHg,SpO$_2$ 100%。昨晚拔除腰大池引流管,留取导管尖端培养。

化验和检查情况:血糖:13.83 mmol·L^{-1}。腰穿测压 220 mmH$_2$O,留取脑脊液化验及培养,重新置入引流管,约 20 cm。脑脊液常规:颜色浅黄色;透明度微混;凝块无;多个核细胞百分数 91.3%;白细胞数 71 093 mm^{-3}↑;红细胞数 8 000 mm^{-3}↑;脑脊液生化:蛋白7.08 g·L^{-1}↑;葡萄糖 0.0193 mmol·L^{-1}↓;氯化物 115.4 mmol·L^{-1}。

知识点:脑脊液正常压力范围是成人侧卧时为 80~200 mmH$_2$O。脑脊液生化检测的项目,包括脑脊液的蛋白质、糖及氯化物类。蛋白质通常为 0.15~0.45 g·L^{-1},糖为 2.5~4.4 mmol·L^{-1},而氯化物在 120~130 mmol·L^{-1},属于脑脊液的正常参考值。若患者处于病理情况下,则上述生化值均会发生明显变化,如蛋白质增高,常提示患者脑脊液中存在炎症、出血或肿瘤的情况。而若患者在蛋白增高的同时合并糖降低,则需要重点考虑炎症的情况。氯化物对于脑脊液感染也具有较为重要的参考价值,如氯化物降低、糖降低,常提示患者存在中枢神经系统感染的存在。因此,脑脊液的生化检查对于判断患者是否存在颅内感染、颅内肿瘤以及进行感染与肿瘤性病变的鉴别,存在一定的参考价值。

血常规及炎症指标	WBC (×10^9 L^{-1})	N (%)	HGB (g·L^{-1})	PLT (×10^9 L^{-1})	hs-CRP (mg·L^{-1})	PCT (µg·L^{-1})
11.10	10.38↑	83.4↑	112↓	333	115.21↑	4.03↑

血生化及凝血	肌酐 (µmol·L^{-1})	ALT(U·L^{-1})	AST(U·L^{-1})	白蛋白 (g·L^{-1})	FIB(g·L^{-1})
11.10	27↓	13.7	11.9↓	38.7↓	2.0

医嘱调整:

加用 20% 甘露醇注射液 125 mL 静脉滴注 q8h

药学监护的调整:

应用 20% 甘露醇注射液进行脱水降颅压治疗时,应在 30~60 min 内滴注完毕,告知护士不能将滴速调整过低,不利于脑水肿、颅内高压的治疗。目前室温较低,甘露醇注射液易发生结晶,使用前应仔细检查,如有结晶,可置热水中或用力振荡待结晶完全溶解后再使用。已核实,目前病房所用输液器为 PE 精密输液器,不会对甘露醇吸附,也可以滤过不溶性微粒。

甘露醇应用期间,药师应监护患者血压、电解质(Na^+、K^+)、尿量等。由于不得不同时应用万古霉素与甘露醇,更应关注患者尿量及血肌酐水平变化。

11月11日(D44)

主诉及查体情况:今晨体温:T 38.4 ℃(持续冰毯物理降温),HR 118 次/分,R 21次/分,Bp155/70 mmHg,SpO_2 100%,10 日开始至 11 日早晨约 18 h 腰大池引流累计 90 mL,根据神经外科建议,每日腰大池脑脊液引流量增至 150 mL。患者目前仍有高热,继续给予冰毯、冰袋、温水擦浴等物理降温。晚上 19:00 左右发现患者出现皮疹,以面部、前胸为著,压之褪色,不高于皮面。

化验和检查情况:血常规、血生化及电解质见下表。11 月 9 日留取的脑脊液培养回报:耐碳青霉烯鲍曼不动杆菌复合菌(5 h 报阳):黏菌素(MIC ≤0.5 mg·L^{-1})、替加环素、复方新诺明、阿米卡星敏感,美罗培南耐药(MIC ≥16 mg·L^{-1})。腰大池引流管尖端回报,未培养出细菌。患者 11 月 9 日留取的血培养回报可疑革兰阳性球菌,口头报告为表皮葡萄球菌。复查胸 CT 回报:右肺炎症较前好转,双肺下叶局限性不张较前复张。万古霉素血药浓度回报为 9.78 μg·mL^{-1}。

血常规及炎症指标	WBC ($\times10^9$ L^{-1})	N(%)	HGB (g·L^{-1})	PLT ($\times10^9$ L^{-1})	hs-CRP (mg·L^{-1})	PCT (μg·L^{-1})
11.11	6.45	80.6↑	99↓	290	99.35↑	—

血生化及凝血	肌酐 (μmol·L^{-1})	ALT (U·L^{-1})	AST (U·L^{-1})	白蛋白 (g·L^{-1})	K^+ (mmol·L^{-1})	Na^+ (mmol·L^{-1})
11.11	24↓	11.2	7.2↓	33.2↓	3.48↓	128.70↓

医嘱调整:

停用 盐酸万古霉素

加用 注射用多黏菌素 B 首剂 100 mg +5% GS 250 mL 输液泵输液(1 h)st,维持75 mg +5%GS 250 mL,静脉滴注(1 h),q12h

注射用多黏菌素 B 7.5 mg +NS 5 mL 鞘内注射 qd

利奈唑胺葡萄糖注射液 600 mg 静脉点滴 q12h

调整输注速度 美罗培南 2 g+NS 100 mL 静脉泵入(33 mL·h⁻¹) q8h

调整药物治疗方案评价:

1. 颅内感染的药物治疗:

(1)抗感染治疗方案的确定:患者脑脊液培养回报为耐碳青霉烯鲍曼不动杆菌复合菌,黏菌素敏感,美罗培南耐药(MIC ≥16 mg·L⁻¹)。根据指南推荐,可采用黏菌素为基础或替加环素为基础或舒巴坦为基础的联合方案。考虑替加环素透过血脑屏障能力较差,选择多黏菌素类药物静脉联合鞘内注射是合理的。

知识点:2017 年《美国 IDSA 医疗相关脑膜炎脑室炎指南》对于耐碳青霉烯类不动杆菌感染,推荐联合静脉和脑室内注射多黏菌素 E 甲磺酸钠或多黏菌素 B。此外,延长美罗培南输注时间(每次≥3h 或持续给药)可提高对耐药革兰阴性菌感染的治疗效果。对于全身用药 48~72 h 仍未取得预期效果的耐碳青霉烯类的革兰阴性杆菌(特别是不动杆菌属、铜绿假单胞菌及肠杆菌)可每日脑室内或鞘内注射 5 mg(5 万 U)多黏菌素 B 或 12.5 万 U 多黏菌素 E 甲磺酸盐。

(2)多黏菌素 B 的给药剂量:

①静脉滴注:根据指南[9],多黏菌素 B 应给予负荷剂量 2.0~2.5 mg·kg⁻¹,继以1.25~1.5 mg·kg⁻¹ q12h 的维持剂量。该患者体重 45 kg,给予负荷剂量 100 mg,维持剂量75 mg q12h 是合理的。

②鞘内注射:鞘内注射的给药剂量与脑室大小及每日脑脊液引流量密切相关。指南推荐多黏菌素 B 鞘内注射剂量为 5 mg,考虑患者年轻,影像学提示脑室大小正常,且每日引流量约为 150 mL,该剂量可保证患者脑脊液浓度。

💡

知识点:抗菌药物脑室内给药的治疗剂量和给药间隔应保证脑脊液最低药物浓度为致病菌 MIC 的 10~20 倍,并依据脑室容量和每日脑室外引流量进行调整。

针对抗菌药物鞘内注射的给药剂量,英国神经外科药物抗感染工作组根据专家经验提出,应依据影像学脑室大小决定初始给药剂量:以万古霉素为例,侧脑室受压成缝隙状时给予 5 mg,正常体积给予 10 mg、扩大脑室则给予 15~20 mg(此方案也可作为氨基糖苷类抗生素的参考依据)。依据每日脑脊液外引流量决定用药频次:引流量>100 mL·d^{-1}, 每日 1 次;50~100 mL·d^{-1},每 2 日 1 次);<50 mL·d^{-1},每 3 日 1 次。

---

(3)利奈唑胺的应用:万古霉素在推荐的给药剂量下,未达到目标浓度,且与多黏菌素 B 合用可使肾损伤的发生率明显增加。此外,结合患者出现皮疹,不除外万古霉素所致。综合考虑,停用万古霉素,改为利奈唑胺。

药学监护的调整:

(1)多黏菌素 B 的配置方法:多黏菌素 B 50 mg/支,依照上述给药剂量,该患者每日用量为 5 支,考虑到多黏菌素 B 价格昂贵,药师建议用药方案如下:

① 取一支用 5 mL 灭菌注射用水溶解,取 0.75 mL,加入 4.25 mL NS(即 7.5 mg)用于鞘内注射,剩余 42.5 mg 用 5%GS 溶解。

② 再取另一支 50 mg 用少量 5%GS 溶解,取半支量与上面用 5% GS 溶解的 42.5 mg 多粘菌素 B 混合用于静脉给药,剩下 5%GS 溶解的半支放冰箱第二天用。

③ 剩余的半支多黏菌素 B 第二天与另一支混合应用,即用于鞘内注射后剩余的多黏菌素 B。依次循环。

④ 多黏菌素 B 说明书中收载静脉滴注给药时,可以适量氯化钠注射液或葡萄糖注射液溶解和稀释后应用。有文献指出,多黏菌素 B 在 pH 值 7.4 时降解最为迅速,本病例多黏菌素配置后需放至次日应用,药师推荐静脉滴注采用葡萄糖注射液作为稀释液[10]。

(2)药物安全性监护:

① 患者应用多黏菌素 B,可能导致肾功能异常、低钾低钠,应监测患者尿量、血肌酐水平、尿蛋白水平及血电解质情况。

② 多黏菌素 B 可导致肢体麻木、神经毒性可引起呼吸抑制,文献报道用黏菌素进

行 IVT 或 ITH 治疗时,最显著的不良反应是化学性脑室炎和脑膜炎。药师应每日监测患者神经系统症状,癫痫发作频次、程度情况及脑脊液检查情况。一旦出现上述表现,应协助医生区分原有疾病进展与出现药物不良反应。

③ 应用利奈唑胺,应监护是否存在药物相互作用。患者目前未应用单胺氧化酶抑制剂类和肾上腺素能类药物,血压略高,用药后应密切监测患者血压变化情况。

11 月 13 日(D46)

主诉及查体情况:今晨 T 38.5 ℃,HR 113 次/分,R 19 次/分,Bp 138/72 mmHg,SpO_2 100%,腰大池引流 140 mL。患者目前仍有高热,继续给予冰毯、冰袋、温水擦浴等物理降温。

化验和检查情况:血常规、血生化及电解质见下表。11 月 10 日更换腰大池引流管前的第二次脑脊液培养仍为耐碳青霉烯鲍曼不动杆菌复合(8 h 报阳):黏菌素(MIC ≤ 0.5 mg·L^{-1})、替加环素、复方新诺明、阿米卡星敏感,美罗培南耐药(MIC ≥16 mg·L^{-1})。脑脊液常规:颜色浅黄色,混浊,凝块有,白细胞数 11 276 mm^{-3}↑,红细胞数 3 000 mm^{-3}↑;脑脊液生化:蛋白 522.50 mg·dL^{-1}↑;葡萄糖3.98 mmol·L^{-1}(同期血糖 9.16 mmol·L^{-1}),氯化物 97.10 mmol·L^{-1}↓。11 月 9 日送检血培养(12 日回报):表皮葡萄球菌:苯唑西林耐药(双份均报阳,平均报阳时间分别为 21 h,22 h)。

血常规及炎症指标	WBC (×10^9 L^{-1})	N (%)	HGB (g·L^{-1})	PLT (×10^9 L^{-1})	hs-CRP (mg·L^{-1})	PCT (μg·L^{-1})
11.12	8.49	79.6↑	110↓	459↑	144.46↑	-
11.13	8.21	68.9	113↓	380↑	63.29↑	1.51

血生化及凝血	肌酐 (μmol·L^{-1})	ALT (U·L^{-1})	AST (U·L^{-1})	白蛋白 (g·L^{-1})	K+ (mmol·L^{-1})	Na+ (mmol·L^{-1})
11.12	31↓	13.8	10.9↓	41.5	3.4↓	135.7↓
11.13	28↓	29.9	17.4	39.9↓	3.78	128.90↓

医嘱调整:

停用 20%甘露醇注射液

11 月 17 日(D50)

主诉及查体情况:患者神志不清,气管切开处接高流量吸氧,今晨 T 38 ℃(持续冰毯物理降温),HR 101 次/分,R 20 次/分,Bp 139/79 mmHg,SpO₂ 100%,尿量 2 700 mL,腰大池引流 75 mL,平衡+2 391 mL。

化验和检查情况:血常规、血生化及电解质见下表。11 月 13 日送检脑脊液培养(16 日回报)耐碳青霉烯鲍曼不动杆菌复合(33 h 报阳):药敏同前。今日脑脊液常规:颜色棕黄色;微浑;脑脊液白细胞数 3 636 mm⁻³↑;葡萄糖(GLU) 4.87 mmol·L⁻¹↑,氯化物 94.5 mmol·L⁻¹↓。

血常规及炎症指标	WBC (×10⁹ L⁻¹)	N (%)	HGB (g·L⁻¹)	PLT (×10⁹ L⁻¹)	hs-CRP (mg·L⁻¹)	PCT (μg·L⁻¹)
11.16	7.98	66	118	614↑	10.62↑	0.23

血生化及凝血	肌酐 (μmol·L⁻¹)	ALT (U·L⁻¹)	AST (U·L⁻¹)	白蛋白 (g·L⁻¹)	K⁺ (mmol·L⁻¹)	Na⁺ (mmol·L⁻¹)
11.16	24↓	16.6	10↓	35↓	3.93	128.30↓

医嘱调整:

多黏菌素 B 鞘内注射由 7.5 mg 减至 5 mg qd

调整药物治疗方案评价:

患者炎性指标较前下降,脑室引流液较前日清亮,提示抗感染治疗有效。近几日脑室引流量较前减少,多黏菌素 B 鞘内注射减量合理。

药学监护计划调整及实施:

患者应用多黏菌素 B 至今已一周,血肌酐水平无明显升高;患者神志不清,目前尚无法判断是否出现多黏菌素相关神经系统不良反应。用药后患者逐渐出现全身皮肤色素沉着。患者今日血压稳定,应用利奈唑胺后未出现明显升高的情况。

11月25日(D58)

主诉及查体情况:今晨 T 37.5 ℃,HR 113 次/分,R 19 次/分,Bp 138/72 mmHg,SpO₂ 100%,尿量 2 700 mL,腰大池引流 60 mL,平衡+1 806 mL。根据神经外科意见,予以拔除引流管,拔除前再次送检脑脊液培养。

化验和检查情况:血常规、血生化及电解质见下表。11 月 17 日送检脑脊液培养(20 日回报):阴性。11 月 25 日脑脊液常规:颜色浅黄色;透明度透明;凝块无;白细胞数 25 mm⁻³↑;红细胞数 5 mm⁻³↑;脑脊液生化:蛋白 253.3 mg·dL⁻¹↑;葡萄糖 8.07 mmol·L⁻¹↑,氯化物

$104.1 \ mmol \cdot L^{-1} \downarrow$。

血常规及炎症指标	WBC ($\times 10^9 \ L^{-1}$)	N (%)	HGB ($g \cdot L^{-1}$)	PLT ($\times 10^9 \ L^{-1}$)	hs-CRP ($mg \cdot L^{-1}$)	PCT ($\mu g \cdot L^{-1}$)
11.25	5.48	59.3	108 ↓	440 ↑	0.64	–

血生化及凝血	肌酐 ($\mu mol \cdot L^{-1}$)	ALT ($U \cdot L^{-1}$)	AST ($U \cdot L^{-1}$)	白蛋白 ($g \cdot L^{-1}$)	K^+ ($mmol \cdot L^{-1}$)	Na^+ ($mmol \cdot L^{-1}$)
11.11	26 ↓	25.2	22.1	33.3 ↓	4.26	135.8 ↓

调整药物治疗方案评价:

患者炎性指标基本正常,脑室引流液透明,脑脊液常规及生化提示抗感染治疗有效。

11月30日(D63)

主诉及查体情况:患者神志不清,气管切开处接高流量吸氧,今晨 T 37.3 ℃,HR 114 次/分,R 20 次/分,Bp 139/69 mmHg,SpO_2 100%。

化验和检查情况:11月25、27日二次脑脊液培养都为阴性。

患者病情平稳,转出监护病房,至神经外科继续治疗。

参考文献:

[1] 中国医师协会神经外科医师分会神经重症专家委员会. 神经外科中枢神经系统症状感染诊治中国专家共识(2021 版)[J]. 中华神经外科杂志,2021,37(1):2-12.

[2] 美国医疗保健流行病学学会,美国感染病学会. 2014 SHEA/IDSA 实践建议:急重症医疗机构中心静脉导管相关的血流感染的预防策略(更新版)[J]. Infect Control Hosp Epidemiol, 2014,35(7):753-771.

[3] 尿路感染诊断与治疗中国专家共识编写组. 尿路感染诊断与治疗中国专家共识(2015 版)——复杂性尿路感染[J].中华泌尿外科杂志,2015,36(4):241-244.

[4] GaryHWynn,et al.文爱东,罗晓星,张琰主译.药物相互作用原理与临床应用指南[M]. 北京:人民军医出版社,2011:146.

[5] Rebecca White, Vicky Bradnam. Handbook of Drug Administration via Enteral Feeding Tubes (3rd Edition) [M]. London: Pharmaceutical Press,2015:1-14.

[6] Rabinstein AA, Benarroch EE. Treatment of paroxysmal sympathetic hyperactivity [J].

Curr Treat Options Neurol. 2008,10(2):151-157.

[7] Elizabeth A. Shald, et al. Pharmacological Treatment for Paroxysmal Sympathetic Hyperactivity[J]. CriticalCareNurse,2020 ,40 (3):e9-e16.

[8] Pappas PG,et al. Clinical Practice Guideline for the Management of Candidiasis: 2016 Updato by the Infectious Diseases Society of America [J]. Clinical Infectious Diseases : an Official Publication of the Infectious Diseases Society of America, 2015, 62(4):e1-50.

[9] Brian T. Tsuji, et al. International Consensus Guidelines for the Optimal Use of the Polymyxins: Endorsed by the ACCP, ESCMID, IDSA, ISAP,SCCM and SIDP [J]. Pharmacotherapy, 2019,39(1):10-39.

[10] Andrea Kwa,et al. Polymyxin B: similarities to and differences from colistin (polymyxin E)[J], Expert Rev Anti Infect Ther,2007,5(5):811-821.

作者感悟

Two roads diverged in a wood, and I --

I took the one less traveled by,

And that has made all the difference.

这是美国诗人罗伯特·弗罗斯特创作的《The Road Not Taken》(《未选择的路》)中的一段:一片树林里分出两条路——而我选择了人迹更少的一条,从此决定了我一生的道路。

正如诗人在诗中表达的,选择了一条人迹罕至、布满荆棘的道路,也是诗人现实生活中选择了不会带来丰富物质的写诗生活,我们选择了临床药师这条路。成为临床药师并不容易,需要经过严苛的培训和考核;坚持做临床药师也不容易,需要不断地学习,克服很多的困难与阻力,不断挑战自己的耐心与勇气;成为临床不可或缺的临床药师更不容易,需要有良好的沟通技巧,有不断迎接挑战的底气,有不忘初心的定力,更需要对临床药师事业的热爱。

让我们共同努力吧!

又:这个花季少女,在历经近半年的住院治疗后已回到家中,目前已经能在支具辅助或家人搀扶下行走,能够自己持勺进食,也能够和父母有简单的表情交流。看到家长给我们发来的视频,听到家长激动的话语,再回忆起这首诗,不禁慨叹自己所做的选择是值得的。

1 例胆囊癌术后继发肝脓肿患者的药学监护实践

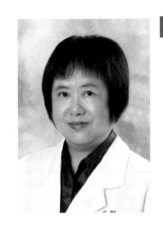
■—作者简介—

吴红卫,广东药科大学附属第一医院,主任药师
抗感染专业临床药师
国家卫健委临床药师培训基地带教药师
广东省抗菌药物临床应用监测网 负责人
中国药学会 抗生素委员会 委员
广东省药事管理与药物治疗学委员会 委员
广东省药理学会临床药师工作委员会 主任委员

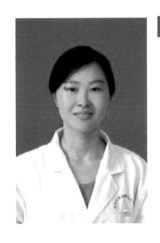
■—作者简介—

吴丽莎,深圳市坪山区人民医院,主管药师
抗感染专业临床药师
广东省药理学会临床药师工作委员会 委员
深圳市药学会药理学专委会青年委员会 委员
深圳市药学会药学服务专业委员会 委员
深圳市坪山区医学会药事管理专业委员会 委员

一、前言

胆囊癌发病率位居消化道恶性肿瘤第 6 位,5 年总体生存率仅为 5%,严重威胁着人类的健康。根治性切除手术是目前胆囊癌的主要治疗手段,胆管空肠吻合的胆管重

建手术,具有效果确切、术后胆漏与胆管狭窄发生概率较小等特点,但该术式与胆道感染具有显著的相关性。肝脓肿是肝胆外科常见病种之一,肝脓肿的原因复杂多样,细菌性肝脓肿约占80%。胆源性感染是细菌性肝脓肿最常见的感染途径之一,胆石症、胆管炎、胆囊炎、胆管恶性肿瘤、胆管异常交通或异物(胆肠吻合术、十二指肠乳头括约肌成形术、胆管支架植入术等)等各种肝内外胆道疾病或结构的改变,源自肠道的细菌容易沿胆管逆行感染,形成胆源性肝脓肿。发热、寒战及腹痛是肝脓肿典型三联征,全身用抗菌药物和肝脓肿局部穿刺引流手术是肝脓肿的重要治疗方案。本文介绍临床药师参与一例胆囊癌术后胆管炎并发肝脓肿患者的治疗经过,分析患者发热原因及治疗方案的调整,同时进行药学监护,运用药学专业知识协助临床医师为患者提供药学服务,充分发挥临床药师在药物治疗中的作用。

二、病史摘要

患者,男,61岁,身高:165 cm,体重:55.5 kg,BMI:20.39 kg·m^{-2},因"胆囊癌术后1月余,身目黄染伴腹痛、发热3天"入院。入院时间:6月1日,出院时间:6月29日。

现病史:患者于1月余前外院就诊,确诊为胆囊癌,于4月17日在全麻下行胆囊癌根治术+胆总管成形+肝管空肠Roux-y吻合术,术后恢复良好,术后病理结果提示:胆囊腺鳞癌,癌组织浸润胆囊全层并侵犯肝组织。患者于1周前无明显诱因出现全身皮肤、巩膜轻度黄染伴腹痛、发热不适等情况,体温最高达39 ℃,伴畏寒症状。腹痛以右上腹部及剑突下疼痛为主,呈阵发性,并向右肩背部放射,无明显规律性,无反酸、嗳气,无伴恶心呕吐,无腹胀,无肛门停止排气排便。患者于当地医院就诊,予抗感染治疗后发热、腹痛无明显好转。为进一步诊治以"急性胆管炎,胆囊腺鳞癌术后"收治入院。患者起病以来,精神可,胃纳一般,大便正常,小便较黄,体重改变情况不详。

入院查体:体温:36.4 ℃,脉搏:81次/分,呼吸:19次/分,血压:109/78 mmHg。神志清楚,查体合作,面容正常,淋巴结未见明显异常。全身皮肤黏膜、巩膜轻度黄染,腹部平坦,未见胃肠型及蠕动波,未见浅静脉曲张,腹壁手术疤痕愈合良好。全腹软,右上腹肌紧张,余腹无肌紧张,剑突下及右上腹部压痛明显,余腹部无压痛,无反跳痛,未及腹部包块,肝、脾肋下未及,肝、肾区中度叩痛,移动性浊音(-),肠鸣音4~5次/分,未闻及高调肠鸣音。

辅助检查:5月20日外院CT:胆囊癌术后,腹腔内未见肿瘤复发转移,未见明显积液。入院急诊查血常规示：白细胞计数 13.39×10^9 L^{-1}，中性粒细胞比例 79.1%，红细胞计数 3.60×10^{12} L^{-1}，血红蛋白浓度 112 $g\cdot L^{-1}$，血小板 340×10^9 L^{-1}；急诊肝功能：丙氨酸氨基转移酶 87 $U\cdot L^{-1}$，门冬氨酸氨基转移酶 69 $U\cdot L^{-1}$，总胆红素 28.3 $umol\cdot L^{-1}$，结合胆红素 16.03 $umol\cdot L^{-1}$，白蛋白 30.8 $g\cdot L^{-1}$。

个人史和家族史：生于汕头市，久居本地，有血吸虫疫水接触史，否认到过地方病高发及传染病流行地区。否认嗜酒史、吸烟史。已婚已育，家人体健。家族中无传染病及遗传病史。

既往病史：患高血压病 2 年，具体用药不详。

药物食物过敏史：否认药物、食物过敏史。

药物不良反应及处置：无。

入院诊断：①急性胆管炎；②胆囊腺鳞癌术后。

三、治疗过程与药学监护

6月1日(D1)

用药目的	药物名称	用法用量
抗感染	0.9% NS 100 mL+注射用头孢哌酮钠他唑巴坦钠	2.5 g ivgtt bid
	甲硝唑氯化钠注射液	0.5 g ivgtt bid
护肝	甘草酸单铵半胱氨酸氯化钠注射液	200 mL ivgtt qd

初始药物治疗方案分析与评价

1.抗感染治疗

(1)感染部位分析

① 急性胆管炎：患者于 1 周前无明显诱因出现全身皮肤、巩膜轻度黄染伴腹痛、发热伴畏寒，体温最高达 39 ℃。查体右上腹部及剑突下压痛明显，轻度黄疸。1月余前在外院确诊为胆囊癌，并行胆囊癌根治术+胆总管成形+肝管空肠 Roux-y 吻合术，有胆汁逆流导致胆管炎的病理学基础，入院明确诊断为急性胆管炎，急诊血常规示：白细胞计数及中性粒细胞比例高，有明确的抗感染治疗指征。

(2)抗感染经验性治疗

患者虽然是发病于社区，但该患者 1 个半月前住院行胆囊癌根治术、胆肠吻合术，

MDR 菌感染风险高。感染严重程度评估为 Grade Ⅰ(轻度)急性胆管炎。根据《急性胆道系统感染的诊断和治疗指南(2021 版)》,全国细菌耐药监测网 2014~2019 年胆汁细菌耐药监测数据显示,胆道感染的细菌菌群分布以革兰阴性菌为主,约占 70%;革兰阳性菌约占 30%, 以肠球菌属为主。其中大肠埃希菌是最主要的致病菌 (29.2%~32.4%),肺炎克雷伯菌排名第二(12.1%~13.2%) ,第三为屎肠球菌(9.2%~10.9%),第四为粪肠球菌(8.2%~8.9%),第五为铜绿假单胞菌(4.5% ~5.6%) 。一旦确诊为急性胆管炎应尽快开始经验性抗感染药物治疗。轻度和中度急性胆道感染可给予第二、三代头孢菌素,如头孢呋辛、头孢曲松等,考虑病人存在胆肠吻合史,抗菌药物应覆盖厌氧菌。合并基础疾病(糖尿病、血液病、肿瘤、自身免疫病等)、高龄、既往有腹腔感染或胆道手术病史等复杂情况时,考虑有产 ESBL 高危因素,可使用 β–内酰胺酶抑制剂复合制剂或碳青霉烯类,如头孢哌酮/舒巴坦、哌拉西林/他唑巴坦、亚胺培南、美罗培南、厄他培南等。头孢哌酮主要经胆汁排泄,胆汁浓度高,胆汁/血药浓度比值为 8~12[1],可覆盖产 ESBLs 的肠杆菌科细菌、非发酵菌、厌氧菌。患者为胆囊癌根治术、胆肠吻合术后,选用头孢哌酮钠他唑巴坦钠(4:1)2.5 g,ivgtt,q12h 适宜。头孢哌酮钠他唑巴坦钠有抗厌氧菌活性,联合甲硝唑氯化钠注射液抗感染不适宜。

知识点:①感染分为社区感染与医院感染。医院感染是指住院病人在医院内获得的感染,包括住院期间发生的感染和在医院内获得出院后发生的感染,但不包括入院前已开始或入院时已处于潜伏期的感染。医院工作人员在医院内获得的感染也属于医院感染[2]。以下情况属于医院感染:无明确潜伏期的感染,规定在入院 48 h 后发生的感染为医院感染;有明确潜伏期的感染,自入院时起超过平均潜伏期后发生的感染为医院感染。无植入物术后一个月内手术部位感染;有植入物手术,一年以内的手术部位感染。发生在 ICU,即患者住进 ICU 的时间 24 h,患者转出 ICU 到其他病房后 48 h 内发生的感染仍属 ICU 感染。患者虽然是发病于社区,但该患者 1 个半月前住院行胆囊癌根治术、胆肠吻合术,有静脉使用广谱抗菌药物史,发生 MDR 菌感染风险高。

②经验性抗感染需综合考虑以下多方面因素:病原菌流行病学特点、当地致病菌特点及其耐药情况、疾病的严重程度、近期抗菌药物用药史、抗菌药物抗菌谱、药代动力学和药效动力学、肝肾功能、过敏史和其他不良事件史等。

2.护肝治疗

甘草酸单铵半胱氨酸氯化钠注射液为抗炎保肝药,具有较强的抗炎、保护肝细胞膜及改善肝功能的作用,主要用于慢性迁延性肝炎、慢性活动性肝炎、急性肝炎、中毒、初期肝硬化。甘草酸制剂是在病因治疗基础上的辅助治疗,对于存在肝脏炎症表现者(即 ALT、AST 异常),即可应用。该患者轻度黄疸,考虑为胆肠吻合口狭窄致梗阻性黄疸,使用甘草酸制剂有待商榷,待完善肝功能检查后酌情考虑使用甘草酸制剂。同时建议医生加用护肝利胆药物 S-腺苷蛋氨酸、胆宁片等。

知识点:梗阻性黄疸指因各种原因阻碍胆汁进入肠道,引起胆道压力增高,胆汁由毛细胆管逆流入血窦,胆汁酸的肠肝循环受阻,而使血清中胆红素水平升高,致机体发生一系列病理生理改变的综合征。

初始药物治疗方案的药学监护计划

监护患者的体温、腹痛、腹部压痛及反跳痛、墨菲征、皮肤黏膜、巩膜黄染等体征的变化;检查白细胞、中性粒细胞百分比、PCT、CRP、IL-6 等与感染相关指标的变化,监护肝肾功能、凝血功能、电解质、病原学、腹部影像学等检验结果。该患者入院时考虑为急性胆管炎,应于初始抗感染治疗后 48~72 h 内监测患者体温及感染性指标的变化,评价抗感染疗效。如初始治疗无效,应及时调整抗感染治疗方案。

使用头孢哌酮钠他唑巴坦钠前应详细询问青霉素、头孢菌素类药物过敏史,使用过程中严密观察是否出现皮疹、瘙痒等过敏反应;少数患者可引起维生素 K 缺乏和低凝血酶原血症,用药期间应密切监测凝血功能,观察患者有无出血倾向,必要时应补充维生素 K 预防或治疗;治疗期间及停用药物 5~7 d 内,避免饮酒和应用含乙醇的药物及饮料,以防出现心悸、胸闷伴呕吐、寒战等双硫仑样反应。甲硝唑最常见的不良反应为消化道反应,包括恶心、呕吐、食欲不振、口中金属味;偶有感觉异常、肢体麻木及白细胞减少。甘草酸制剂又称甘草甜素制剂,可引起所谓的"假醛固酮样作用",即影响水和电解质的代谢,使钠盐及水在体内的潴留及促进钾的排泄,导致血钠升高血钾降低。长期大量服用甘草及其制剂,可引起血压升高、浮肿、上腹部不适、腹胀、皮疹、头晕头痛等不良反应,在治疗过程中应定期检测血压、电解质、血糖,同时关注与其他药物的相互作用。

其他主要治疗药物：

用药目的	药物	用法用量	开嘱及停嘱时间
护肝	甘草酸单铵半胱氨酸氯化钠注射液	200 mL ivgtt qd	6-02 至 6-29
止痛	盐酸羟考酮缓释片	10 mg po q12h	6-02 至 6-08
益气扶正	参芪扶正注射液	250 mL ivgtt qd	6-03 至 6-29
抗感染	0.9% NS 100 mL+注射用头孢哌酮钠他唑巴坦钠	2.5 g ivgtt q8h	6-06 至 6-09
利胆	熊去氧胆酸胶囊	0.25 g po bid	6-06 至 6-28
止痛	盐酸羟考酮缓释片	20 mg po q12h	6-08 至 6-15
利胆	复方阿嗪米特肠溶片	150 mg po tid	6-09 至 6-28
抗感染	0.9% NS 100 mL+注射用亚胺培南西司他丁钠（泰能）	1 g ivgtt q8h	6-09 至 6-15;6-16 至 6-19
抑酸	艾普拉唑肠溶片	10 mg po qd	6-12 至 6-13
营养支持	人血白蛋白注射液	10 g ivgtt qd	6-12 至 6-15
抑酸	艾司奥美拉唑镁肠溶片(耐信)	20 mg po qd	6-13 至 6-14
抑酸	0.9% NS 100 mL+注射用兰索拉唑	30 mg ivgtt qd	6-14 至 6-23
抗感染	氟康唑氯化钠注射液(大扶康)	0.2 g ivgtt bid	6-16 临嘱
抗感染	氟康唑氯化钠注射液(大扶康)	0.2 g ivgtt bid	6-16 至 6-17
抗感染	氟康唑氯化钠注射液(大扶康)	0.2 g ivgtt qd	6-17 至 6-27
止痛	盐酸羟考酮缓释片	30 mg po q12h	6-17 至 6-29
抗炎	0.9% NS 100 mL+血必净注射液	50 mL ivgtt bid	6-18 至 6-29
抗前列腺增生	非那雄胺片	5 mg po qd	6-18 至 6-28
抗前列腺增生	盐酸坦索罗辛缓释胶囊	0.2 mg po qd	6-18 至 6-29
抗感染	0.9% NS 100 mL+注射用哌拉西林钠他唑巴坦钠	4.5 g ivgtt q8h	6-19 至 6-29
抗感染	0.9% NS 250 mL+注射用盐酸万古霉素(稳可信)	1 g ivgtt q12h	6-19 至 6-24
利尿	人血白蛋白注射液	10 g ivgtt qd	6-23 至 6-27
补钾	5% GS 500 mL+ 10%氯化钾注射液	15 mL ivgtt qd	6-24 至 6-29
补钾	氯化钾缓释片	1 g po tid	6-24 至 6-28
止吐	盐酸甲氧氯普胺注射液	10 mg ivgtt qd	6-24 至 6-26
止吐	5% GS 100 mL+甲磺酸多拉司琼注射液	25 mg ivgtt qd	6-24 至 6-27
补钾	5% GS 500 mL+10%氯化钾注射液	10 mL ivgtt qd	6-26 至 6-27
营养支持	复方氨基酸注射液(18AA-Ⅶ)	200 mL ivgtt qd	6-26 至 6-29
营养支持	多种油脂肪乳注射液(C6~C24)	100 mL ivgtt qd	6-26 至 6-29

6月3日(D3)

患者情况:患者卧床,一般状态可,今日无发热、诉胃纳差,小便黄,大便正常。查体全身皮肤黏膜、巩膜轻度黄染,腹壁手术疤痕愈合良好。剑突下及右上腹部压痛明显。

辅助检查:血常规:白细胞计数 10.19×10^9 L^{-1},中性粒细胞比例69.1%,中性粒细胞计数 7.041×10^9 L^{-1},红细胞计数 3.80×10^{12} L^{-1},血红蛋白浓度 110 g·L^{-1},血小板 350×10^9 L^{-1};IL-6 20.20 pg·mL^{-1},PCT 0.919 ng·mL^{-1},CRP 150.7 mg·L^{-1}。急诊血糖 4.88 mmol·L^{-1}。肝功能:丙氨酸氨基转移酶84 U·L^{-1},门冬氨酸氨基转移酶49 U·L^{-1},总胆红素 21.3 umol·L^{-1},结合胆红素 13.03 umol·L^{-1},球蛋白 43.8 g·L^{-1},白蛋白 33.8 g·L^{-1},谷胱甘肽还原酶80 U·L^{-1}。肾功能:尿素氮 2.26 mmol·L^{-1},肌酐 69 umol·L^{-1}。肿瘤标志物 CA-125 319.8 U·mL^{-1},CA19-9 6 017 U·mL^{-1},VCA-IgA 阴性。凝血四项、心肌损伤标志物、脑钠肽、电解质、心肌酶无异常。

治疗方案调整

患者诊断为急性胆管炎,经抗感染治疗后体温迅速降至正常,表明初始抗感染治疗方案可行,继续目前抗感染、保肝、羟考酮缓释片镇痛方案治疗。

药学监护计划实施与调整

止痛应按时按量服药,动态评估疼痛缓解情况。羟考酮缓释片含有即释和控释成分,能双相释放,口服后即释成分 1 h 内起效,控释成分 12 h 持续强效。恰当的给药剂量能 12 h 控制患者的疼痛,且患者能很好地耐受。应动态评估止痛疗效,采用剂量滴定法调整剂量,以获得最佳用药剂量达到最佳的止痛效果。羟考酮缓释片需整片吞服,不得掰开、咀嚼或研磨,否则会导致羟考酮的快速释放与潜在致死量的吸收。用药期间应监测肝肾功能。

6月6日(D6)

患者情况:患者昨天下午开始发热,今日体温最高 39.5 ℃,伴畏寒、寒颤,腹痛缓解,胃纳一般。查体全身皮肤黏膜、巩膜轻度黄染,腹壁手术疤痕愈合良好。剑突下及右上腹部压痛明显。

辅助检查:血常规:白细胞计数 11.24×10^9 L^{-1},中性粒细胞比例82.28%,血小板计数 379×10^9 L^{-1}, 血红蛋白浓度 110 g·L^{-1};白细胞介素-6 3 766 pg·mL^{-1}, 降钙素原 0.380 ng·mL^{-1},超敏 C 反应蛋白 88.4 mg·L^{-1};血糖 8.55 mmol·L^{-1};肝功能:丙氨酸氨基

转移酶 62 U·L⁻¹,门冬氨酸氨基转移酶 48 U·L⁻¹,总胆红素 41.5 umol·L⁻¹,结合胆红素23.28 umol·L⁻¹,白蛋白35.3 g·L⁻¹,谷胱甘肽还原酶88 U·L⁻¹。肾功能:尿素氮 2.39 mmol·L⁻¹;肌酐 78 umol·L⁻¹。凝血四项、心肌损伤标志物、脑钠肽、电解质、心肌酶无异常。送第 1 次血培养。

治疗方案调整

注射用头孢哌酮钠他唑巴坦钠 2.5 g,ivgtt,bid 调整为 2.5 g,ivgtt,q8h

加用熊去氧胆酸胶囊 0.25 g,po,bid

药物治疗方案分析与评价

患者治疗 5 天后再次出现高热, 热峰39.5 ℃, 复查感染指标 WBC、NEU%升高,IL-6 显著升高,分析此次发热的原因可能是:1.抗感染方案未覆盖的病原菌导致新发感染。头孢哌酮钠他唑巴坦未能覆盖的抗菌谱:MRSA(天然耐药)、肠球菌(天然耐药)、CRO(CRE/CRAB/CRPA);2.产生耐药菌;产 AmpC 酶细菌:所有的革兰氏阴性菌都能产生染色体介导的 AmpC 头孢菌素酶,在多数情况下为低水平表达;在肠杆菌、柠檬酸杆菌、沙雷氏菌、铜绿假单胞菌中可高频诱导产生,且常为高产突变株。三代头孢菌素、棒酸和碳青霉烯类抗生素是诱导型 AmpC 酶的强诱导剂。当临床出现上述细菌感染,开始几天三代头孢菌素治疗敏感,而随后发生耐药时,可怀疑为高产 AmpC 酶的细菌感染,含酶抑制剂的复方制剂对其无效;3.结核;4.真菌感染;5.脓肿形成;6.药物热等。患者发病特点及热型特点不符合结核及药物热,可排除。该患者为轻度急性胆管炎,头孢哌酮钠他唑巴坦钠(4:1)初始治疗方案 2.5 g,bid,头孢哌酮日剂量达 4 g,足以杀灭覆盖的病原菌, 疗效不佳考虑耐药菌的产生, 建议升级为亚胺培南西司他丁钠(泰能)1 g,q8h 抗感染治疗。该患者轻度黄疸,考虑为胆肠吻合口狭窄致梗阻性黄疸。根据熊去氧胆酸胶囊药品说明书,胆汁淤积性肝病患者体重<60 kg 者,2 粒(500 mg),bid,早晚服用。该患者 1 粒,bid,单次给药剂量偏低。建议严格按照药品说明书执行,以免影响药物疗效。

药学监护计划实施与调整

监护疼痛、黄疸缓解情况,监测体温、白细胞、中性粒细胞百分比、PCT、CRP、IL-6等反应感染的指标变化,同时要监护病原学检验结果。在3 d 内对疗效进行再次评估,根据治疗疗效及停药指征协助临床决策,把握抗菌药物使用的疗程。病原学检测阳性者,应根据药敏结果,以及临床疗效判定是否需要调整抗感染治疗方案。熊去氧胆酸不良反应有体重增加、头发稀疏、腹泻和肠胃胀气等,停药后可出现反跳情况。与含铝的抗酸剂、胆汁酸螯合剂合用,需间隔 2 h。

6月9日(D9)

患者情况:患者仍反复发热,体温最高 39.5 ℃,伴畏寒寒战,腹痛加重。查体:全身皮肤黏膜、巩膜仍黄染。

辅助检查:送第 2 次血培养。

治疗方案调整

停用头孢哌酮钠他唑巴坦、甲硝唑;

改用注射用亚胺培南西司他丁钠(泰能)1 g+0.9% NS 100 mL,ivgtt,q8h,;

加用复方阿嗪米特肠溶片 150 mg,tid,po;

盐酸羟考酮缓释片到 20 mg,q12h,po。

药物治疗方案分析与评价

患者仍反复发热,体温最高 39.5 ℃,伴畏寒、寒战,抗感染疗效不佳,故停用头孢哌酮钠他唑巴坦及甲硝唑,升级为注射用亚胺培南西司他丁钠(泰能)1 g,ivgtt,q8h 抗感染,给药方案合理(详见上文)。给予复方阿嗪米特肠溶片 150 mg,po,tid,盐酸羟考酮缓释片调整剂量到 20 mg,po,q12h 对症治疗。

药学监护计划实施与调整

监护调整抗菌药物方案后患者的一般症状、体温、血常规、PCT、CRP 的变化,病原学检验结果、疼痛缓解、黄疸消退情况等。使用亚胺培南/西司他丁应注意皮疹、瘙痒、荨麻疹等过敏反应;注意头晕、癫痫、肌肉痉挛、意识障碍等中枢神经系统毒性;监测肝肾功能;长期使用应注意抗生素相关性腹泻。复方阿嗪米特肠溶片是阿嗪米特、胰酶、纤维素酶和二甲硅油的复方制剂,可促进胆汁分泌,补充缺乏的消化酶,改善消化和吸收,建议餐后服用,不可掰开或嚼碎服用。忌辛辣、生冷、油腻食物。

6月12日(D12)

患者情况:患者无发热,无诉腹痛、腹胀,胃纳一般。查体:全身皮肤黏膜、巩膜轻度黄染。腹痛较前缓解。

辅助检查:血常规:白细胞计数 11.24×10⁹ L⁻¹,中性粒细胞比例 65.6%,中性粒细胞计数 7.373×10⁹ L⁻¹,血红蛋白浓度 97 g·L⁻¹;白细胞介素-6 48.31 pg·mL⁻¹,降钙素原 2.53 ng·mL⁻¹,超敏 C 反应蛋白 123.10 mg·L⁻¹。肝功能:白蛋白 23.8 g·L⁻¹。血糖5.01 mmol·L⁻¹; 肝功能:丙氨酸氨基转移酶 120 U·L⁻¹,门冬氨酸氨基转移酶 64 U·L⁻¹,总胆红素 22.3 umol·L⁻¹,结合胆红素 13.13 umol·L⁻¹,白蛋白 28.3 g·L⁻¹,谷胱甘肽还原酶 104 U·L⁻¹。 肾功能:尿素氮 1.77 mmol·L⁻¹;肌酐 52 umol·L⁻¹。凝血四项、心肌损伤标志物、脑钠肽、 电解质、心肌酶无异常。第 1 次血培养结果回报:需氧菌(-)、厌氧菌(-)、真菌(-)。

治疗方案调整

艾普拉唑肠溶片 10 mg,po,qd;人血白蛋白注射液 10 g,ivgtt,qd。

药物治疗方案分析与评价

患者调整抗感染方案治疗后 3 天无发热,但复查血常规示感染像,感染指标较高, 继续目前方案抗感染治疗。该患者男性,61 岁,有行胆囊癌根治术+胆总管成形+肝管 空肠 Roux-y 吻合术等复杂手术病史,轻度黄疸,目前患者胃纳可,无禁食,根据非重 症患者应激性溃疡致消化道出血的临床风险评分系统评分为 6 分,属于低危风险, 使用质子泵抑制剂欠依据,建议病程详细记录病情,体现用药指征。该患者白蛋白 23.8 g·L⁻¹,白蛋白<25 g·L⁻¹ 有使用白蛋白制剂的指征,给予人血白蛋白 10 g,qd 适宜。

知识点:根据《应激性黏膜病变预防与治疗——中国普通外科专家共识(2015)》、《质子泵 抑制剂临床应用指导原则(2020 年版)》评估患者应激性黏膜病变风险等级。根据《北京市医 疗机构处方专项点评指南(试行)—血液制品处方点评指南》点评使用人血白蛋白是否适宜。

药学监护计划实施与调整

患者复查感染指标仍较高,应严密监测患者体温。患者总胆红素、直接胆红素有 所下降,但 AST、ALT、谷胱甘肽还原酶 104 U·L⁻¹ 有所升高,白蛋白进一步降低,应定 期监测肝功能。PPIs 是前体药,经代谢生成的活性产物作用于活化的质子泵才能取得 最佳抑酸效果,晨起时壁细胞上新生质子泵最多,进餐使其活化,故 PPI 应在早餐前 0.5~1 h 服用。关注 PPI 制剂胃肠道、皮疹、荨麻疹、肝肾损害、血小板减少、粒细胞缺乏 等血液系统不良反应,艾普拉唑有腰痛、腹胀、口干口苦、蛋白尿等少见不良反应。

6 月 15 日(D15)

患者情况:患者诉频繁呃逆呕吐,无发热,无诉腹痛、腹胀,胃纳一般。查体:全身皮肤黏膜、巩膜轻度黄染,腹壁手术疤痕愈合良好。

辅助检查:第 2 次血培养结果回报:需氧菌(−)、厌氧菌(−)、真菌(−)。

治疗方案调整

6 月 14 日,停用口服 PPI 制剂,改用注射用兰索拉唑 30 mg+NS 100 mL,ivgtt,qd 加用甲氧氯普胺注射液 20 mg 临嘱肌注。

6 月 15 日,停用注射用亚胺培南西司他丁钠(泰能)。

药物治疗方案分析与评价

该患者调整抗感染方案后 5 d 未发热,患者无腹痛腹胀,医生考虑胆管炎已控制,停用抗感染治疗。临床药师建议复查血常规、PCT 等,全面评估抗感染疗效,提供充分的停药依据。患者诉频繁呃逆,考虑存在胃食管返流可能,给予 PPI 保护胃黏膜,但口服 PPI 制剂疗效不佳,改用兰索拉唑静脉滴注,同时给予甲氧氯普胺注射液肌注止吐。

> 💡 知识点:胆道系统感染的抗感染停药指征[3]:(1)体温正常 72 h 以上;(2)腹痛及腹部压痛、反跳痛等临床表现缓解或消失;(3)血常规白细胞计数正常;(4)降钙素原<0.05 μg·L⁻¹;(5)重度以上急性胆道感染患者,血流动力学指标及重要器官功能恢复正常。

药学监护计划实施与调整

监测患者的一般症状、体温、血常规、PCT、CRP,肝肾功能、呃逆呕吐情况。关注 PPI 制剂胃肠道不良反应,警惕短期使用可导致的白细胞减少、血小板减少、粒细胞缺乏等血液系统不良反应。

6 月 16 日(D16)

患者情况:患者 6 月 16 日下午再次发热,6 月 17 日体温最高 39.6 ℃,腹痛加重,无畏寒、寒颤。

查体:全身皮肤黏膜、巩膜轻度黄染,腹壁手术疤痕愈合良好。

辅助检查:06−16 发热前血常规:白细胞计数 10.05×10⁹ L⁻¹,中性粒细胞比例65.6%,中性粒细胞计数 6.65×10⁹ L⁻¹,血红蛋白浓度 101 g·L⁻¹;白细胞介素−6 35.63 pg·mL⁻¹,

降钙素原 0.503 ng·mL^{-1},超敏 C 反应蛋白 77.7 mg·L^{-1}。发热后急查血常规:白细胞计数 13.61×10^9 L^{-1},中性粒细胞比例 75.4%,中性粒细胞计数 10.26×10^9 L^{-1};白细胞介素–6 254.2 pg·mL^{-1},降钙素原 0.42 ng·mL^{-1},超敏 C 反应蛋白 78.4 mg·L^{-1}。肝功能:丙氨酸氨基转移酶 49 U·L^{-1},门冬氨酸氨基转移酶 40 U·L^{-1},总胆红素 35.2 umol·L^{-1},结合胆红素 21.69 umol·L^{-1},白蛋白 34.3 g·L^{-1},谷胱甘肽还原酶 95 U·L^{-1}。肾功能:尿素氮 2.65 mmol·L^{-1};肌酐 52 umol·L^{-1}。凝血四项、脑钠肽、电解质无异常。肿瘤标志物CA–125 679.4 U·mL^{-1},CA19–9 22 725 U·mL^{-1},VCA–IgA 阴性。同时送第 3 次血培养(细菌、真菌)。

治疗方案调整

注射用亚胺培南西司他丁钠(泰能)1 g+0.9% NS 100 mL,ivgtt,q8h;

氟康唑氯化钠注射液 0.2 g,ivgtt,qd,首剂加倍。

药物治疗方案分析与评价

抗感染:患者停用亚胺培南西司他丁钠(泰能)后再次发热,复查感染指标有所升高,分析原因:①亚胺培南西司他丁钠(泰能)抗感染治疗疗程不足;②广谱抗菌药物治疗 2 周,继发真菌感染风险。③新的感染灶、脓肿形成等,继续排查。该患者发热前血常规:白细胞计数 10.05×10^9 L^{-1},白细胞介素–6 35.63 pg·mL^{-1},降钙素原 0.503 ng·mL^{-1},超敏 C 反应蛋白 77.7 mg·L^{-1}。患者再次发热的原因也很可能是感染复发或新发感染,再次评估患者疾病严重程度属于中度胆管炎,继续给予亚胺培南西司他丁(泰能)抗感染适宜。

同时该患者有以下真菌感染的危险因素:超过一周使用广谱抗生素;有重大手术创伤;使用广谱强效抗生素治疗仍未能控制感染症状。患者有危险因素、感染症状、血培养真菌(–),未行 G/GM 试验。根据真菌分级诊断标准:危险因素+、临床特征+、微生物–组织病理学:未知,该患者分级为拟诊,给予试验性治疗,也称经验治疗。理论上应选择强效、广谱而不良反应少的药物,以便尽快观察治疗反应和避免不良反应,但还应结合其他因素综合考虑。念珠菌属是侵袭性真菌感染最常见和重要的病原真菌。根据《中国腹腔感染诊治指南(2019 版)》:"腹腔真菌感染以念珠菌感染为主,推荐轻中度 CA–IAI 病人使用氟康唑,重度 CA–IAI 和 HA–IAI 病人使用棘白菌素类抗真菌药(证据质量为中等)。静脉或口服氟康唑可以作为棘白菌素类初始治疗的替代方案,但仅限于非危重症及考虑不可能为氟康唑耐药念珠菌感染的患者(强烈推荐,高质量证据)。"该患者首选推荐棘白菌素类进行经验治疗,但患者病情相对较轻、无唑类抗真菌药物暴露史,对其耐药可能性较小,选用氟康唑适宜。该患者肾功能无异常,氟康唑200 mg qd 用于治疗深部真菌感染剂量过小,应使用 400 mg qd 维持治疗,首剂加倍。用法用量不适宜。

药学监护计划实施与调整

监测患者的一般症状、体温、血常规、PCT、CRP、肝肾功能、呃逆呕吐情况,3 d 后对疗效进行再次评估,根据治疗疗效及停药指征协助临床决策,把握抗菌药物使用的疗程。病原学检测阳性者,应根据药敏试验结果,以及临床疗效判定是否需要调整抗感染治疗方案。建议在用药前完善 G、GM 试验,寻找目标治疗证据。监护抗真菌经验治疗疗程,经验治疗一般应持续 5~7d,必要时可延长至 10 d,若仍不见效,应停止经验治疗。氟康唑为 CYP2C9 和 CYP3A4 的中效抑制剂,是 CYP2C19 的强效抑制剂,兰索拉唑主要通过 CYP2C19 代谢,其次是通过 CYP3A4 代谢,二者合用可导致兰索拉唑血药浓度升高,使用过程中应注意兰索拉唑的胃肠道不良反应。由于氟康唑半衰期较长,其酶抑制作用在停药后仍持续 4 ~ 5 天。患者转氨酶降至正常,但总胆红素有所升高,同时氟康唑也有肝毒性,应严密监测患者的肝功能。

6月19日(D19)

患者情况:患者仍反复发热,热峰 39 ℃,有畏寒、寒战,偶有恶心呕吐、腹痛、腹胀,呕吐物为胃内容物,未诉咳嗽咳痰等呼吸道症状。查体:全身皮肤黏膜、巩膜轻度黄染,腹壁手术疤痕愈合良好。

辅助检查:16 日血培养标本涂片结果回报:G⁺菌。行腹部平扫 CT 检查。

治疗方案调整

停用亚胺培南西司他丁(泰能);

改用注射用哌拉西林钠他唑巴坦钠(特治星)4.5 g+0.9% NS 100 mL,ivgtt,q8h;

注射用盐酸万古霉素(稳可信)1 g+0.9%NS 250 mL,ivgtt,q12h;

血必净注射液 50 mL+0.9% NS 100 mL,ivgtt,bid;

非那雄胺片 5 mg,po,qd;盐酸坦索罗辛缓释胶囊 0.2 mg,po,qd。

药物治疗方案分析与评价

(1)抗感染:使用亚胺培南西司他丁(泰能)治疗 10 d 联合氟康唑抗感染 3 d,仍反复发热,热峰 39 ℃,抗感染疗效差。分析患者发热原因:①致病菌发生改变,亚胺培南西司他丁钠(泰能)不能覆盖的耐药的 G⁺球菌,如屎粪肠球菌、甲氧西林耐药金黄色葡萄球菌引起的感染;②亚胺培南西司他丁钠 (泰能) 长程治疗后筛选 CRO(CRE/CRAB/CRPA),天然耐药菌嗜麦芽窄食单胞菌、洋葱伯克霍尔德氏菌等成为感染优势菌;③新的感染灶、脓肿形成等。因此,停用亚胺培南西司他丁钠(泰能),经验性给予哌拉西林钠他唑巴坦钠 4.5 g,ivgtt,q8h,覆盖肠球菌以及产酶 G⁻杆菌。下午检验科危急值报告:6月 16 日血培养标本报阳,涂片结果为 G⁺菌。根据胆道感染病原菌分布特点结合当前治疗疗效,判断该 G⁺菌主要考虑肠球菌(粪肠球菌、屎肠球菌),也不排除是 MRSA,有指征联合注射用盐酸万古霉素(稳可信)1 g,ivgtt,q12h,加强对耐药的 G⁺球菌的覆盖等。

知识点:肠球菌是肠道定植的 G⁺球菌,致病毒力弱,常常不作为先发致病菌考虑,根据药敏特点,分为粪肠球菌和屎肠球菌。肠球菌对头孢菌素天然耐药,对氨曲南、多黏菌素 B /黏菌素和萘啶酸也具固有耐药;氨基糖苷类(除高水平耐药筛查外)、克林霉素和甲氧苄啶-磺胺甲基异恶唑可能在体外表现出活性,但临床无效;肠球菌对 β-内酰胺类、氨基糖苷类、四环素类、大环内酯类、喹诺酮类抗菌药物的耐药率较高,而对多肽类、利奈唑胺、喹努普汀/达福普汀较敏感,屎肠球菌比粪肠球菌耐药率更高。根据胆道感染病原菌分布特点,经验性覆盖 G⁺菌抗感染治疗主要考虑肠球菌,在血培养结果出来之前,更改哌拉西林他唑巴坦目的是为了更好地覆盖肠球菌。在获知血培养涂片结果为 G⁺球菌,联合使用注射用盐酸万古霉素 1g,ivgtt,q12h 经验性覆盖粪肠球菌、屎肠球菌以及 MRSA。以下列表比较亚胺培南西司他丁(泰能)与哌拉西林钠他唑巴坦钠、万古霉素抗菌谱。

菌种	泰能	哌拉西林/他唑巴坦	万古霉素
产 AmpC 酶肠杆菌	+	−	R
MRSA	R	R	+
粪肠球菌	±	±	+
屎肠球菌	R	+	+
嗜麦芽窄食单胞菌	R	R	R
洋葱伯克霍尔德菌	R	R	R
厌氧菌	+	+	−

(备注:+:敏感率>60%,±:敏感率 30%-60%,—:不敏感,R:天然耐药。数据来源于 CLSI)

(2)抗炎:血必净注射液适应证为:化瘀解毒。用于温热类疾病,症见发热、喘促、心悸、烦躁等瘀毒互结证;适用于因感染诱发的全身炎症反应综合征;也可配合治疗多器官功能失常综合征的脏器功能受损期。该患者符合 SIRS 诊断标准,使用血必净注射液适宜,用法用量适宜。

知识点:临床上符合以下 2 项或 2 项以上可诊断为全身炎症反应综合征(systemic inflammatory response syndrome,SIRS):1. 体温>38 ℃或<36 ℃;2. 心率>90 次/分;3.呼吸>20 次/分或 $PaCO_2$<32 mmHg;4.白细胞计数>12×10^9 L^{-1} 或<4×10^9 L^{-1},或未成熟粒细胞>10%。

(3)抗前列腺增生:盐酸坦索罗辛为高选择性 α1-受体阻滞剂,松弛前列腺和膀胱颈部的平滑肌,改善排尿障碍的症状,起效较快,属于对症治疗。特点是不能缩小前列腺体积,也不能降低发生急性尿潴留及需要手术的危险性。非那雄胺为 5α-还原酶抑制剂,可使肥大的前列腺缩小,改善尿流及改善前列腺增生有关的症状。二者作用机制不同,联合用药适宜。

药学监护计划实施与调整

监护体温、白细胞、中性粒细胞百分比、PCT、CRP、IL-6 等反应感染相关指标的变化,监护病原学检验结果,CT 检查结果。监护患者恶心呕吐、腹痛、腹胀情况。抗感染治疗 3 d 后对疗效进行再次评估,根据治疗疗效及停药指征协助临床决策,把握抗菌药物使用的疗程。病原学检测阳性者,应根据药敏结果,以及临床疗效判定是否需要调整抗感染治疗方案。

万古霉素有一定的肾毒性及耳毒性,也可引起低血压、红人综合征及血栓性静脉炎等不良反应,其中红人综合征及血栓性静脉炎与药物的浓度及滴注速度有关。目前的治疗建议是输注浓度应不高于 5 mg·mL^{-1},最大输注速度不超过 10 mg·min^{-1},滴注时间不低于 1 h,当单次剂量超过 1 g(即 1.5 g 或 2 g)时,输液时间需延长至 1.5~2 h。肾功能正常的患者不需要常规进行 TDM,但应密切监测尿素氮、血清肌酐、出入量等。青霉素和头孢菌素类药物可致致死性过敏性休克。使用哌拉西林钠他唑巴坦之前应仔细询问药物过敏史,必须做青霉素皮肤试验。对于皮试阴性患者,应判断是否有导致假阴性结果的影响因素,同时应警惕迟发型过敏反应。本品可导致皮疹、药物热、血小板减少、嗜酸性粒细胞增多等不良反应,还可导致低凝血酶原血症或出血,观察患者是否有出血。哌拉西林和他唑巴坦都主要通过肾小球滤过和肾小管分泌经肾脏清除,有相关文献报道本品和万古霉素联用可能增加急性肾损害的风险,在治疗期间应严密监测肝肾功能。血必净注射液为中药注射制剂,严禁混合配伍,谨慎联合用药,在联合使用其他药品时,须用 50 mL 0.9%氯化钠注射液冲管。有皮肤潮红、皮疹、瘙痒、呼吸困难、心悸、紫绀、血压升高或下降、喉头水肿、过敏性休克、寒战、发热、面色苍白、乏力、大汗、抽搐等不良反应。盐酸坦索罗辛缓释胶囊服用时要整粒吞服,注意不要嚼碎胶囊内的颗粒。

> 知识点:过敏反应分为速发型和迟发型过敏反应。速发型过敏反应是指在数分钟至 1 小时内发生过敏反应,为Ⅰ型变态反应,由免疫球蛋白 E(IgE)调控;迟发型过敏反应是指在用药后 1 小时或数日以后发生的变态反应,包括Ⅱ、Ⅲ、Ⅳ型变态反应。皮肤试验只能预测速发型过敏反应。

6月22日(D22)

患者情况:今晨患者仍然发热,39.3 ℃,给予双氯芬酸钠 20 mg 肌注可降至正常。查体:患者双足部水肿,全身皮肤黏膜、巩膜轻度黄染,腹壁手术疤痕愈合良好。

辅助检查:第 3 次血培养结果回报:粪肠球菌,青霉素、万古霉素、环丙沙星、四环素、替考拉宁、氨苄西林、高单位庆大霉素均敏感,红霉素中介,利福平耐药;血培养真菌:阴性。6月 19 日 CT 回报:胆囊癌术后,术区感染并周围腹膜炎,术区包裹性积液、脓腔积气、肝内胆管炎,肝右后叶脓肿。

治疗方案调整

在局麻下行 B 超引导下肝脓肿穿刺置管引流术,留取脓液标本做病原菌培养(细菌、真菌)。肝脓肿引流量 290 mL。

药物治疗方案分析与评价

该患者 CT 检查提示肝脓肿,考虑为胆源性细菌性肝脓肿。患者使用哌拉西林联合万古霉素、氟康唑抗感染治疗 3 d 仍反复发热,综合评估抗感染疗效不佳,影像学检查报告提示肝脓肿液化,临床医师行肝脓肿穿刺置管引流,对感染灶进行积极的外科干预。患者第 3 次血培养结果回报：粪肠球菌，除利福平耐药以外，其余均敏感，真菌（－）。考虑粪肠球菌为致病菌，系肝脓肿继发血流感染。建议停用万古霉素，降低药物不良反应及病原菌耐药性的发生。

> 知识点：细菌性肝脓肿的典型临床表现为发热和腹痛，其他常见症状包括恶心、呕吐、厌食、体重减轻、肝大、右上腹压痛或黄疸等。胆源性肝脓肿是指临床上胆系结石、急性胆囊炎、肝胆恶性肿瘤、肝胆侵入性操作等，导致细菌逆行至肝脏，形成肝内胆管炎及胆管周围炎，最终导致肝脓肿的形成。

药学监护计划实施与调整

监测患者肝脓肿引流量、引流液颜色变化及体温、白细胞、中性粒细胞百分比、PCT、CRP、IL-6 等感染指标的变化。监护脓液培养结果。监护双足水肿、恶心呕吐、腹痛、腹胀、TBiL、DBiL、黄疸改善情况。

6月24日（D24）

患者情况：穿刺引流术后第 3 天，患者无发热，无诉腹痛、腹胀，胃纳一般，进食后反复呕吐。查体：患者双足部水肿，全身皮肤黏膜、巩膜轻度黄染，腹壁手术疤痕愈合良好。

辅助检查：血常规：白细胞计数 $9.11×10^9$ L^{-1}，中性粒细胞比例 59.4%，中性粒细胞计数 $5.411×10^9$ L^{-1}，血红蛋白浓度 88 $g·L^{-1}$；白细胞介素-6 55.69 $pg·mL^{-1}$，降钙素原 2.52 $ng·mL^{-1}$，超敏 C 反应蛋白 168.5 $mg·L^{-1}$。肝功能：丙氨酸氨基转移酶 32 $U·L^{-1}$，门冬氨酸氨基转移酶 40 $U·L^{-1}$，总胆红素 22.2 $umol·L^{-1}$，结合胆红素 14.93 $umol·L^{-1}$，白蛋白 25.4 $g·L^{-1}$，谷胱甘肽还原酶 83 $U·L^{-1}$。肾功能：尿素氮 1.60 $mmol·L^{-1}$，肌酐 50 $umol·L^{-1}$。凝血四项、电解质无异常。脓液培养结果回报：嗜麦芽窄食单胞菌，复方新诺明、左氧氟沙星、米诺环素、头孢哌酮/舒巴坦、头孢他啶均敏感，替卡西林/克拉维酸中介。真菌培养：阴性。

治疗方案调整

经穿刺置管引流术后患者未再发热，患者病情平稳，停用注射用盐酸万古霉素，继续哌拉西林钠他唑巴坦钠与氟康唑氯化钠注射液抗感染，予止痛对症营养支持等治疗。给予氯化钾静脉及口服制剂联合补钾,甲磺酸多拉司琼注射液止吐对症治疗。

药物治疗方案分析与评价

(1)抗感染目标治疗:

穿刺引流脓液培养结果回报为嗜麦芽窄食单胞菌,距离第一次培养出粪肠球菌的时间为 6 天,根据重复感染期(Repeat Infection Timeframe,RIT)定义,该患者检测的病原菌不属于新发感染,应考虑是混合感染或污染。该病原菌对哌拉西林钠他唑巴坦钠天然耐药,目前的抗感染方案不能覆盖该病原菌患者,且患者在穿刺引流术后未再出现发热的情况,腹痛腹胀也明显改善。结合患者症状、体征,考虑该患者检出嗜麦芽窄食单胞菌为污染菌或非优势菌。同时,血培养及脓肿引流液真菌培养均为阴性,建议停用氟康唑。

> 知识点:重复感染期(Repeat Infection Timeframe,RIT)是美国 NHSN 监测网站医院感染监测中强调的一个概念。即从感染第一天起至之后的 14 天内不会有新的相同类型的感染重复出现,期间即使同一感染部位有不同病原体检出也不应认为是新的感染,而是应该属于同一次感染。RIT 经常用于血流感染,尿路感染和肺部感染中。

(2)补钾、止吐、利尿消肿对症治疗

低钾血症是指血清钾<3.5 mmol·L^{-1} 的一种病理生理状态。该患者血钾为2.95 mmol·L^{-1},属于轻中度缺钾,且患者有呕吐丢失钾,给予氯化钾静脉及口服制剂联合补钾适宜。患者进食后呕吐,给予甲磺酸多拉司琼注射液对症治疗。患者双下肢水肿,入院复查白蛋白一直处于偏低水平,补充人血白蛋白利尿消肿适宜。

药学监护计划实施与调整

监测患者肝脓肿引流量、引流液颜色变化及体温、白细胞、中性粒细胞百分比、PCT、CRP、IL-6 等感染指标的变化。监护脓液培养结果。监护双足水肿、恶心呕吐、腹痛、腹胀、黄疸改善情况。氯化钾缓释片应吞服,不得咬碎。缓释型钾盐能抑制肠道对维生素 B$_{12}$ 的吸收,老年人肾脏清除 K$^+$能力下降,应用钾盐时较易发生高钾血症。用药期间应随访检查血钾。氯化钾常见不良反应为胃肠道反应,缓释片可餐后服用,并饮用足量的水。服药后大便排出的白色物质为不能吸收的残存缓释辅料,患者不必惊慌。氯化钾静脉输液浓度不超过 0.3%,以免引起输液部位血管静脉炎和显著疼痛。用药期间应监测血钾、心电图、血镁、钠、钙、酸碱平衡、肾功能和尿量,嘱患者多吃补钾的食物。甲磺酸多拉司琼为 5-HT$_3$ 受体拮抗剂,所有 5-HT$_3$ 受体拮抗剂不能与其他药物混合,故使用前、后均需应用生理盐水冲洗输注管路。

6 月 27 日(D27)

患者情况:患者无发热,无诉腹痛、腹胀,胃纳一般,进食后反复呕吐。

辅助检查:无

治疗方案调整

停用氟康唑,维持哌拉西林钠他唑巴坦钠抗感染。给予复方氨基酸注射液(18AA-Ⅶ)、多种油脂肪乳注射液(C6~C24)营养支持。

药物治疗方案分析与评价

见上文。

药学监护计划实施与调整

监测患者肝脓肿引流量、引流液颜色变化及体温、白细胞、中性粒细胞百分比、PCT、CRP、IL-6 等感染指标的变化。监护脓液培养结果。监护双足水肿、恶心呕吐、腹痛、腹胀、TBiL、DBiL、黄疸改善情况。

多种油脂肪乳注射液(C6~C24)含大豆油、鱼油和卵磷脂,可罕见地发生过敏反应,出现过敏症状(如发热、寒战、皮疹和呼吸困难)时应立即停止输注。本品过量使用会使甘油三酯廓清能力下降并引起"脂肪超载综合征"发生,临床必须观察。定期检查血糖、甘油三酯、肝功能、酸碱代谢、液体平衡、全血细胞计数和电解质。复方氨基酸注射液(18AA-Ⅶ)是高渗溶液,静脉输注可引起静脉炎;因其含抗氧化剂焦亚硫酸钠,可诱发过敏反应(尤其哮喘患者)。平衡型氨基酸每分钟应控制在 40 滴,滴注速度过快可引起恶心、呕吐、心悸、胸闷、头痛等。

6 月 29 日(D29)

患者情况:肝脓肿穿刺引流术后第 7 天,患者无发热,无诉腹痛、腹胀,咳嗽咳痰,无诉其他特殊不适。患者反复出现呕吐,考虑不排除肿瘤导致。查体全身皮肤黏膜、巩膜轻度黄染。家属要求出院,嘱其当地医院继续治疗。

辅助检查:6 月 28 日血常规:白细胞计数 11.36×10^9 L^{-1},中性粒细胞比例 78.1%,中性粒细胞计数 8.87×10^9 L^{-1},血红蛋白浓度 102 g·L^{-1};白细胞介素-6　9.26 pg·mL^{-1},

降钙素原 0.448 ng·mL⁻¹，超敏 C 反应蛋白 35 mg·L⁻¹;白细胞介素-6 55.69 pg·mL⁻¹,降钙素原 2.52 ng·mL⁻¹,超敏 C 反应蛋白 168.5 mg·L⁻¹。肝功能:丙氨酸氨基转移酶 30 U·L⁻¹,门冬氨酸氨基转移酶 42 U·L⁻¹,总胆红素 46.6 umol·L⁻¹,结合胆红素 33.5 umol·L⁻¹,白蛋白 35.4 g·L⁻¹,谷胱甘肽还原酶 90.1 U·L⁻¹。肾功能:尿素氮 2.34 mmol·L⁻¹,肌酐 56 umol·L⁻¹。凝血四项、电解质无异常。肿瘤标志物 CA-125 894 U·mL⁻¹,CA19-9 3 4915 U·mL⁻¹,CA72-4 7.75 U·mL⁻¹,CEA 6.62 U·mL⁻¹,VCA-IgA 阴性。CT 检查提示:①胆囊癌术后感染、肝脓肿引流后,与 6 月 19 日腹部 CT 对比,术区感染并周围腹膜炎、肝内胆管炎等较前好转,肝右后叶脓肿较前缩小,脓腔积气较前减少;术区包裹性积液较前减少。肝门区异常密度影,肝内胆管扩张大致同前,不除外肿瘤性病变所致,建议随访复查。②右侧内乳区、腹腔内及腹膜后多发大小不等结节影,均考虑转移瘤可能,较前不同程度增大。③双下肺炎症较前吸收。

治疗方案调整:患者反复出现呕吐,考虑不排除肿瘤导致,予加强对症支持治疗。患者家属要求出院,告知病情后予自动离院,嘱其当地医院继续治疗。

出院诊断:肝脓肿、急性胆管炎、胆囊恶性肿瘤、低蛋白血症、轻度贫血

出院医嘱:①定期门诊复诊,不适随诊②注意休息及营养,低脂饮食。③返当地医院继续治疗。

四、临床药师在本次治疗中参与药物治疗工作的总结与体会

该病例为胆囊癌根治术后并发胆源性肝脓肿反复发热的病例。药师通过每日查房,监测肝脓肿引流量、引流液颜色,双足水肿情况,感染相关表现、精神状态、胃纳、体温、疼痛(腹痛腹胀、伤口疼痛)、肠鸣音、血常规、病原学结果、电解质、肝肾功能等。同时学习相关指南,掌握胆道感染的病原菌分布、经验性与目标性抗感染治疗原则、抗菌药物的抗菌谱特点、抗真菌治疗的原则、如何提高细菌培养阳性率、药敏报告解读等知识点,并对相关用药的不良反应进行严密监测,包括过敏反应、肝肾功能等。通过该病例得出经验,对术后肝脓肿的诊断应及时,对于脓肿、包裹性积液等局部感染灶,抗感染药物治疗不能替代外科手术干预,除了应用敏感抗生素以外,及时行脓腔抽吸、引流,外科干预等综合治疗是针对肝脓肿的有效治疗方法。

参考文献

[1] 汪复,张婴元.《抗菌药物临床应用指南》[M].第 3 版.北京:人民卫生出版社,2020,76.

[2] 卫生部.医院感染管理办法[S].中华人民共和国卫生部令第 48 号.2006-07-06.

[3] 中华医学会外科学分会胆道外科学组.急性胆道系统感染的诊断和治疗指南(2021版)[J].中华外科杂志,2021,59(06):422-429.

 作者感悟

　　纸上得来终觉浅,绝知此事要躬行!临床药师除了具备药学、临床医学基础知识和基本技能外,应深入临床,积极参与临床实践,通过药学查房、会诊、病例讨论、用药监护、用药教育等一系列的药学服务,不断积累经验,加深对药物的认识和理解,不断巩固、丰富药物知识。同时多参与 MDT 会诊以及疑难病例讨论,善于运用检索工具以及数据库,寻找循证医学证据,做到精准用药,为患者提供个体化服务。在专业知识专业技能上深耕细作,加强沟通能力的建设,相互探讨,相互促进,最终取得医-护-患的信任与依赖。同时,临床药学也是一个需要终身学习的学科,需要及时更新知识体系。路漫漫其修远兮,吾将上下而求索!我将不忘初心,牢记使命,继续秉持"以患者为中心"的服务理念,心系患者,为患者的安全合理用药保驾护航!

2型糖尿病合并多种并发症的
药学监护实践

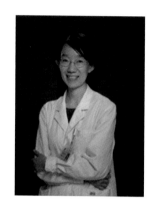

■—作者简介—

纪立伟,北京医院药学部,主任药师
卫健委临床药师培训基地内分泌专业带教老师。已带教40余名临床药师学员,带领团队已累计完成了上万名患者的药学监护及教育
中国研究型医院学会药物评价专业委员会青年委员会副主任委员
整合医学会糖尿病学分会常委
北京内分泌医师协会委员

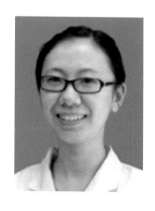

作者简介—

李文渊,四川省人民医院药学部,主管药师
曾参加卫健委临床药师培训基地内分泌专业临床药师培训

一、前言

近30多年来,我国糖尿病患病率显著增加。2015至2017年中华医学会内分泌学分会在全国31个省进行的甲状腺、碘营养状态和糖尿病的流行病学调查显示,我国18岁

及以上人群糖尿病患病率为11.2%。糖尿病患者在药师服务的人群中占有一定比例,学习为糖尿病患者提供全面的药学服务具有非常重要的意义。糖尿病治疗的近期目标是通过控制高血糖和代谢紊乱来消除糖尿病症状和防止出现急性并发症,糖尿病治疗的远期目标是通过良好的代谢控制达到预防慢性并发症、提高患者生活质量和延长寿命的目的。建议对于糖尿病病程较长、年龄较大、已有心血管疾病的T2DM患者,继续采取降糖、降压、调脂(主要是降低LDL-C)、抗血小板治疗等综合管理措施,以降低心血管事件、微血管并发症进展及死亡的风险,但应遵循分层管理,个体化管理的原则。

二、病史摘要

患者女,65岁,身高159 cm,体重79 kg。主诉"血糖升高10年,控制不佳1月"入院。患者10年前拟行左膝关节置换术时发现血糖升高(具体不详),无多饮、多食、多尿、体重减轻等症状,予精蛋白人胰岛素混合注射液(30R)(商品名:诺和灵30R胰岛素注射液)早餐前8 u,晚餐前12 u皮下注射。空腹血糖控制在6~8 mmol·L^{-1},餐后2 h血糖控制在10 mmol·L^{-1}。9年前复查血糖,自行停用胰岛素,改为盐酸二甲双胍片0.5 g每日三次,自述血糖控制可。偶测随机血糖,结果均低于10 mmol·L^{-1}。2020年7月27日就诊于我院查糖化血红蛋白7.8%。2020年8月1日测得午餐后2 h血糖12.5 mmol·L^{-1}。8月2日测得午餐后2 h血糖14.2 mmol·L^{-1}。8月10日就诊于我院内分泌科门诊,改降糖方案调整为格列喹酮片、阿卡波糖片(具体剂量不详),测空腹血糖10.2 mmol·L^{-1}。于2020年8月19日再次就诊于我院内分泌科,在中餐前加用那格列奈片0.12 g,测空腹血糖8.9 mmol·L^{-1},餐后2 h血糖12 mmol·L^{-1}。患者于2020年8月21日再次就诊于我院内分泌科,将降糖方案调整为精蛋白锌重组赖脯胰岛素25 R早餐前14 u,晚餐前12 u,中餐前服用那格列奈片0.12 g。监测空腹血糖5.78 mmol·L^{-1}。餐后2 h血糖6.8~12.3 mmol·L^{-1}。患者平素每餐吃2两主食,每日坚持步行一万步。病程中,患者无尿中泡沫增加,无视物模糊,无手足麻木、感觉异常,无呕吐、腹痛等,无心慌、手抖、大汗等症状。此次为行进一步诊治收入我科,自患病以来,患者神志清,精神可,食欲正常,睡眠正常,二便如常,体重无明显减轻。

患者高血压病史10余年,血压最高190/110 mmHg,目前口服缬沙坦氨氯地平片1片qd,血压控制在100~130/60~80 mmHg,自诉血压低于110/60 mmHg时有头晕症状。2018年12月4日行肠镜前准备时发现血肌酐109 μmol·L^{-1},未行进一步诊治。2020年

8 月 18 日查血生化肌酐 149 μmol·L⁻¹。2020 年 7 月 29 日就诊于我院消化内科查血生化示血尿酸 616 μmol·L⁻¹。2020 年 7 月 31 日因左足背痛就诊于我院,查血尿酸 461 μmol·L⁻¹,诊断高尿酸血症痛风发作,予依托考昔片 120 mg qd,非布司他片 40 mg qd 治疗。2020 年 8 月 14 日于社区医院复查血尿酸 283.9 μmol·L⁻¹。发现血脂异常 1 月余,2020 年 7 月 29 日查血生化示总胆固醇 7.9 mmol·L⁻¹(参考值<5.2 mmol·L⁻¹),低密度脂蛋白胆固醇 3.71 mmol·L⁻¹(参考值<3.37 mmol·L⁻¹),甘油三酯 5.04 mmol·L⁻¹(参考值<1.7 mmol·L⁻¹),予每晚服匹伐他汀钙片 4 mg 治疗。否认肝炎、结核、疟疾病史,否认心脏病史,否认脑血管疾病、精神性疾病史。10 年前行左膝关节置换术,4 年前因双眼老年性白内障行左眼超声乳化联合人工晶体植入术。否认外伤、输血史,预防接种史不详。青霉素皮试阳性。

体格检查:

体温:36.3 ℃,脉搏:78 次/分,呼吸:18 次·min⁻¹,血压:138/87 mmHg。发育正常,营养良好,正常面容,表情自如,自主体位,神志清楚,查体合作,查体无特殊发现。

专科检查:

身高:159 cm,体重 79 kg,体质指数为 31.25 kg·m⁻²。无满月脸、水牛背、腹部皮肤未见紫纹。颈围 44 cm,腰围 107 cm,臀围 117 cm,腰臀比 0.91。

家族史及个人史:

否认家族性遗传病史。无吸烟、饮酒史。23 岁结婚,育有 1 子 1 女。子女体健。绝经年龄 50 岁。

入院诊断:2 型糖尿病;高血压 3 级(极高危);血脂异常;高尿酸血症;痛风史;慢性肾脏病 3 期;肥胖症;双眼老年性白内障;左膝关节置换术,人工晶体植入术后。

治疗目的	药品名称	用法用量	用药时长
降糖	精蛋白人胰岛素混合注射液 30 R	早餐前 8 u 晚餐前 12 u ih.	0.5 年(10 年前)
	盐酸二甲双胍片	0.5 g tid	9.5 年
	格列喹酮片	(具体用量不详)	2020-08-10~2020-08-21
	阿卡波糖片	(具体用量不详)	2020-08-10~2020-08-21
	那格列奈片	0.12 g 中餐前	2020-08-19 至今
	精蛋白锌重组赖脯胰岛素注射液 25 R	早餐前 14 u,晚餐前 12 u ih.	2020-08-21 至今
降压 高尿酸血症伴痛风急性发作	缬沙坦氨氯地平片	1 片 qd	10 余年至今
	依托考昔片	120 mg qd	2020-07-31 至今
	非布司他片	40 mg qd	2020-07-31 至今
降脂	匹伐他汀片	4 mg qN	2020-07-29 至今

三、治疗过程及药学监护

初始治疗方案分析

患者初始药物治疗方案如表所示：

药品通用名	剂量	频次	用法	起止时间
赖脯胰岛素注射液	6 u	早餐前	ih.	2020.8.31~2020.9.14
赖脯胰岛素注射液	4 u	中餐前	ih.	2020.8.31~2020.9.14
赖脯胰岛素注射液	6 u	晚餐前	ih.	2020.8.31~2020.9.14
甘精胰岛素注射液	12 u	睡前	ih.	2020.8.31~2020.9.1
缬沙坦胶囊	80 mg	早餐前	po.	2020.8.31~2020.9.14
苯磺酸氨氯地平片	2.5 mg	早餐前	po.	2020.8.31~2020.9.14
匹伐他汀钙片	4 mg	睡前	po.	2020.8.31~2020.9.14
非布司他片	20 mg	每日一次	po.	2020.8.31~2020.9.14

1.糖尿病降糖治疗分析

患者老年女性,75 岁,体质指数 31.25 kg·m^{-2},腰围 107 cm。10 年前左膝关节置换术时查血糖升高,诊断为糖尿病,给予 3 针餐前胰岛素联合长效胰岛素降糖方案后血糖控制达标。后停用胰岛素,更换为口服降糖药物,先后多次更改口服降糖方案。半月前测血糖控制在空腹 8.9 mmol·L^{-1},餐后 2 h 12 mmol·L^{-1} 左右,糖化血红蛋白 7.8%。患者口服降糖药有效,且为肥胖症体型,伴腹型肥胖,无自发酮症倾向,病程较长,老年起病,诊断为 2 型糖尿病。

根据《中国 2 型糖尿病防治指南(2020 版)》针对患者不同健康状况的分层血糖控制目标:该老年患者同时患有多种合并疾病,日常生活能力稍受限,尚能自主生活,无明显认知功能障碍,因此判定为复杂/中等程度的健康状态。建议该患者血糖控制目标如下:HbA1c<8%,空腹或餐前血糖控制在 5~8.3 mmol·L^{-1},睡前血糖控制在 5.6~10.0 mmol·L^{-1},餐后 2 h 血糖<10 mmol·L^{-1}。

入院前 10 天,医院就诊更改降糖方案为精蛋白锌重组赖脯胰岛素注射液 25 R 早晚餐前及中餐前那格列奈片 0.12 g,监测血糖:空腹血糖 5.7~8.0 mmol·L^{-1},餐后 2 h 血糖6.8~12.3 mmol·L^{-1}。患者使用该方案后空腹血糖控制较好,餐后偶尔偏高,且未发生低血糖,每日胰岛素总量为28 u。入院后先依照院外降糖治疗方案,继续行胰岛素治疗。与预混胰岛素相比,"三短一长"的降糖方案更接近人正常的胰岛素生理分泌模式,因此入院后将预混胰岛素更换为短效的赖脯胰岛素三餐前注射联合长效的甘精胰岛素睡前注射。甘精胰岛素峰值较平稳,不易引发夜间低血糖。另外,患者2型糖尿病诊断基本明确,且使用日总剂量28 u胰岛素即可良好控制血糖,考虑患者胰岛功能可能尚可,调整为"三短一长"的降糖模式可为后续减少胰岛素使用次数提供基础,进一步治疗需根据患者的胰岛功能情况调整方案。

按照《2型糖尿病起始胰岛素后方案转换的临床指导建议(2018年)》,每日2次预混胰岛素类似物转换为基础+餐时胰岛素时,日总剂量不变,仍为28 u。基础胰岛素为40%~50%的日总剂量:12 u~14 u。考虑患者院外空腹血糖控制良好,院内饮食控制后血糖普遍偏低,给予12u甘精胰岛素控制血糖合理。由于速效赖脯胰岛素午餐前使用也能改善餐后血糖,且在使用胰岛素时不宜使用促泌剂,入院后停用那格列奈合理,可根据餐后及下一餐餐前血糖的控制情况调整胰岛素剂量,提高用药依从性。

知识点:那格列奈片起效时间迅速,1 h内可达最高血药浓度,代谢快,t1/2在1.5 h左右,午餐前使用主要改善餐后血糖,其降低基础血糖作用弱。

2.高血压治疗方案分析

患者老年女性,高血压病史10余年,血压最高190/110 mmHg,目前口服复方制剂缬沙坦氨氯地平片(80 mg/5 mg)1片 qd,血压控制在100~130/60~80 mmHg,自诉血压低于110/60 mmHg时有头晕症状。根据《中国2型糖尿病防治指南(2020版)》中老年糖尿病患者的建议,患者为复杂/中等程度的健康状态(依据见前),血压控制目标在小于140/90 mmHg即可。合并高血压的糖尿病患者的降压方案首选长效制剂,降低昼夜血压波动预防心血管事件,本患者使用的ARB联合CCB的长效降压方案为老年糖尿病患者优选用药。由于患者平时血压控制略低,且易诱发相关低血压症状,住院后将降压药换为缬沙坦和氨氯地平单药联合使用。缬沙坦80 mg qd,氨氯地平减量为2.5 mg qd。氨氯地平和缬沙坦均不会影响本患者的尿酸、血脂代谢。患者肾功能受损,CKD3期,氨氯地平的代谢不受肾功能损害影响,肾功损害全程可以使用;缬沙坦在CKD4期(eGFR

15~29 ml·min^{-1}·1.73 m^{-2})以上均可以全剂量使用,方案合理,根据患者监测结果调整方案。

知识点: ARB 类降压药氯沙坦可降尿酸,可减少尿酸药用量。

3.血脂异常方案分析

患者老年绝经期女性,入院前 1 月余查血脂异常,同时患有高血压、慢性肾脏病, 虽未确诊为冠心病, 但同时具有多种动脉粥样硬化心血管疾病(atherosclerotic cardio-vascular disease, ASCVD)的高危因素,根据《中国 2 型糖尿病防治指南(2020)版》, 应该属于 ASCVD 的极高危人群, 调脂的主要目标为 LDL-C<1.8 mmol·L^{-1},TG<1.7 mmol·L^{-1}。

患者 LDL-C 3.71 mmol·L^{-1}, TG 5.04 mmol·L^{-1}。控制 LDL-C 和 TG 可以有效地预防糖尿病患者 ASCVD 的发生。经计算,欲达到 LDL-C<1.8 mmol/L 的目标,使用降脂药后的降脂力度应该达到(3.71−1.8)/3.71×100%=51.5%。患者既往使用匹伐他汀 4 mg,根据《中国 2 型糖尿病合并血脂异常防治专家共识(2017 年修订版)》的推荐,本药为中等强度他汀,继续沿用院外方案合理。另外,据专家共识意见,TG 未高于 5.6 mmol·L^{-1} 的水平,无需另外加用降低甘油三酯的药物,低油低脂清淡饮食进行控制。

4.高尿酸血症治疗方案分析

患者老年女性,1 月前因左足背痛就诊于我院,查血尿酸 461 μmol·L^{-1},诊断高尿酸血症痛风发作,予依托考昔 120 mg qd,非布司他 40 mg qd 治疗,半月前社区医院复查血尿酸 283.9 μmol/L。询问病史可知,患者 1 月前为新发痛风,目前痛风急性症状已经消失, 停用非甾体抗炎药依托考昔合理。根据《中国高尿酸血症与痛风诊疗指南(2019 年)》原则推荐,患者合并高血压、糖尿病、血脂紊乱、冠心病、CKD3 期等多种疾病,在血尿酸>420 μmol·L^{-1} 时,应尽快起始使用降尿酸药物,以减少痛风的再发作或心血管、肾脏疾病的风险,但是否需要在痛风发作期间使用仍存在争议。目前患者痛风急性症状已控制良好,使用降尿酸药物治疗是合理的。患者 eGFR 40.31 mL·min^{-1}·1.73 m^{-2},肌酐清除率 >30 mL·min^{-1} 的轻中度肾功不全可继续足量使用非布司他。患者伴多发心肾疾病的应严格控制尿酸水平，以防痛风复发、并发症的加重，分层目标值为 300 $\mu mol \cdot L^{-1}$。非布司他最大降尿酸效果一般在 2~4 周后达到，治疗 2 周后测尿酸为 283.9 $\mu mol \cdot L^{-1}$。另外，非布司他有发生心血管事件的风险,患者为 ASCVD 的极高危人群,药师认为非布司他减量合理,并进一步监测尿酸水平来调整用药。

初始药物治疗方案监护计划

(一)有效性

1.监测患者的血糖情况。患者入院后停用了促泌剂那格列奈,胰岛素的每日总量与入院前一致,因此,刚重整方案后需密切监测,特别注意餐后血糖是否有升高,若餐后较餐前升高幅度>2.5 $mmol \cdot L^{-1}$,则考虑加用阿卡波糖等控制餐后血糖的药物。需监测每日 7 点血糖:三餐前血糖,三餐后 2 h 血糖及睡前血糖,以考察新制定方案是否合适。

2.入院后患者降压药物进行了调整,剂量有所降低,每天测量血压以观察药物疗效。调整氨氯地平剂量后血压的稳定期在 4~5 天以后。

3.按照初始治疗方案中血脂的控制目标监测降脂药匹伐他汀的疗效,入院后积极完善血脂检查,患者已用药 1 月,血药浓度已达到稳态,根据血脂水平可提示降脂药物是否适当。

4.非布司他的最大疗效出现在用药后 2~4 周,患者 2 周时测血尿酸 283.9 $\mu mol \cdot L^{-1}$,若继续使用院外方案 40 mg qd,不除外进一步降低的可能。减量后密切监测尿酸变化情况。

5.积极完善糖尿病并发症筛查,给予积极相关治疗。

(二)安全性

1. 警惕低血糖发生。因患者 75 岁老龄女性,合并 ASCVD 高风险,需密切监测血糖不能低于 4~5 $mmol \cdot L^{-1}$。必要时监测凌晨 3 点血糖(若睡前血糖较低时)。根据《中国 2 型糖尿病防治指南(2020 版)》睡前血糖<5.6 $mmol \cdot L^{-1}$ 时则需要测定凌晨血糖。若患者自述夜间有低血糖症状,或晨起空腹血糖过低或睡前低、空腹较高,也应监测 3 点血糖。

2.患者述收缩压 110 mmHg 以下时出现头晕现象,告知患者出现类似症状时告知医护及时测量血压,以给患者提供合适的降压方案,调整血压在适宜的范围。

3. 患者1月前查血脂异常开始服用匹伐他汀中等剂量，匹伐他汀不经细胞色素P450 3A4(CYP3A4)代谢，研究显示匹伐他汀的相关肌病发生风险小于阿托伐他汀等药物,但仍需警惕。

4. 非布司他少部分可通过肾脏以原型形式排出,本患者CKD 3期,肾功能有中度损害,且系ASCVD极高风险人群。虽减少了剂量,也应警惕患者的心血管风险。若患者出现胸痛、头晕、心跳加快或不规则心跳、说话困难、视力突然模糊等症状时,应及时排查,非布司他可能性大时应停止服药。另外,非布司他对肝脏有影响,应在出院1月后复查肝功情况。

5. 问诊及监测患者各项检查指标,是否有异常,再对症处理。

(三)服药依从性评估

服药依从性评估:患者既往用药依从性较好。

病程记录

2020年8月31日(D1)

主诉及查体:血糖升高10年,控制不佳1月入院。体温: 36.3 ℃,脉搏: 78 次/分,呼吸: 18 次/分,血压: 138/87 mmHg。

化验:随机血糖:10.8 mmol·L^{-1}。血生化:肌酐 135 μmol·L^{-1},尿素 10.04 mmol·L^{-1}, ALT 17 U·L^{-1},AST 18 U·L^{-1},尿酸 341 μmol·L^{-1},乳酸 0.8 mmol·L^{-1},血常规、尿常规正常。

2020年9月1日(D2)

主诉及查体:无不适。体温: 36.3 ℃,脉搏: 78 次/分,呼吸: 18 次/分,血压: 138/87 mmHg。双肺呼吸音清,未闻及干湿啰音,未闻及胸膜摩擦音。心律齐,心率 78 次/分,心肺腹查体无特殊,双下肢无水肿,足背动脉搏动可。

化验与检查: 血生化:HDL 1.04 mmol·L^{-1},TG 2.03 mmol·L^{-1},LDL–C 2.86 mmol·L^{-1}, TC 4.91 mmol·L^{-1},25–羟基维生素 D 17.4 ng·mL^{-1},甲状腺功能五项: 正常;胰岛素自身抗体:阴性,胰岛细胞抗体:阴性;谷氨酸脱羧酶抗体:阴性;PTH 38.7 pg·mL^{-1}。 8 h 尿微量白蛋白排泄率:336.9 μg·min^{-1},尿微量白蛋白浓度 147 μg·mL^{-1}。心电图: 窦性心律,非特异性 ST 段与 T 波异常。超声心动图:主动脉瓣钙化(轻)左室舒张功能减低。

胰岛素及 C 肽释放试验：

	葡萄糖 mmol·L⁻¹	胰岛素 μU·mL⁻¹	C 肽 pmol·L⁻¹
空腹	6	21	868
1 h	11.5	80.2	1377.2
2 h	15.2	92.8	2066.1
3 h	15.7	59.3	2329.7

血糖监测：

	早餐		午餐		晚餐		睡前
	前	后	前	后	前	后	
2020.8.31			入院		10.1	16	10.2
2020.9.1	8.6						

医嘱调整：加用甲钴胺注射液 500 μg 肌肉注射，每周 2 次。

调整药物治疗方案评价：患者未述手足麻木等周围神经病变的症状，查体，双下肢振动觉、温度觉减退，踝反射未引出，且无其他引起神经病变的病理特点，初步判定为糖尿病周围神经病变。根据《中国 2 型糖尿病防治指南(2020 版)》建议，可以使用促进神经修护的药物甲钴胺。是否联用其他修复神经药物，目前并未统一定论，考虑患者目前血糖控制可，且神经传导功能只是减退，并未联合其他治疗神经病变药物，合理。

药学监护计划的调整与实施：

1. 继续监测血糖情况，患者空腹血糖 8.6 mmol·L⁻¹，控制一般，刚入院血糖有所波动，可继续观察。

2. 甲钴胺注射液使用后，可能会在注射周围局部疼痛或硬结，注意缓慢注射，注射过程中避免强光直接照射。

3. 继续前一天监护。

2020 年 9 月 2 日(D3)

主诉与查体：未述不适。体温：36.3 ℃，脉搏：68 次·min⁻¹，呼吸：18 次/分。

化验与检查：8 h 尿微量白蛋白排泄率：110 μg·min⁻¹，尿微量白蛋白浓度 88 μg·mL⁻¹；8 h 血清皮质醇<1 μg·dL⁻¹；ACTH<5 pg·mL⁻¹。肝胆胰脾肾超声提示：脂肪肝、胆囊结石。

血糖监测:(单位:mmol·L^{-1})

	早餐		午餐		晚餐		睡前
	前	后	前	后	前	后	
2020.9.1	8.4	18.8	17.4	11.7	7.4	13.2	10.2
2020.9.2	7.4						

医嘱调整:加用阿卡波糖片50 mg,三餐中嚼服,甘精胰岛素注射液14 U,睡前皮下注射。

调整药物治疗方案评价:

监测7个时间点的血糖,患者基础血糖控制一般,餐后血糖明显高于餐前,考虑适当增加基础胰岛素,并加用改善餐后血糖的药物,包括阿卡波糖、格列奈类或加量餐时胰岛素。患者目前体质指数为31.25 kg·m^{-2},不宜再新增增加体重的药物,如胰岛素或促泌剂。α-糖苷酶抑制剂无增加体重的风险,且降低餐后血糖,选择阿卡波糖50 mg在三餐中服用是合理的。

药学监护计划的调整与实施:

1.患者新调整降糖方案,给予监护多点血糖以确定疗效。阿卡波糖和甘精胰岛素的起效和疗效稳定时间均较快,下一天空腹、餐后即可观察到方案调整的疗效。

2.可告知患者在餐后0.5 h~1 h内开始适当增加运动,建议采用散步等平缓运动方式。

3.注意低血糖,特别是当睡前血糖较低时,甘精胰岛素增加剂量易诱发夜间低血糖。

4.其余监护同前。

用药教育:

阿卡波糖随餐嚼服或餐前立即整片吞服,可能会有胀气、恶心等胃肠道不适,若出现上述症状不能耐受,告知医生或药师。

2020年9月7日(D8)

主诉与查体:无不适。体温:36.3 ℃,脉搏:68次/分,呼吸:18次/分。其余无特殊。血糖监测:(单位:mmol·L^{-1})

	早餐		午餐		晚餐		睡前
	前	后	前	后	前	后	
2020.9.2		–	14.3	10.8	7.6	11.4	9.7
2020.9.3	8.2	10.1	11.0	8.7	9.0	9.1	9.4
2020.9.4	8.1	–	–	7.3	8.3	10.2	8.2
2020.9.5	4.7	6.3	8.1	5.4	6.2	7.6	7.8
2020.9.6	4.9	5.2	6.8	7.2	8.7	8.5	7.7
2020.9.7	6.7						

化验与检查:24 h 尿蛋白定量 0.43 g·24 h^{-1},24 h 尿电解质正常, 尿尿酸正常,皮质醇节律:8 点、16 点及 24 点的皮质醇分别为 16.9 μg·dL^{-1}、9.7 μg·dL^{-1} 及 2.8 μg·dL^{-1}。

CT 心脏冠脉造影:1.冠状动脉多发粥样硬化改变:第一后降支起始管腔中重度狭窄,右冠状动脉远段、第一对角支近端管腔中度狭窄,左冠前降支管腔轻中度狭窄,余多发冠状管腔轻度狭窄;2.第一对角支远段壁冠状动脉。

下肢动脉 B 超示:左侧股动脉、腘动脉和胫前、后动脉粥样硬化伴弥漫多发硬化斑块,左侧股浅动脉远端重度狭窄,左侧腘动脉闭塞可能,左侧胫后动脉未见血流信号,闭塞不除外。ABI 右侧 0.55,左侧 0.47。

补充诊断:单纯性肥胖;冠状动脉粥样硬化性心脏病 稳定型心绞痛 下肢动脉硬化闭塞症 左腘动脉闭塞

医嘱调整:

医嘱调整	药品名称	剂量	频次	用法
停药	赖脯胰岛素注射液			
减低剂量	甘精胰岛素注射液	10 u	qn	ih.
新增药物	盐酸二甲双胍片	0.5 g	Bid	po.
新增药物	阿司匹林肠溶片	0.1 g	早餐前	po.
新增药物	贝前列素钠片	40 μg	Bid	po.

调整药物治疗方案评价:

因患者 2020 年 9 月 5 日及 6 日两日空腹血糖较低,且早餐前有心慌等低血糖症状、餐后血糖水平较低,减少基础甘精胰岛素剂量至 10 u 。患者高龄、独居,要求出院后口服药物治疗,考虑出院后使用四针胰岛素注射次数较多,且存在风险。患者的胰岛功能可,既往餐后血糖较低,且胰岛素用量也较低,餐前仅有 4~6 u,自身胰岛素可分泌调节,遂停餐时赖脯胰岛素注射液。全天共减少胰岛素 20 u,患者需新增至少一种口服降糖药物,维持血糖在控制范围内。患者同时合并冠心病,应加用有心血管获益的降糖药物,如钠葡萄糖共转运体–2 抑制剂、GLP–1 受体激动剂或二甲双胍。由于二甲双胍在国内外指南中均推荐为没有使用禁忌的患者首选药物,故选择二甲双胍低剂量起始 0.5 g,每日 2 次,可同时降餐后和空腹血糖,方案可行,进一步监测血糖水平调整方案。

患者冠心病诊断明确。根据《中国成人 2 型糖尿病患者动脉粥样硬化性脑心血管疾病分级预防指南(2016 年版)》推荐,已有冠状动脉粥样硬化性心脏病(ASCVD)病史的糖尿病患者的心血管事件发生风险为极高危,应立即使用抗血小板的药物进行二级预防。给予阿司匹林预防心血管急性事件方案合理。

患者双下肢 B 超提示下肢动脉硬化闭塞症,糖尿病下肢动脉粥样硬化病变诊断基本明确。根据 Fontaine's 分期,临床无症状,分为 1 期。根据《中国 2 型糖尿病防治指南(2020 版)》推荐,糖尿病性下肢动脉硬化性病变(LEAD)的二级预防可使用抗血小板药物、他汀类调脂药、ACEI 及血管扩张药物治疗。调脂药物、抗血小板药物治疗能降低 LEAD 患者的死亡率和心血管事件,目前已使用阿司匹林和匹伐他汀调脂稳斑。考虑已使用 ARB 类降压药,血压控制稳定,故医生继续使用缬沙坦而非 ACEI 药物。《中国 2 型糖尿病防治指南(2020 版)》指南推荐,在间歇性跛行患者中可加用血管扩张药物,如贝前列腺素钠。贝前列腺素能显著增加患者步行距离。目前患者日行万步,并无间歇性跛行,且贝前列素钠主要功效为改善糖尿病性周围血管病变患者下肢的主观症状,是否对改善患者下肢动脉疾病和心血管事件获益仍不确定,证据有限,尚待考究。

药学监护计划的调整与实施:

1.监测患者的血糖。为给患者精简用药方案,考虑其胰岛功能尚可,病程中停用餐时胰岛素,共减停 16 u 餐时,基础胰岛素减少 4 u。密切注意基础和餐时血糖水平。

2.患者既往长期服用二甲双胍片,询问患者是否有胃肠道不适症状,根据血糖和不良反应情况进一步调整二甲双胍剂量。

3.患者同时新增贝前列素和阿司匹林,警惕患者的出血风险,特别是皮下、口腔、便血等。

4.未做调整的药物继续前述监护。

用药教育：

1.告知患者正常进食和运动,以免方案调整期间血糖波动剧烈。

2.二甲双胍可随餐或餐后服用减少胃肠道副作用。

3.贝前列腺素钠片在餐后 30 min 内口服,阿司匹林肠溶片在清晨晨起时服用。

4.患者积极开展步行运动锻炼,每次步行运动量 45 min 左右,出现间歇性跛行状况后稍事休息,再继续行走,每天 3 次,以预防下肢血管的进一步闭塞,增加步行距离和时间。

2020 年 9 月 10 日(D11)

主诉与查体：主诉胃肠胀气、不适。体温: 36.8 ℃,脉搏: 78 次/分,呼吸: 18 次/分,神志清,精神可,其余无特殊。

化验：肌酐 147 μmol·L^{-1},尿素 10.15 mmol·L^{-1},尿酸 410 μmol·L^{-1},HDL 0.96 mmol·L^{-1},TG 1.41 mmol·L^{-1},LDL-C 1.82 mmol·L^{-1},TC 3.52 mmol·L^{-1}

血糖监测：(单位:mmol·L^{-1})

	早餐		午餐		晚餐		睡前
	前	后	前	后	前	后	
2020.9.7		7.9	8.6	8.5	8.9	11.1	12.8
2020.9.8	7.1	10.7	8.9	9.6	8.7	11.5	10.6
2020.9.9	6.4	9.5	9.6	10.2	11.6	13.2	9.2
2020.9.10	6.6						

医嘱调整：加用卡维地洛片 3.125 mg,bid;将盐酸二甲双胍肠溶片调整为 0.5 g,bid。

调整药物治疗方案评价：

1.患者冠心病 稳定型心绞痛诊断明确,同时下肢动脉多发斑块伴闭塞,心脑血管急性事件发生率和心功能进行性损害发生率高, 根据《冠心病合理用药指南(2016版)》,冠心病患者应积极改善心肌缺血状况,预防心肌梗死,β-受体阻断剂使用可行。卡维地洛为 α1+β 受体双阻断剂。患者外周血管闭塞,双相作用可同时阻断交感神经兴奋预防心血管事件,也可以扩张外周动脉血管的作用,医生使用是适宜的。

2.患者近 3 日用药后空腹血糖控制可,晚餐前后血糖较高,考虑甘精胰岛素作用持续时间无法覆盖晚餐时间,可加用控制餐后血糖的药物。患者述胃肠道胀气、不适,考虑为药物二甲双胍引起,更换为二甲双胍肠溶片。若肠溶片使用后无胃肠道不良反应,则建议增加二甲双胍晚餐前的剂量为 1 g。若仍有胃肠道不适,则考虑换用缓释片及其他控制餐后血糖的药物如二肽激肽酶 IV 抑制剂。

药学监护计划的调整与实施:

1.继续监测患者血糖。可减少血糖监测次数。空腹+三餐后和睡前即可。

2.观察患者胃肠道不良反应情况。

3.患者已用二种降压药,虽然卡维地洛降压效力不强,仍需关注其血压情况。卡维地洛还可能掩盖患者的低血糖症状,且对血糖有一定波动,因此需密切关注患者的低血糖症状。

4.其余监护同前几日。

用药教育:

1.卡维地洛是预防冠心病心血管事件的药物,也可降压,关注是否有头晕、头痛症状,可能是低血压引起,需引起重视寻求帮助。同时也应关注乏力等低血糖症状,因服用的卡维地洛能掩盖心跳加速、心慌大汗的低血糖症状,所以需特别注意。

2.已将二甲双胍更换为肠溶制剂,可减轻消化道症状。肠溶片应在餐前服用,以避免因进餐后胃内 pH 值升高,破坏肠溶结构,在胃内即吸收。若继续有消化道不适症状,应告医生或药师。

2020 年 9 月 14 日(D15)

主诉与查体:患者无不适。体温: 36.2 ℃,脉搏: 64 次/分,呼吸: 18 次/分。神志清,精神可,其余无特殊。

化验:血生化:肌酐 142 umol·L^{-1},K$^+$ 4.2 mmol·L^{-1},尿酸 343 μmol·L^{-1},乳酸 0.9 mmol·L^{-1}。

血糖控制情况如下:(单位:mmol·L^{-1})

	早餐		午餐		晚餐		睡前
	前	后	前	后	前	后	
2020.9.10		10.3	10.2	10.6	9.6	10.6	9.4
2020.9.11	6.2	9.6	9.6	10.6	8.3	9.9	10.5
2020.9.12	6.8	8.9	13.0	8.9	8.1	9.0	9.4
2020.9.13	6.7	9.4	10.6	9.4	8.4	14.7	8.6
2020.9.14	5.8						

经治疗,患者病情平稳,带药出院。

出院带药:

缬沙坦氨氯地平片 1 片 qdA 口服

匹伐他汀钙片 4 mg qn 口服

阿司匹林肠溶片 0.1 g 餐前 口服

卡维地洛片 6.25 mg qd 口服

阿卡波糖片 50 mg tidA 口服

甘精胰岛素注射液 10 u qn 皮下注射

盐酸二甲双胍肠溶片 0.5 g bidA 口服

贝前列素钠片 40 μg bid 口服

非布司他片 20 mg qd 口服

甲钴胺片 500 μg tid 口服

患者出院用药教育:

1.患者病情控制稳定,继续院内治疗方案带药出院。

2.将甲钴胺注射液更换成口服制剂,院外继续使用,改善营养神经。

3.晨起空腹服用缬沙坦氨氯地平片、阿司匹林肠溶片、卡维地洛片、盐酸二甲双胍肠溶片、非布司他片、甲钴胺片;一日三餐随餐服用阿卡波糖片;三餐餐前服用甲钴胺片;早晚餐后 30 min 服用贝前列腺素钠片;睡前服用匹伐他汀钙片、给予甘精胰岛素皮下注射;出现心前区疼痛、胸闷等心绞痛症状时,迅速舌下含服硝酸甘油片以缓解症状。

4.出院后的生活饮食运动应规律,饮食应尽量贴近院内水平,以免血糖波动。出院后的第一周和第二周每周间隔 2 日监测血糖,分别测空腹、主餐后和睡前 3 点血糖并记录。血糖稳定后可减少血糖监测时间,从第三周每周测 1 天 3 点指血血糖即可。根据血糖进行饮食运动的调整,若血糖仍控制不佳,考虑就医治疗。

5.目前为冠心病稳定型心绞痛期,应积极注意血脂、血糖、血压的共同控制,以免发生急性缺血引起心绞痛甚至心梗的急性事件。若发生急性事件,应给与硝酸甘油舌下含服。硝酸甘油只在急性症状时服用,平时无需服用,以免发生低血压、头晕头痛、出血时间延长、皮肤面部潮红等严重不良反应。

6. 注意出血风险。因服用的阿司匹林肠溶片和贝前列腺素钠片联用出血风险增加,若出现症状,应考虑暂时停服贝前列腺素钠片或阿司匹林肠溶片。

7.积极监测血压,使其控制在 120~140/70~90 mmHg 之间。出院后 1 个月复查血脂,应控制 LDL-C<1.8 mmol·L^{-1}。同时复查尿酸,应控制在<300 μmol·L^{-1}。

用药较多,建议使用分药盒分开服用,以免漏服。

四、药物治疗总结

患者为老年女性,慢性病程。腹型肥胖,肾功能不全。患 2 型糖尿病十年伴多种并发症,包括糖尿病肾病、周围血管病变、神经病变等,合并冠心病、下肢动脉闭塞以及高尿酸血症等,符合代谢综合征的特点,是心脑血管急性事件以及死亡高风险人群。在治疗时,需进行心脑血管疾病的综合管理,既需控制各项代谢指标的紊乱,又应积极预防心脑血管急性事件。患者行人工晶体置换术和人工膝关节置换,上述手术患者的生活质量和疾病综合管理带来影响。如糖尿病、高血压等慢性疾病鼓励适当的锻炼,但眼、足的不便可能会限制患者的运动能力。应鼓励患者采用适合的运动形式,建议寻求专业的帮助。

(1)药物方面:患者肾功能不全,部分药物的代谢和排泄会受到影响,目前使用的药物符合肾功不全的要求,但需定期复查肾功能。若肾功能进一步受损,可更换药物或减少用药剂量。

(2)治疗依从性方面:患者用药过多,共 11 种药物,需在不同的时间段服用,给患者用药依从性带来了挑战。除了药师详细指导用药,给患者制作清晰易懂的服药计划时间表外,还应告知患者用药的重要性,鼓励患者积极配合治疗,提前按服用时间准备药品,避免漏服药品。

参考文献:

[1] 中华医学会糖尿病学分会. 中国 2 型糖尿病防治指南(2020 年版)[J]. 中华医学会糖尿病学分会, 2021,13(4):315-409.

[2] 母义明, 纪立农,宁光,等. 二甲双胍临床应用专家共识(2018 年版)[J]. 药品评价(临床), 2019,16(5):3-15.

[3]《2型糖尿病起始胰岛素后方案转换的临床指导建议》编写委员会.2型糖尿病起始胰岛素后方案转换的临床指导建议[J].中华糖尿病杂志,2018,10(2):97-102.

[4] 中华医学会内分泌学分会脂代谢学组. 中国2型糖尿病合并血脂异常防治专家共识(2017年修订版)[J].中华内分泌代谢杂志,2017,33(11):925-936.

[5] 中华医学会内分泌学分会.中国高尿酸血症与痛风诊疗指南(2019)[J].中华内分泌代谢杂志,2020,36(1):1-13.

[6]中华医学会内分泌学分会.中国成人2型糖尿病患者动脉粥样硬化性脑心血管疾病分级预防指南[J].中华内分泌代谢杂志,2016,32(7):540-545.

[7]中华医学会糖尿病学分会,中华医学会感染病学分会,中华医学会组织修复与再生分会.中国糖尿病足防治指南(2019版)[J].中华糖尿病杂志,2019,11(2):92-108

 作者感悟

  糖尿病是当前威胁全球人类健康的严重慢性非转染性疾病之一。2型糖尿病(T2DM)作为糖尿病的主要类型,危害在于其并发症。T2DM患者常伴有高血压、血脂紊乱、尿酸升高等心脑血管病变的重要危险因素。对T2DM合并多种心血管危险因素的综合管理一直是糖尿病治疗领域关注的焦点。近年,随着相关临床研究的增加和深入,人们对糖尿病及其并发症的认知和管理方法也随之发生变化。这种变化和进步于国内外糖尿病诊疗指南的更新中可见一斑,尤其是T2DM管理的相关内容,越来越体现出从以"降糖"为中心到以"结局"为中心,以"患者"为中心的观念。希望药师们能熟练运用药物知识及药物治疗管理的技能,更好地服务于患者。我们一起努力,逐渐成长为有知识、有温度的药师。

1 例心脏瓣膜术后脑出血患者
抗凝治疗药学监护实践

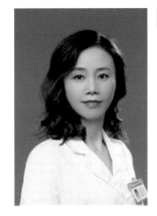

┌─ 作者简介 ─

徐航,南京大学医学院附属鼓楼医院,副主任药师
国家卫计委首位抗凝专业临床药师及师资带教老师
中国心胸血管麻醉学会心血管药学分会全国委员
南京市卫计委"十三·五"青年人才

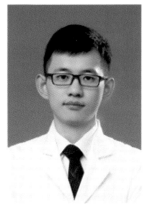

┌─ 作者简介 ─

王宝彦,南京大学医学院附属鼓楼医院,主管药师
现为血管外科抗凝临床药师
获得美国药物治疗管理(MTM)培训证书

一、前言

心脏机械瓣膜置换术是心脏瓣膜病外科治疗的重要方法之一,为了预防血栓栓塞事件的发生,术后需终生进行抗凝治疗,华法林是最常用的抗凝药物,长期口服华法林相关的出血事件是机械瓣膜患者最常见的并发症,尤其是脑出血,文献报道服用华法林抗凝时脑出血的年发生率为 0.3%~0.7%,死亡率接近 40%~60%。而出血后抗凝

治疗的管理陷入两难境地,重新开始华法林治疗可能导致患者复发性出血,而中断或停止治疗可能会增加机械瓣膜置换患者血栓形成风险,一项荟萃分析显示,重启抗凝治疗病人的血栓栓塞事件发生率为 6.7%,而未抗凝的病人为 17.6%,恢复抗凝治疗与血栓栓塞事件(卒中和心肌梗死)的风险降低有关,而脑出血复发的风险并未明显增加。因此,机械瓣膜置换后患者出现脑出血,仍需要继续口服华法林来预防血栓栓塞事件,选择恰当的时机重启抗凝至关重要,平衡脑出血加剧与血栓栓塞风险二者应综合考虑手术类型、出血风险、危险因素以及人工心脏瓣膜的类型、位置和数量,并在多学科协助基础上进行分析和治疗。

二、病史摘要

主诉:因"左侧肢体乏力伴言语不清 3 天"入院。

现病史:患者 3 天前无明显诱因下出现左侧肢体乏力,伴言语不清,感头晕头昏,无视物旋转,无头痛,无意识障碍,无大小便失禁,无肢体抽搐,遂至我院急诊就诊,头颅 CT 显示:右侧小脑半球及半卵圆中心脑出血伴水肿带可能,考虑多发脑出血,急诊拟"脑出血"收治入院。自发病以来,患者神志清,精神差,无胸闷,无胸痛,无恶心呕吐,无腹泻,食纳欠佳,睡眠可,大便难解,留置导尿,色清,体重未监测。

既往史:患者 7 年前因二尖瓣关闭不全行二尖瓣机械瓣膜置换术;有心房颤动病史;有肾功能不全病史。

既往用药史:患者长期口服华法林 3 mg qd,国际标准化比值(international normalized ratio,INR)控制不佳;长期口服琥珀酸美托洛尔缓释片 47.5 mg qd。

个人史:无吸烟史,无饮酒史。

过敏史:否认食物、药物过敏史。

入院诊断:(1)脑出血;(2)二尖瓣机械瓣置换术后;(3)心房颤动;(4)肾功能不全。

三、治疗过程与药学监护

2022 年 05 月 21 日(D1)

患者左侧肢体乏力,伴言语不清,感头晕头昏。查体:体温:36.8 ℃,脉搏:113 次/分,呼吸:18 次/分,血压:119/80 mmHg。神志清,精神萎,口齿不清,双侧瞳孔等大,口角歪斜,双肺未闻及明显干湿啰音,心律绝对不齐,第一心音强弱不等,二尖瓣可闻及金属瓣膜音,余各瓣膜未闻及明显病理性杂音,腹软,无压痛及反跳痛,双下肢无水肿,左上肢肌力2级,左下肢肌力0级,右侧肌力肌张力正常,生理反射存在,病理反射未引出。

实验室检查:

血常规:白细胞计数 $7.8×10^9 L^{-1}$,中性粒细胞百分率 93.5%,血红蛋白 $112 g·L^{-1}$,血小板计数 $197×10^9 L^{-1}$。

凝血五项:凝血酶原时间 $47.2 s$,国际标准化比值 4.38,活化凝血活酶时间 $47.3 s$,纤维蛋白原 $4.8 g·L^{-1}$,D-二聚体 $1.12 mg·L^{-1}$。

生化全套:谷丙转氨酶 $17 U·L^{-1}$,谷草转氨酶 $27 U·L^{-1}$,白蛋白 $42 g·L^{-1}$,肌酐 $150.5 \mu mol·L^{-1}$。

电解质:钠 $130.8 mmol·L^{-1}$,钾 $3.06 mmol·L^{-1}$。

影像学检查:

胸部+头颅CT:1.右侧小脑半球及半卵圆中心脑出血伴水肿,2.轻度脑萎缩,3.两肺多发小结节,4.两肺肺气肿,5.纵隔内多发淋巴结,部分轻度肿大,6.心脏术后改变,心影增大,7.升主动脉增宽。

心电图:心房颤动。

初始药物治疗方案

用药目的	药品名称	用法用量
逆转抗凝作用	凝血酶原复合物	400 IU once 静脉滴注
逆转抗凝作用	维生素K₁注射液	10 mg once 静脉滴注
降低颅内压	甘露醇注射液	125 mL q12h 静脉滴注
护胃	注射用奥美拉唑钠	40 mg bid 静脉滴注
控制心室率	琥珀酸美托洛尔缓释片	47.5 mg qd 口服
补钾	氯化钾注射液	30 mL once 口服

初始药物治疗方案分析与评价

(1)逆转抗凝作用:快速纠正凝血功能紊乱、减少脑内血肿的迅速扩大是华法林相关脑出血的最重要的治疗目的,华法林的逆转剂包括维生素K、新鲜冰冻血浆、凝血酶原复合物等。根据 2020 年美国心脏学会/心脏协会(ACC/AHA)颁布的《心脏瓣膜病患者的管理指南》以及 2022 年美国心脏协会/卒中协会(AHA/ASA)颁布的《自发性脑出血的管理指南》,对于华法林相关的脑出血患者,推荐凝血酶原复合物优于新鲜冷冻血浆,以实现快速纠正 INR,同时应在凝血酶原复合物之后使用维生素 K,以防止后续 INR 升高引发的脑出血加重。

本案例中,患者因心脏二尖瓣机械瓣膜置换术长期口服华法林抗凝治疗,入院时 INR 值 4.38,过高的 INR 导致患者的脑出血,入院后立刻停用华法林,为了实现抗凝作用的快速逆转,临床药师建议同时使用凝血酶原复合物和维生素 K_1,医师采纳。

知识点:①凝血酶原复合物(prothrombin complex concentrate, PCC)是从健康人混合血浆中分离制备的一种能促进血液凝固的静脉注射血浆蛋白制剂,根据是否含有凝血因子Ⅶ将 PCC 分三因子 PCC(Ⅱ、Ⅸ、Ⅹ)和四因子 PCC(Ⅱ、Ⅶ、Ⅸ、Ⅹ)两种规格,目前 PCC 主要用于乙型血友病、凝血因子缺乏症、抗凝剂过量或者维生素 K 缺乏症,多项研究显示 PCC 能迅速使接受华法林治疗的患者 INR 值恢复正常,因此 PCC 是快速逆转华法林抗凝作用的最佳选择, 其用量需根据 INR 的水平决定,INR 1.3~1.9 时,PCC 的剂量为 10~20 U/kg;INR≥2.0 时,PCC 的剂量为 25~50 U/kg,但是 PCC 维持时间相对较短,还需要同时静脉给予维生素 K,加快肝脏产生新的凝血因子,持续纠正凝血功能异常,并能减少大量 PCC 使用后血栓形成的风险。②维生素 K_1 为维生素类药物,它是肝脏合成因子Ⅱ、Ⅶ、Ⅸ、Ⅹ所必须的物质,维生素 K_1 缺乏可引起这些凝血因子合成障碍或异常,临床可见出血倾向和凝血酶原时间延长。目前维生素 K_1 主要用于维生素 K_1 缺乏引起的出血、香豆素类等过量所致的凝血功能异常以及长期应用广谱抗生素所致的体内维生素 K_1 缺乏,维生素 K_1 的常用剂量为 5~10 mg。单纯应用维生素 K_1 不足以快速逆转 INR,但应作为所有急性华法林逆转策略的一部分,以防止应用凝血酶原复合物等血液制品后 INR 升高。

(2)降低颅内压:研究表明脑出血患者颅内压的升高与不良预后相关,脑出血患者早期的颅内压应控制在合适的水平,可以改善患者的功能预后。甘露醇能够提高血浆渗透压,导致组织内水分进入血管内, 从而减轻组织水肿, 降低颅内压。根据 2019 年《中国脑出血诊治指南》,颅内压升高者,需要脱水降颅压时,应给予甘露醇或高渗盐水静脉滴注,用量及疗程依个体化而定。本案例中患者的头颅 CT 显示患者脑出血伴水肿,给予甘露醇注射液降低患者颅内压。

（3）心室率控制：房颤引起的心室率异常是产生症状的重要原因，而长时间房颤伴快速心室率也可能引起血流动力学不稳定或心动过速性心肌病，因此，心室率的控制是房颤管理的重要环节，常用的药物包括 β 受体阻滞剂、洋地黄类、钙通道阻滞剂以及其他的抗心律失常药如胺碘酮、决奈达隆、索他洛尔等。根据 2020 年欧洲心脏病学会/心胸外科协会（ESC/E-ACTS）颁布的《心房颤动的诊断和管理》指南以及《心房颤动：目前的认识和治疗建议（2021）》，β 受体阻滞剂是房颤心室率控制的一线药物。本案例中患者既往长期口服琥珀酸美托洛尔缓释片控制心室率，未诉心悸、乏力、胸闷等不适症状，患者入院继续口服琥珀酸美托洛尔缓释片。

（4）护胃治疗：应激性溃疡是指机体在各类严重创伤、危重疾病或严重心理疾病等应激状态下，发生的急性胃肠道黏膜糜烂、溃疡等病变，严重者可发生消化道出血，可使原有疾病的程度加重，增加病死率。而质子泵抑制剂能够抑制胃酸并提高胃内 pH，对预防应激性溃疡有重要的作用。根据《质子泵抑制剂临床应用指导原则（2020 年版）》，对于有高危因素的患者，质子泵抑制剂可用于预防应激性溃疡的发生，如奥美拉唑 40 mg，2 次/d，至少连续 3 d，使胃内 pH 迅速上升至 4 以上。本案例中患者使用注射用奥美拉唑钠预防应激性溃疡。

初始药物监护计划

（1）凝血酶原复合物：PCC 在临床使用过程中需注意患者的血栓风险，勿大剂量或反复使用 PCC，使用时监测患者凝血相关指标。

（2）维生素 K_1 注射液：给药速度不宜过快，过快可引起可引起面部潮红、出汗、支气管痉挛、心动过速、低血压等症状，维生素 K_1 遇光快速分解，使用过程中应避光。

（3）琥珀酸美托洛尔缓释片：服药过程中，应监测患者心率，注意乏力、头晕、黑蒙等症状，防止出现心动过缓。

（4）甘露醇注射液：甘露醇浓度较高，可能会导致静脉炎以及外渗的情况，长时间使用时需经常更换部位；快速大量静注甘露醇可引起血容量迅速增多，导致心力衰竭，稀释性低钠、低钾血症，使用过程中需监测患者电解质；甘露醇是渗透性的利尿剂，可能会导致急性的肾功能衰竭、少尿或者无尿，需监测患者肾功能。

2022 年 05 月 22 日（D2）

患者神志尚清，精神萎，无恶心呕吐，无头痛，无视物模糊，睡眠尚可，大便能解，留置导尿在位。查体:血压 109/75 mmHg,血氧 99%,心率 88 bpm,双侧瞳孔等大,口角歪斜,双肺未闻及明显干湿啰音,心律绝对不齐,第一心音强弱不等,二尖瓣可闻及金属瓣膜音,余各瓣膜未闻及明显病理性杂音,腹软,无压痛及反跳痛,双下肢无水肿,左上肢肌力 2 级,左下肢肌力 0 级,右侧肌力肌张力正常。

实验室检查

血常规:血红蛋白 110 g·L⁻¹,血小板计数 173×10⁹ L⁻¹。

凝血五项:凝血酶原时间 17.9 s,国际标准化比值 1.60,活化凝血活酶时间 29.3 s,纤维蛋白原 4.6 g·L⁻¹,D-二聚体 0.87 mg·L⁻¹。

影像学检查

头颅 CT:1. 右侧小脑半球出血灶伴周围轻度水肿,较前相仿,2. 左侧小脑半球脑出血伴周围水肿,3. 轻度脑萎缩。

药物治疗方案

停用凝血酶原复合物、维生素 K₁ 注射液及氯化钾注射液,其余治疗药物同前

用药监护

同前。

2022 年 05 月 23 日(D3)

患者神志清,精神萎,无恶心呕吐,无头痛,无视物模糊,睡眠尚可。查体:血压 113/78 mmHg,血氧 98%,心率 86 bpm,双侧瞳孔等大,口角歪斜,双肺未闻及明显干湿啰音,心律绝对不齐,第一心音强弱不等,二尖瓣可闻及金属瓣膜音,余各瓣膜未闻及明显病理性杂音,腹软,无压痛及反跳痛,双下肢无水肿,左上肢肌力 2 级,左下肢肌力 0 级,右侧肌力肌张力正常。

实验室检查

血常规:血红蛋白 115 g·L⁻¹,血小板计数 217×10⁹ L⁻¹。

凝血五项:凝血酶原时间 15.0 s,国际标准化比值 1.33,活化凝血活酶时间 27.7 s,纤维蛋白原 4.3 g·L⁻¹,D-二聚体 1.19 mg·L⁻¹。

肾功能+电解质:钾 3.50 mmol·L⁻¹,肌酐 166.8 μmol·L⁻¹。

影像学检查

头颅 CT:①右侧额叶深部及胼胝体区、双侧小脑半球出血灶伴周围脑水肿,较前

(5.22)相仿,②轻度脑萎缩。

药物治疗方案

加用:氯化钾缓释片 0.5 g bid 口服。

药物治疗方案分析与评价

低钾血症可因钾入量不足或丢失过多所致,轻度可表现为精神萎靡、神情淡漠、倦怠、四肢无力及心律失常等,严重可致呼吸肌及肌张力下降,腱反射减弱或消失,甚至出现因骨骼肌供血不足导致的肌肉痉挛、缺血坏死及横纹肌溶解等。根据《心力衰竭合理用药指南(第 2 版)》,血钾浓度为 3.0~3.5 mmol·L^{-1},可给予口服补钾治疗,血钾浓度<3.0 mmol·L^{-1},应采取口服和静脉联合补钾,必要时经深静脉补钾。本案例中,患者口服氯化钾缓释片进行补钾治疗。

用药监护

患者口服补钾,需密切监测患者电解质变化情况,其余药物监护同前。

2022 年 05 月 25 日(D5)

患者神志清,精神萎,左上肢肢体乏力较前明显,无发热,无恶心呕吐,无视物模糊,两侧瞳孔等大等圆,睡眠尚可,24 h 尿量 2 300 mL。查体:血压 121/63 mmHg,心率 92 bpm,血氧 98%,口齿不清,双侧瞳孔等大,口角歪斜,双肺未闻及明显干湿啰音,心律绝对不齐,第一心音强弱不等,二尖瓣可闻及金属瓣膜音,双下肢无水肿,左下肢肌力 0 级,右侧肌力肌张力正常。

实验室检查

血常规:血红蛋白 119 g·L^{-1},血小板计数 236×10^9 L^{-1}。

凝血五项:凝血酶原时间 12.0 s,国际标准化比值 1.08,活化凝血活酶时间 26.5 s,纤维蛋白原 3.7 g·L^{-1},D-二聚体 2.26 mg·L^{-1}。

肾功能+电解质:钾 3.47 mmol·L^{-1},肌酐 243 μmol·L^{-1}。

药物治疗方案

停用:甘露醇注射液 125 mL q12h,注射用奥美拉唑钠 40 mg bid。

加用:甘露醇注射液 125 mL qd,奥美拉唑肠溶胶囊 20 mg bid。

药物治疗方案分析与评价

根据《质子泵抑制剂临床应用指导原则(2020 年版)》,对于应激性溃疡高危人群,在危险因素出现后静脉用常规剂量的质子泵抑制剂，当患者病情稳定可耐受足够的肠内营养或已进食、临床症状开始好转或转入普通病房后可改为口服或逐渐停药。

用药监护

患者肌酐较前相比有明显的升高，甘露醇注射液减量后，继续监测患者的肾功能。

2022 年 05 月 28 日(D8)

患者精神较前好转，左侧肢体乏力较前好转，无抽搐，无恶心呕吐，无视物模糊，无发热，睡眠食欲尚可，导尿管在位，色清，24 h 尿量 3 600 mL。查体：血压 115/63 mmHg，心率 87 bpm，血氧 99%，神志清，精神萎，口齿不清，双侧瞳孔等大，口角歪斜，双肺未闻及明显干湿啰音，心律绝对不齐，第一心音强弱不等，二尖瓣可闻及金属瓣膜音，双下肢无水肿，左下肢肌力 0 级，右侧肌力肌张力正常。

实验室检查

血常规：血红蛋白 121 g·L^{-1}，血小板计数 197×10^9 L^{-1}。

凝血五项：凝血酶原时间 11.9 s，国际标准化比值 1.05，活化凝血活酶时间 24.1 s，纤维蛋白原 3.7 g·L^{-1}，D-二聚体 2.80 mg·L^{-1}。

肾功能+电解质：钾 4.04 mmol·L^{-1}，肌酐 107.0 μmol·L^{-1}。

影像学检查

头颅 CT：1. 右侧额叶深部及胼胝体区、双侧小脑半球出血灶伴周围脑水肿，较前有所吸收，2. 轻度脑萎缩。

药物治疗方案

加用：依诺肝素钠注射液 0.2 mL qd。

药物治疗方案分析与评价

目前何时恢复抗凝治疗仍缺乏高质量的循证医学证据，重启抗凝治疗的最佳时机需综合评估患者出血和栓塞风险，个体化治疗。血栓风险包括患者瓣膜的类型、位置、数量以及因病情长期卧床带来的静脉血栓风险，而出血风险包括出血的位置、男性、年龄、肿瘤、肾功能不全、高血压等因素，根据《抗栓药物治疗中颅内出血患者神经外科围手术期管理中国专家共识(2018 版)》，对于抗凝适应症为人工机械性瓣膜置换术后的患者，因其是发生血栓栓塞事件的高危因素，可考虑脑出血后 2 周内恢复抗凝治疗。在患者重启抗凝治疗时,虽然华法林抑制多种凝血因子的生成,但华法林的抗凝作用需待体内原有凝血因子耗竭后才能发挥,由于华法林抗凝效果产生的延迟性,脑出血后需要重新口服华法林的患者建议使用肝素类药物进行桥接治疗,直至INR达到目标值后再停用肝素类药物,目前对于重启抗凝治疗时肝素类药物的剂量尚无明确标准,根据一些研究的结果显示可予低剂量肝素抗凝治疗一定时间后重启华法林抗凝,减少再出血事件的发生,对于这种抗凝治疗方案仍需更多循证医学证据。

本案例中,患者为心脏二尖瓣机械瓣膜置换术后,栓塞风险较高,同时HAS-BLED出血评分为1分,此外患者的头颅CT显示出血灶较前有所吸收,临床药师建议重启抗凝治疗,患者肌酐清除率63.2 mL·min^{-1},选择低剂量的依诺肝素钠注射液进行抗凝治疗。

用药监护

患者重启抗凝治疗之后,需复查患者头颅CT,监测出血灶变化情况,若有新发出血,及时停用抗凝治疗,同时注意患者有无其他出血症状;其余药物监护同前。

2022年06月02日(D13)

患者精神可,左侧肢体乏力较前好转,无畏寒发热,无咳嗽咳痰,无恶心呕吐,睡眠食欲可,因排尿困难再次留置导尿。查体:血压108/74 mmHg,血氧96%,神清,左侧肢体肌力4-级,余查体同前。

实验室检查

肾功能+电解质:钾 3.47 mmol·L^{-1},肌酐 109 μmol·L^{-1}。

影像学检查

头颅CT:1. 右侧额叶深部及胼胝体区、双侧小脑半球出血灶伴周围脑水肿,较前(5.28)CT所示变化不大,2. 轻度脑萎缩。

药物治疗方案

停用:依诺肝素钠注射液 0.2 mL qd,氯化钾缓释片 0.5 g bid,甘露醇注射液125 mL qd。

加用:依诺肝素钠注射液 0.4 mL qd,氯化钾缓释片 1 g bid。

药物治疗方案分析与评价

患者头颅CT显示重启抗凝治疗后未发现有出血灶扩大或再出血,低剂量的依诺肝素注射液会增加患者血栓风险，因此依诺肝素注射液予以加量；患者血钾依旧偏低，考虑到患者饮食摄入不足，氯化钾缓释片予以加量。

用药监护

患者依诺肝素加量后，继续复查头颅 CT，注意出血灶变化情况，同时注意患者有无其他出血症状；患者口服补钾，需密切监测患者电解质变化情况，其余药物监护同前。

2022 年 06 月 08 日(D19)

患者未诉明显不适，言语不清较前好转，可下床活动，左下肢乏力较前明显好转，无发热寒战，无腹痛腹泻等不适，睡眠食欲可。 查体：血压 124/77 mmHg，血氧 98%，无明显阳性体征。

实验室检查

血常规：血红蛋白 123 g·L^{-1}，血小板计数 204×10^9 L^{-1}。

凝血五项：凝血酶原时间 12.1 s，国际标准化比值 1.06，活化凝血活酶时间 26.1 s，纤维蛋白原 3.5 g·L^{-1}，D-二聚体 1.45 mg·L^{-1}。

肾功能+电解质：钾 4.15 mmol·L^{-1}，肌酐 109.0 μmol·L^{-1}。

影像学检查

头颅 CT：1. 右侧额叶深部及胼胝体区、双侧小脑半球出血灶伴周围脑水肿，较前(6.2)有所吸收，2. 轻度脑萎缩。

药物治疗方案

加用：华法林钠片 2.25 mg qd。

药物治疗方案分析与评价

既往的研究显示心脏机械瓣膜置换术后应用肝素类药物出现抗凝不足的情况，所以目前的指南推荐机械瓣膜置换术后使用华法林进行长期抗凝治疗，而肝素类药物主要被用于心脏瓣膜置换术后患者早期的桥接抗凝治疗、心脏瓣膜置换术患者围手术期的桥接抗凝治疗以及用于心脏瓣膜置换术后妊娠期的抗凝治疗。对于抗凝强度，2022 年美国心脏病学会/心脏协会(ACC/AHA)指南中推荐二尖瓣机械瓣置换术后华法林抗凝强度推荐是 INR 值 3.0，文献报道，国人机械瓣置换术后出血并发症的发生率(0.7%~10.4%)明显高于欧美国家(1.4%~2.4%)；而栓塞的发生率(0.3%~1.5%)低于欧美人群(2.0%~3.8%)。所以国内较多的研究机构及学者推荐华法林的低强度抗凝更适合中国人群，根据

《心脏瓣膜外科抗凝治疗中国专家共识》推荐,二尖瓣机械瓣置换术后,建议华法林终身抗凝 INR 值在 1.8~2.5。本案例中患者使用依诺肝素抗凝治疗后出血灶未见明显进展,考虑到长期应用依诺肝素患者的血栓风险,加用华法林进行抗凝治疗,既往患者长期口服华法林 3 mg qd,这次因 INR 值过高导致脑出血入院,因此重启抗凝治疗时华法林予以减量使用。

用药监护

华法林的有效性和安全性同其抗凝效应密切相关,因此必须密切监测 INR 值防止过量或剂量不足,INR 值控制在 1.8~2.5,其余药物监护同前。

2022 年 06 月 13 日(D24)

患者精神可,未诉明显不适,无头晕头痛,无饮水呛咳,无胸闷气喘等不适,睡眠食欲可。查体:血压 120/80 mmHg,血氧 98%,神志清,精神可,言语欠清,双肺未闻及干湿啰音,心律绝对不齐,第一心音强弱不等,二尖瓣可闻及金属瓣膜音,余各瓣膜未闻及明显病理性杂音,左上肢肌力 4-级,左下肢肌力 4 级,右侧肌力肌张力正常。

实验室检查

凝血五项:凝血酶原时间 19.1 s,国际标准化比值 1.79,活化凝血活酶时间 25.6 s。

肾功能+电解质:钾 3.89 mmol·L^{-1},肌酐 109.0 μmol·L^{-1}。

药物治疗方案

停用:依诺肝素注射液 0.4 mL qd。

药物治疗方案分析与评价

华法林与肝素类药物进行桥接抗凝治疗时,需要等到 INR 值达到目标范围后再停用肝素类药物,现患者 INR 值 1.79,予以停用依诺肝素。

用药监护

患者重新服用华法林进行抗凝治疗,密切监测 INR 值,防止 INR 值过高。

2022 年 06 月 14 日(D25)

患者目前一般情况可,左侧肢体乏力、言语不清较前好转,无头晕头痛等不适,左上肢肌力 4-级,左下肢肌力 4 级,右侧肌力肌张力正常,可予以出院,嘱托患者定期至当地医院进行 INR 监测及复查头颅 CT 等。

治疗药物

停用所有治疗药物。

出院带药

华法林钠片 2.25 mg qd 口服

琥珀酸美托洛尔缓释片 47.5 mg qd 口服

氯化钾缓释片 1 g bid 口服

临床药师对患者的出院用药教育

1. 华法林是一种口服抗凝药物,每天只能服用一次,建议固定时间服药;为了用药安全,在服药期间需要定期检测 INR 值,出院后指标监测间隔为一周一次,平稳后两周一次,而后一月一次,逐渐延长时间间隔;服药期间不要随意改变饮食结构,保持荤素均衡;如出现流鼻血、牙齿出血、皮肤淤青等轻微出血症状,不必立即停药或减药,加强监测即可,可咨询医生或药师;对于呕血、血尿、黑便等严重出血症状,应立即到附近医院检查。

2. 琥珀酸美托洛尔缓释片用于控制心室率,服药期间,请注意监测心率、血压,切勿私自停药、加减剂量,如心率≤60 次/分,在门诊专科医师指导下调整剂量。

3. 氯化钾缓释片用于补钾,服用期间,监测电解质,防止血钾过低、过高。

四、小结

这是一例心脏瓣膜术后脑出血患者抗凝治疗的案例分析,患者既往行二尖瓣机械瓣膜置换术,术后长期口服华法林抗凝治疗,此次因过高的 INR 值引起的脑出血入院,入院后立即停用华法林,临床药师建议通过给予凝血酶原复合物和维生素 K_1 逆转华法林的抗凝作用,遏制脑内出血扩大,并予以甘露醇降低颅内压、美托洛尔控制心室率、奥美拉唑护胃、氯化钾补钾治疗,通过头颅 CT 密切监测患者脑出血变化情况,并在脑出血后第 8 天重启抗凝治疗,临床药师建议首先使用低剂量依诺肝素,患者未再发生出血后,与华法林桥接抗凝治疗,在脑出血后第 24 天停用依诺肝素,长期口服华法林。

综上所述,瓣膜置换术患者脑出血后的抗凝治疗问题难以把握,然而这些患者接受抗凝治疗的获益可能更大,因此,只要患者具备抗凝治疗适应证仍应进行抗凝药物治疗,而不应将出血危险因素视为抗凝治疗禁忌证。对于此类患者首先应注意评估患者血栓及出血加剧的风险,选择恰当的时机重启抗凝,加强出血监测,从而为患者制定出个体化的最佳抗凝方案。

参考文献

1. Greenberg SM, Ziai WC, Cordonnier C, et al. 2022 Guideline for the Management of Patients with Spontaneous Intracerebral Hemorrhage: A Guideline from the American Heart Association/American Stroke Association. Stroke, 2022, 53(7): e282−e361.

2. Otto CM, Nishimura RA, Bonow RO, et al. 2020 ACC/AHA Guideline for the management of Patients with Valvular Heart Disease: Executive Summary: A Report of the American College of Cardiology/American Heart Association Joint Committee on Clinical Practice Guidelines. Circulation, 2021, 143(5): e35−e71.

3. 中华医学会神经外科学分会,中国神经外科重症管理协作组. 抗栓药物治疗中颅内出血患者神经外科围手术期管理中国专家共识(2018 版). 中华医学杂志, 2018, 98(21): 1640−1645.

4. 中华医学会胸心血管外科分会瓣膜病外科学组. 心脏瓣膜外科抗凝治疗中国专家共识. 中华胸心血管外科杂志, 2022, 38(3): 164−174.

5. Kuramatsu JB, Sembill JA, Gerner ST, et al. Management of therapeutic anticoagulation in patients with intracerebral haemorrhage and mechanical heart valves. Eur Heart J, 2018, 39(19): 1709−1723.

作者感悟

　　在国家各项政策的引导下,各级医院逐渐设置临床药师,临床药学的工作日趋完善,然而"重医轻药"的传统观念使得临床和患者依然没有意识到临床药师的价值,而临床药师自身医学知识薄弱、与临床结合不紧密、临床药师数量有限等原因使得临床药师工作开展依然艰难。然而临床药师经过锻炼之后,为临床医生以及患者解疑答惑的时候,那种被需要的感觉和自我价值实现后的满足感油然而生,而且这种满足感会随着临床工作的不断深入变得越来越强烈。"路漫漫其修远兮,吾将上下而求索",临床药师的发展道路也许并不平坦,但这并不能使我们停滞不前,因为我们深知自己无路可退,也正是因为这样,才能不断磨练我们的意志,使我们更加勇敢和坚定,只要我们对自己从事的这一职业抱有高度的责任感,那么我们就应该不断去努力,为自己和后来者撑起一片天空!

1例老年短暂性脑缺血发作患者的药学监护实践

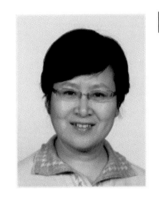

■ 作者简介

史亦丽,北京协和医院 主任药师

中国医药教育协会专家库专家

中国执业药师专家库首批专家

中国医药教育协会母婴健康管理专委会常委

中国药师协会妇儿分会委员

北京市继续教育委员会第四届学科组专家

北京医学会鉴定专家等

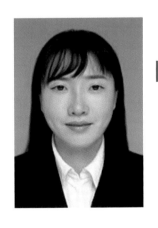

■ 作者简介

许婷婷,北京协和医院 初级药师

北京协和医科大学首批 Pharm D,博士

一、前言

患者,男,69 岁,病程 6 月,反复出现短暂性脑缺血发作(transient ischemic attack,TIA),患者出现偏侧身体运动障碍及下肢乏力伴二便失禁。结合患者既往外院颅内血管多发病变,考虑为 TIA 发作。既往史:否认高血压、冠心病、糖尿病等慢性病史。有吸

烟、饮酒史。入院后完善相关检查。患者于 2022 年 3 月 24 日至 2022 年 4 月 23 日期间住院治疗。入院后予以双抗(阿司匹林+氯吡格雷)和阿托伐他汀+依折麦布降脂治疗，LDL 目标值<1.4 mml·L^{-1}，并加用银杏叶提取物注射液改善脑部循环。经治疗，患者神经系统症状明显改善，反应速度明显提升，活动较前灵活。

> 短暂性脑缺血发作(transient ischemic attack，TIA)是脑、脊髓或视网膜局灶性缺血所致的、未发生急性脑梗死的短暂性神经功能障碍。TIA 的发病与动脉粥样硬化、动脉狭窄、心脏病、血液成分改变及血流动力学变化等多种病因有关。发作持续时间不到 24 小时(通常不到 1~2 小时)。大量研究显示，TIA 患者在近期有很高的卒中发生风险。相关荟萃分析指出，TIA 患者发病后第 2 天、第 7 天、第 30 天和第 90 天内的卒中复发风险分别为 3.5%、5.2%、8.0% 和 9.2%，上述数据证实 TIA 是急性缺血性脑血管病之一，是完全性缺血性卒中的危险信号。

二、病史摘要

现病史

患者半年前无诱因出现左侧肢体无力，表现为不能站立、左手不能持物、言语含糊不清，伴有左口角流涎，无头晕、恶心、复视、意识不清等，就诊于首都医科大学宣武医院，神经系统体格检查未见明显异常。完善相关检查，血常规：WBC 6.39×10^9 L^{-1}，N% 57.8%，HGB 140 g/L，PLT 220×10^9 L^{-1}；生化：ALB 37.82 g·L^{-1}，Cr 68 umol·L^{-1}，LDL-C 2.95 mmol·L^{-1}，K 3.26 mmol·L^{-1}，NT-proBNP 343.5 pg·mL^{-1}；免疫球蛋白、补体：阴性；凝血：大致正常；ESR 10 mm·h^{-1}；蛋白 C、蛋白 S：阴性；肿瘤标志物：PSA-F 0.68 ng·mL^{-1}，余阴性；甲功：大致正常；糖化血红蛋白：5.1%；抗核抗体谱：阴性；ANCA：阴性；抗磷脂抗体：阴性；输血八项：阴性；粪便常规+潜血：阴性；尿常规：阴性。颈动脉超声：双侧颈动脉内-中膜增厚伴多发斑块，右侧锁骨下动脉狭窄 90%，左侧锁骨下动脉闭塞(起始段)，左侧锁骨下动脉窃血(完全型)。TCCD：高阻型脑血流改变，左侧大脑后动脉狭窄(轻度)，左侧锁骨下动脉窃血，双侧后交通支开放。头 MRI：右侧外囊软化灶，脑内多发缺血灶，少量硬膜下血肿不除外，脑白质病变，鼻窦炎。头 CTA：动脉硬化，左侧锁骨下动脉局部闭塞，右侧锁骨下动脉起始局限性轻-中度狭窄，左侧大脑后动脉起始局限性重度狭窄，右侧大脑中动脉 P3 段分支局限性重度狭窄。考虑 TIA，予以阿司匹林、氯吡格雷抗板,阿托伐他汀降脂治疗,患者症状未再出现,出院后未规律用药,遗留饮水呛咳。2022年3月15日患者于家中无诱因出现双下肢无力,并滑倒在地,无摔伤,自诉全程意识清楚,倒地后出现尿便失禁。随后自觉无法自行排小便,大便可正常排出。自觉腹部肿胀明显。3月20日就诊于我院急诊,完善相关检查,全血细胞分析:WBC $13.77×10^9$ L^{-1},LY% 11.3%,NEUT% 80.8%,RBC $3.68×10^{12}$ L^{-1},HGB 121 g·L^{-1},PLT $268×10^9$ L^{-1};hsCRP 69.30 mg·L^{-1},PCT 0.26 ng·mL^{-1};泌尿系超声:前列腺增大伴钙化。残余尿超声:膀胱残余尿量约1 085 mL。3月20日予以导尿,间断放出约1 500 mL小便,后腹胀症状改善。近期自觉饮水呛咳,为进一步治疗收住老年学科病房。

3月15日前患者生活自理,可自行买菜、做饭等,病后患者行走需有人搀扶,生活需要照护。起病以来,患者精神稍差,食欲尚可,持续导尿,大便1~2天一次,为黄色成型便。体重无明显波动。

既往史

否认高血压、冠心病、糖尿病等慢性病史,否认肝炎、结核、伤寒、疟疾等传染病史,否认重大手术、外伤及输血史,否认药物、食物过敏史。预防接种史不详。

个人史:吸烟60年,每天20支。饮酒60年,每日2两。

既往用药史:

药物名称	用法用量	用药起止时间
阿司匹林肠溶片	100 mg qd po	2021年9月4日-至今
硫酸氯吡格雷片	75 mg qd po	2021年9月4日-至今
阿托伐他汀钙片	20 mg qd po	2021年9月4日-至今

药物不良反应史:无

三、治疗过程及药学监护

2022年3月24日(D1)

患者主诉:一般情况可,入院以来间断发热,T_{max} 38.7 ℃。

查体:神清,颈部闻及血管杂音,双肺未闻及干湿啰音;双瞳孔等大、光敏,肌力、肌张力均可,四肢腱反射对称引出,阵挛、病理征(-);感觉对称存在;体共济运动可;行走、步态不能配合。

辅助检查:

全血细胞分析:WBC 14.86×10^9 L^{-1},NEUT% 79.5%,RBC 4.15×10^{12} L^{-1},HGB 132 g·L^{-1}, PLT 364×10^9·L^{-1};

生化:TP 53 g·L^{-1},Alb 31 g·L^{-1},Ca 2.04 mmol·L^{-1},Glu 6.7 mmol·L^{-1},PA 138 mg·L^{-1}, TG 1.91 mmol·L^{-1},HDL-C 0.55 mmol·L^{-1},hsCRP 51.76 mg·L^{-1},NT-pro BNP 673 pg·mL^{-1}, CK 48 U·L^{-1},cTnI <0.017 μg·L^{-1},CKMB-mass 0.4 μg·L^{-1},血沉:ESR 74 mm·h^{-1},凝血:PT 12.8 s,Fbg 6.36 g·L^{-1},D-Dimer 1.49 mg·L^{-1} FEU;FEU,甲功:(-);

粪便常规+潜血:OB;

流式尿沉渣分析+尿常规:WBC 70 Cells/$μl^{-1}$;

感染 4 项:(-)。

初始药物治疗方案

用药目的	药品名称	用法用量
抗血小板	阿司匹林肠溶片	100 mg qd po
抗血小板	硫酸氯吡格雷片	75 mg qd po
降血脂	阿托伐他汀钙片	20 mg qd po

初始药物治疗方案分析与评价

患者老年男性,病程 6 月,反复出现 TIA,既往吸烟史。既往头 MRI 未提示符合动脉供血区的急性缺血改变,但患者出现偏侧身体运动障碍,机制考虑为 TIA。本次下肢乏力、尿便失禁,考虑定位在脊髓。TIA 原因方面:考虑栓塞性 TIA 可能性大。患者存在多动脉的粥样硬化性病变,不规律抗血小板及降脂治疗。不除外小的斑块破裂导致的微小血栓形成。

根据《2021 AHA/ASA 指南:卒中和短暂性脑缺血发作患者的卒中预防》指南,强调应在患者症状出现后 48 h 内进行诊断筛查以确定首次卒中的病因,侧重强调预防卒中的复发。指南提到需限制盐的摄入量和(或)遵循地中海饮食,即食用简单、清淡及富含营养的食物,如蔬菜、水果、鱼、海鲜、坚果类食物等。具备体育活动能力的患者,每周可进行 4 次约 10 min 中等强度的有氧运动,如快走、慢跑、骑自行车等,或每周 2 次 20 min 的高强度有氧运动如仰卧起坐、跳绳、俯卧撑等。此外,还应管理造成患者血管损伤的高危因素如高血压、脂代谢异常、2 型糖尿病和戒烟情况等。

初始药物监护计划

(1)有效性:监测患者血压、血糖、血脂、凝血功能及监测是否再发梗死等原发病进展。

(2)安全性:

①阿司匹林肠溶片:最常见的副作用是消化道症状,包括恶心、呕吐、上腹部不适或疼痛。用药期间监测是否出现皮肤瘀斑、牙龈出血、黑便等。

②硫酸氢氯吡格雷片:常见的不良反应包括皮下出血、肝功能异常、贫血、皮疹、胃肠道出血等。用药期间监测患者是否有出血倾向。

③阿托伐他汀钙片:常见的不良反应有肌痛、腹泻、恶心、肝功能异常。此外还有便秘、胃肠胀气、消化不良和腹痛、厌食、呕吐、失眠、皮疹、瘙痒、头晕及升高血糖等副作用。用药期间监测患者的CK、肝功能、血糖、血脂等。

(3)依从性:嘱咐患者严格遵从医师的医嘱,不随便缩短或增加疗程;不随意更改剂量;如果治疗期间出现任何不适,应及时告知医护人员。

2022年3月25日(D2)

患者主诉:无补充。

查体:同前。

辅助检查:无。

药物治疗方案调整

药物名称	用法用量
银杏叶提取物注射液	70 mg qd ivgtt
氯化钠注射液	250 ml qd ivgtt

药物治疗方案分析与评价

患者今日加用了银杏叶提取物注射液 70 mg(20 mL) qd ivgtt,改善脑病及周围血液循环。

药物监护计划实施与调整

(1)银杏叶提取物注射液给药时可将本品溶于生理盐水或葡萄糖输液,混合比例为1:10,若输液为 500 mL,则静滴速度应控制在大约 2~3 h。本例为 20 mL:250 mL,输注时间 1~1.5 h。本品不良反应包括过敏反应:潮红、皮疹、瘙痒、水肿、喉头水肿、呼吸困难、憋气、心悸、血压下降、过敏性休克等。全身性损害:寒战、高热、发热、疼痛、多汗等。呼吸系统损害:呼吸急促等。心脑血管系统损害:心悸、胸闷、血压升高等。消化系统损害:恶心、呕吐、腹痛、腹泻、腹胀、胃肠道不适等。精神及神经系统损害:头晕、头痛等。用药期间监测是否出现上述不良反应。

(2)其余药物应用期间未见明显不良反应,继续原治疗方案,药学监护同上。

2022 年 3 月 28 日(D5)

患者主诉:近期神情、精神好,行银杏叶提取物输注后,语速及语言逻辑性较入院有明显改善。可在陪护搀扶下在病房内步行 400 m 左右。保留尿管,进行膀胱功能锻炼,入院后由每次夹闭 2 小时逐渐增加至每次夹闭 4 小时。

查体:血压(右上肢)114/65 mmHg,双肺呼吸音清,未闻及明显啰音,心脏听诊未及明显杂音。腹软,肠鸣音正常,约 4 次/分。双下肢不肿。

辅助检查:

肿瘤指标:PSA-T 21.600 ng·mL^{-1},PSA-F 0.599 ng·mL^{-1},F/T 0.03。

药物治疗方案调整

药物名称	用法用量
依折麦布片	10 mg qd po

药物治疗方案分析与评价

神经内科会诊:入院时患者 LDL-C:2.2 mmol·L^{-1}。根据 LDL-C 目标值<1.4 mmol·L^{-1},建议加用依折麦布片 10 mg qd。

药物监护计划实施与调整

(1)依折麦布片:患者普遍对本品耐受性良好,不良反应轻微且呈一过性,在本品与他汀类联合应用研究中,二者联合应用时转氨酶升高的发生率会增高。因此,二者联合应用时需要定期监测肝肾功能、CK 及血脂水平。

(2)其余药物应用期间未见明显不良反应,继续原治疗方案,药学监护同上。

2022 年 3 月 31 日(D8)

患者主诉:近一般情况好,每日病室内散步。保留尿管,进行膀胱功能锻炼,每次夹闭尿管 4 h。昨日尝试拔出尿管,拔尿管后患者持续无法排小便,予以再次插尿管。

查体:生命体征稳定,心肺腹查体同前,双下肢不肿。

辅助检查:

胸椎常规 MRI 胸椎退行性变;胸椎多发脂肪沉积;T7-T8、T11-T12 椎间盘向左后突出;T11-T12 硬膜囊受压,椎管狭窄。

头常规 MRI+T2*WI 对比我院 2011 年 12 月 5 日老片:新见右基底节腔隙灶;双侧额顶叶皮层下、半卵圆中心及侧脑室周围多发异常信号,缺血性白质改变可能大,范围较前增大;右颞叶微出血灶;老年性脑改变,较前明显;副鼻窦炎。

泌尿外科会诊:完善前列腺动态增强 MRI,进一步评估前列腺情况;待结果回报后,可行前列腺穿刺活检术;

药物治疗方案调整:无。

药学监护

上述药物应用期间未见明显不良反应,继续原治疗方案,药学监护同上。

2022 年 4 月 3 日(D12)

患者主诉:近期一般情况好,每日病室内散步。保留尿管,进行膀胱功能锻炼,每次夹闭尿管 4 小时。

查体:血压 122/75 mmHg HR 63 bpm,双肺呼吸音清,未及啰音,腹部查体未见明显异常,双下肢不肿。

辅助检查

前列腺动态增强 MRI:前列腺左叶尖部至底部外周带异常信号,考虑前列腺癌可能性大,PI-RADS 评分:5 分,请结合临床,建议穿刺活检;前列腺增生伴炎性改变;尿管置入。

药物治疗方案调整

药物名称	用法用量
盐酸坦索罗辛缓释胶囊	0.2 mg qn po

药物治疗方案分析与评价

泌尿外科会诊:(1)建议行前列腺穿刺活检术;(2)围术期予盐酸坦索罗辛缓释胶囊(哈乐) 0.2 mg qn 口服。

药学监护

(1)盐酸坦索罗辛缓释胶囊:常见的副作用有:头痛、头晕、乏力、嗜睡、失眠、射精异常、腰痛、恶心、腹泻、咽喉不适、胸痛、视力模糊等。此外,本药还可能引起体位性低血压,特别是在初次服药时。嘱咐患者用药后避免突然起床或由坐姿转为站立,如果感觉有头晕、头重脚轻等症状,请坐立或卧床休息片刻以免摔倒。

(2)其余药物应用期间未见明显不良反应,继续原治疗方案,药学监护同上。

2022 年 4 月 6 日(D15)

患者主诉:无不适,保留尿管定期夹闭,尿管可见絮状物。

查体:生命体征平稳,心肺腹查体同前。双侧肌力对称,布氏征、克氏征、巴氏征均阴性。

辅助检查:无

药物治疗方案调整:无

药学监护:

上述药物应用期间未见明显不良反应,继续原治疗方案,药学监护同上。尿管可见絮状物,需注意尿路感染可能,嘱患者多饮水,促进排尿。

2022 年 4 月 8 日(D17)

患者主诉:今日在局麻下行前列腺穿刺活检术,下午 1:00 突发寒战,随后出现发热,T_{max} 39.8 ℃。

查体:血压 122/66 mmHg,HR 98 bpm,SpO_2 98%,双肺未见明显啰音,心脏查体无特殊,腹软,无压痛及反跳痛。下腹部无压痛,敷料覆盖。双侧肌力对称,布氏征、克氏征、巴氏征均阴性。

辅助检查:

2022 年 4 月 7 日 血脂 4 项:TC 2.78 mmol 尿管可见絮状物,HDL-C 0.66 mmol·L^{-1},LDL-C 1.63 mmol·L^{-1};

2022 年 4 月 8 日晨

全血细胞分析:WBC 6.66×10^9 L^{-1},NEUT% 64.4%,NEUT# 4.29×10^9 L^{-1},RBC 3.68×10^{12} L^{-1},HGB 114 g·L^{-1},PLT 276×10^9 L^{-1};

生化:K 3.8 mmol·L^{-1},Alb 39 g·L^{-1},TBil 11.1 μmol·L^{-1},DBil 4.9 μmol·L^{-1},Ca 2.19 mmol·L^{-1},Cr(E) 67 μmol·L^{-1},cTnI<0.017 μg·L^{-1},NT-pro BNP 188 pg·mL^{-1};

凝血:PT 13.4 s,INR 1.15,Fbg 4.63 g·L^{-1},D-Dimer 0.66 mg·L^{-1} FEU;

2022 年 4 月 8 日发热后

PCT <0.072 ng·mL^{-1},hsCRP 12.90 mg·L^{-1};

全血细胞分析:WBC 7.76×10^9 L^{-1},NEUT% 88.7%,NEUT# 6.88×10^9 L^{-1},RBC 4.13×10^{12} L^{-1},HGB 129 g·L^{-1},PLT 276×10^9 L^{-1};

药物治疗方案调整

药物名称	用法用量
注射用美罗培南	1 g q8h ivgtt
氯化钠注射液	100 mL q8h ivgtt

药物治疗方案分析与评价

患者在输注可乐必妥注射液(100 mL:0.5 g)预防性抗感染治疗后,穿刺操作后出现寒战、发热,查血中性粒细胞百分比明显升高,炎症指标 CRP 升高,考虑感染可能性大。患者在可乐必妥抗感染的基础上出现寒战、发热,细菌入血可能性大,升级抗生素至美罗培南。银杏叶提取物注射液已用 14 天,今日停用。

药学监护

(1)注射用美罗培南:将注射用美罗培南 1 g 溶解于 100 mL 氯化钠注射液中,配制后应马上使用,建议在 15~30 min 之内完成给药。患者肌酐清除率为 75.87 mL·min^{-1},因此不用调整剂量。本品的不良反应包括过敏反应:皮肤瘙痒、红斑、荨麻疹等。消化系统反应:食欲不振、恶心、呕吐、腹痛、腹泻、排软便等。也有可能引起血液系统异常:血小板增多或减少,粒细胞减少,嗜酸粒细胞增多,以及红细胞、血红蛋白指标异常等。还有可能引起口内炎,出现维生素 K、维生素 B 族缺乏症状。因此,用药期间需要监测患者凝血功能、消化系统症状及过敏反应等。

(2)其余药物应用期间未见明显不良反应,继续原治疗方案,药学监护同上。银杏叶提取物注射液已用 14 d,按计划停用。

2022 年 4 月 11 日(D20)

患者主诉:近三日体温高峰下降,T$_{max}$ 37.2 ℃。无明显咳嗽、咳痰,无腹痛,无明显腹泻。保留尿管间断夹闭,尿管中间断出现血性尿液。

查体:右上肢血压 110/56 mmHg,HR 70 bpm,心肺查体同前,下腹部无压痛,阴茎水肿,包皮为著。双侧肌力对称,脑膜刺激征阴性。

辅助检查：

外周血培养结果：阴性

全血细胞分析：WBC $4.61×10^9$ L^{-1}，NEUT% 55.1%，NEUT# $2.54×10^9$ L^{-1}，RBC $3.55×10^{12}$ L^{-1}，HGB 113 g·L^{-1}，PLT $212×10^9$ L^{-1}；

凝血：Fbg 4.57 g·L^{-1}，D-Dimer 0.98 mg·L^{-1} FEU；

生化：TP 56 g·L^{-1}，Alb 33 g·L^{-1}，Ca 2.06 mmol·L^{-1}，Glu 6.8 mmol·L^{-1}，PA 170 mg·L^{-1}，hsCRP 26.55 mg·L^{-1}，K 3.5 mmol·L^{-1}，Urea 3.91 mmol·L^{-1}，Cr (E) 74 μmol/L，PCT 11.73 ng·mL^{-1}；

尿常规：WBC 125 Cells·$μL^{-1}$，BLD 200 Cells·$μL^{-1}$，NIT POS，SG 1.020，KET TRACE mmol·L^{-1}；

药物治疗方案调整

药物名称	用法用量
左氧氟沙星氯化钠注射液	0.5g qd ivgtt

药物治疗方案分析与评价

患者近三日体温高峰下降，T_{max} 37.2 ℃。无明显咳嗽、咳痰，无腹痛，无明显腹泻。外周血培养结果为阴性。目前尿常规：WBC 125 Cells·$μL^{-1}$，NIT POS，PCT 11.73 ng·mL^{-1}，考虑泌尿道感染可能，将抗生素改为左氧氟沙星(可乐必妥)0.5 g qd ivgtt。

药学监护

(1)左氧氟沙星氯化钠注射液：用药后可能出现恶心、呕吐、头晕、头痛、腹泻、便秘和失眠等副作用，还可引起严重副作用，如过敏、肌腱炎或肌腱断裂、周围神经病变、中枢神经系统副作用、QT 间期延长、血糖异常、光毒性、严重腹泻等。用药期间可能需监测患者肝、肾功能、有无谵妄、QT 间期延长等。

(2)其余药物应用期间未见明显不良反应，继续原治疗方案，药学监护同上。

2022 年 4 月 13 日(D22)

患者主诉：体温正常，保留尿管间断夹闭，无膀胱胀满感。间断有尿道口渗血，否认其他不适。

查体：右上肢血压 105/66 mmHg，HR 74 bpm，双肺未及明显啰音，心脏听诊未及杂音，腹软，会阴部肿胀消失。

辅助检查：

腰椎常规 MRI 与我院 2021 年 12 月 17 日老片比较：腰椎退行性变；L2-S1 椎间盘膨出，L2-3、L4-5 水平为著，L2-3、L4-5 双侧黄韧带增厚，L2-3、L4-5 相应水平椎管狭窄，大致同前；L1-S1 棘间韧带炎性改变，较前略减轻；T11-12 椎间盘向左后方突出，大致同前。腰椎骨质疏松可能，大致同前。

中医科会诊：以针灸治疗，观察患者夹闭尿管后憋胀症状的变化。

药物治疗方案调整

今日停用阿司匹林。

药物治疗方案分析与评价

(1)目前双抗已满 3 周，因此，停用阿司匹林，保留氯吡格雷单抗治疗。

根据《2021 AHA／ASA 指南：卒中和短暂性脑缺血发作患者的卒中预防》指南，对于高危 TIA 或严重症状性颅内动脉狭窄的患者，不推荐长期双联抗血小板治疗，短期(确诊后 21 d) 双联抗血小板治疗就可。

(2)目前体温正常，无其他不适，也无阳性病原学回报，因此，停用抗生素。

药学监护

患者目前一般情况稳定，上述药物应用期间未见明显不良反应，继续原治疗方案，药学监护同上。

2022 年 4 月 16 日(D25)

患者主诉：保留尿管，每 6 h 开放一次，仍无膀胱胀满感。近期每日针灸治疗，患者自觉逐渐恢复憋尿感。尿道口渗血明显减少。

查体：生命体征平稳，心肺腹查体同前。

辅助检查：无。

药物治疗方案调整

无

药学监护

同前。

2022年4月19日(D28)

主诉:患者近期针灸,并拔除尿管。拔尿管后可自行解出小便。尿道口渗血基本消失。可在病房内自由活动。

查体:血压(右上肢)124/65 mmHg,双肺呼吸音清,未闻及明显啰音,心脏各瓣膜区未及明显杂音。腹软,肠鸣音正常,约4次/分。双下肢不肿。

辅助检查:病理:(前列腺穿刺1~13)良性前列腺增生,前列腺显急性及慢性炎症,可见较多组织细胞浸润;免疫组化结果:CK34βe(+),P504(−),P63(+),PSA(−),AR(−),ERG(−),CgA(−),Syn(−),AE1/AE3(−),CD68(+)。

药物治疗调整方案

无。

药学监护

同前。

2022年4月19日(D31)

患者主诉:排尿顺畅,但自觉尿道口肿胀。尿道口渗血消失。

查体:生命体征稳定,心肺腹查体同前。双下肢不肿。包皮水肿嵌顿。

辅助检查:

全血细胞分析:WBC $6.39×10^9$ L^{-1},NEUT% 64.6%,RBC $4.09×10^{12}$ L^{-1},HGB 130 g·L^{-1},PLT $281×10^9$ L^{-1};

生化:Glu 7.3 mmol·L^{-1},K 3.9 mmol·L^{-1},Alb 39 g·L^{-1},LD 221 U·L^{-1},Cr(E) 77 μmol·L^{-1};

凝血:Fbg 3.86 g·L^{-1},D−Dimer 0.57 mg·L^{-1} FEU,PT 12.4 s,INR 1.09,APTT 28.7 s,

前列腺特异性抗原:PSA−T 5.040 ng·mL^{-1},PSA−F 0.404 ngmL^{-1},F/T 0.08。

药物治疗方案调整

无。

药学监护

复查PSA明显下降,病理未见肿瘤细胞。目前患者一般情况好,明日可出院,出院后继续口服硫酸氯吡格雷抗血小板、阿托伐他汀联合依折麦布降脂治疗,控制LDL-C 1.4 mmol·L^{-1}以下。

四、小结

患者老年男性,病程半年,临床上反复出现 TIA,患者出现偏侧身体运动障碍及下肢乏力伴二便失禁。结合患者既往外院颅内血管多发病变,考虑为 TIA。本次下肢乏力、尿便失禁,考虑定位在脊髓。TIA 原因方面:考虑栓塞性 TIA 可能性大。患者存在多动脉的粥样硬化性病变,不规律抗血小板及降脂治疗。不除外小的斑块破裂导致的微小血栓形成。既往史:否认高血压、冠心病、糖尿病等慢性病史。有吸烟史。入室查体:神清,颈部闻及血管杂音,双肺未闻及干湿啰音;双瞳孔等大、光敏,肌力、肌张力均可,四肢腱反射对称引出,阵挛、病理征(−);感觉对称存在;体共济运动可;行走、步态不能配合。入院后完善相关检查。患者于 2022 年 3 月 24 日至 2022 年 4 月 23 日期间住院治疗。

(1)TIA 方面:以双抗(阿司匹林+氯吡格雷)和阿托伐他汀+依折麦布降脂治疗,LDL 目标值<1.4 mml·L⁻¹,并加用银杏叶提取物注射液改善脑部循环。抗血小板方面根据指南双抗满 3 周后,停用阿司匹林,继以氯吡格雷维持。

(2)前列腺肿物、尿潴留:入院后患者完善相关检查提示 PSA−T 升高,前列腺动态增强 MRI 提示前列腺异常回声,PI−RADS 5 分。考虑患者存在穿刺指征,无穿刺禁忌。完善准备、口服盐酸坦索罗辛缓释胶囊并予以可乐必妥预防性抗感染治疗后于 2022 年 4 月 8 日在局麻下行前列腺穿刺活检,过程顺利。术后 2 h 患者出现寒战、高热,Tmax 39.8 ℃,抽取血培养,考虑患者泌尿系感染可能性大,予以注射用美罗培南抗感染治疗 3 天,序贯为可乐必妥抗感染治疗,总疗程 6 天。患者体温正常,未再发热。病理结果回报:良性前列腺增生。

具体治疗药物如下:

药物名称用法用量用药起止时间

阿司匹林肠溶片 0.1 g qd po 2022 年 3 月 24 日−2022 年 4 月 14 日

硫酸氢氯吡格雷片 75 mg qd po 2022 年 3 月 24 日−2022 年 4 月 23 日

阿托伐他汀钙片 20 mg qn po 2022 年 3 月 24 日−2022 年 4 月 23 日

银杏叶提取物注射液 70 mg qd ivgtt 2022 年 3 月 25 日−2022 年 4 月 8 日

氯化钠注射液 250 mL qd ivgtt 2022 年 3 月 25 日−2022 年 4 月 8 日

依折麦布片 10 mg qd ivgtt 2022 年 3 月 28 日–2022 年 4 月 23 日

盐酸坦索罗辛缓释胶囊 0.2 mg qn po 2022 年 4 月 2 日–2022 年 4 月 23 日

注射用美罗培南 1 g q8h ivgtt 2022 年 4 月 8 日–2022 年 4 月 11 日

氯化钠注射液 100 mL q8h ivgtt 2022 年 4 月 8 日–2022 年 4 月 11 日

左氧氟沙星氯化钠注射液 0.5 g qd ivgtt 2022 年 4 月 11 日–2022 年 4 月 14 日

(3)药学监护

①有效性:监测患者血脂,是否达到 LDL 目标值<1.4 mml·L^{-1}。同时关注患者运动功能和反应力是否改善。

②安全性:

I 抗板治疗:监测是否出现皮肤瘀斑、牙龈出血、黑便等出血倾向;

II 降脂治疗:监测患者是否有肌痛、腹泻、恶心、肝功能异常等相关不良反应的发生,定期复查患者肝肾功能;

III 前列腺增生治疗:监测患者是否有头痛、头晕、乏力、嗜睡、失眠等。此外,还要提醒患者在初次服药时,用药后避免突然起床或由坐姿转为站立,避免体位性低血压,如感觉有头晕、头重脚轻等症状,请坐立或卧床休息片刻,以免摔倒;

IV 泌尿道感染治疗:使用美罗培南期间需要监测患者凝血功能、消化系统症状及过敏反应等,使用左氧氟沙星期间需要监测患者出现肌腱炎或肌腱断裂、周围神经病变、中枢神经系统副作用、QT 间期延长等。③依从性:嘱患者低盐低脂饮食,适当运动,警惕跌倒。嘱咐患者严格遵从医师的医嘱,不随便缩短或增加疗程;不随意更改剂量;如果治疗期间出现任何不适,应及时告知医护人员。

④出院带药:硫酸氯吡格雷抗血小板、阿托伐他汀+依折麦布降脂治疗,控制 LDL–C 1.4 mmol·L^{-1} 以下。

参考文献:

[1] 短暂性脑缺血发作与轻型卒中抗血小板治疗中国专家共识(2014 年).

[2]《2021 AHA / ASA 指南:卒中和短暂性脑缺血发作患者的卒中预防》指南.

[3]《中国短暂性脑缺血发作早期诊治指导规范(2021 版)》.

作者感悟

患者老年男性,病程半年,临床上反复出现 TIA,患者出现偏侧身体运动障碍及下肢乏力伴二便失禁。结合患者既往外院颅内血管多发病变,考虑为 TIA。本次下肢乏力、尿便失禁,考虑定位在脊髓。药师参与本病例的诊治过程,TIA 的抗血小板、降脂治疗,银杏叶提取液神经系统症状,合并症前列腺病诊治过程中的泌尿系感染用药,一系列用药监护。作为年轻药师笔者感悟到:

虽然临床药从事的是药学工作,但对药物知识的理解较多停留在理论上,与专科医师在实际工作中积累的经验相比,往往有一定的差距,甚至有些药学知识我们还没有临床医师了解的透彻。所以,除了更多更熟悉地掌握各种药物信息之外,强调"深入临床"尤为重要。医院药师不应局限于自己的圈子,不断地提高专业素质,更多地面向临床和患者服务才是重要的价值体现,为患者的安全合理用药尽一份应有的责任。

2010 年我国 TIA 流行病学调查显示,我国成人标化的 TIA 患病率为 2.27%,知晓率仅为 3.08%,在整 TIA 人群中,有 5.02% 的人接受了治疗,仅 4.07% 接受了指南推荐的规范化治疗。研究估算,全国有 2 390 万 TIA 患者,意味着 TIA 已成为中国沉重卒中负担的重要推手。根据国内外经验,对 TIA 患者进行早期干预和治疗,能够显著降低卒中复发风险,也是减轻卒中疾病负担的最佳方法。

一场惊心动魄的红色管理艺术

——1例慢性血栓栓塞性肺动脉高压合并冠心病患者经皮腔内肺动脉成形术后血肿伴血栓形成的药物治疗监护

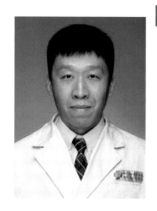

■—作者简介—

边原，四川省医学科学院·四川省人民医院，副主任药师

心血管、抗凝专业临床药师

卫健委临床药师培训基地、师资培训基地带教药师

中国老年保健医学研究会精准健康医学分会临床药师专家组　副主任委员

四川省医学会临床药学专委会 青委会 副主任委员

四川省执业药师协会药物治疗管理专业委员会常务委员

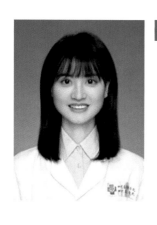

■—作者简介—

韩丽珠，四川省医学科学院·四川省人民医院，主管药师

2020.9-2021.9 于北京协和医院进修心血管专业临床药师

家庭药师培训项目带教师资

四川省生物信息学会医疗健康信息传播分会委员

一、前言

慢性血栓栓塞性肺动脉高压（chronic thromboembolic pulmonary hypertension，

CTEPH)是以肺动脉血栓机化、肺血管重塑致血管狭窄或闭塞,肺动脉压力进行性升高,最终导致右心功能衰竭为特征的一类疾病,《中国肺动脉高压诊断与治疗指南(2021版)》推荐进行终身抗凝治疗。肺动脉血栓内膜剥脱术(pulmonary thromboendarterectomy,PEA)是治疗CTEPH最有效的方法。部分CTEPH患者可行球囊肺动脉成形术(balloon pulmonary angioplasty,BPA),也称经皮腔内肺动脉成形术(percutaneous transluminal pulmonary angioplasty,PTPA),其适应证为存在远端慢性血栓栓塞但不宜行PEA的患者,或者PEA后存在残余肺动脉高压或复发性肺动脉高压的患者。冠状动脉粥样硬化性心脏病(coronary atherosclerotic heart diease,CAD)是指由于冠状动脉粥样硬化使管腔狭窄或闭塞导致心肌缺血、缺氧或坏死而引发的心脏病,简称冠心病。经皮冠状动脉介入治疗(percutaneous coronary intervention,PCI)是冠心病治疗的一个重要手段,阿司匹林和P2Y12抑制剂组成的双联抗血小板治疗(dual antiplatelet therapy,DAPT)是PCI术后标准的抗血小板预防缺血事件治疗。抗磷脂综合征(antiphospholipid syndrome,APS)是一种系统性自身免疫性疾病,与抗磷脂抗体调节的血栓和炎症机制相关。APS的常见临床特征包括动静脉血栓栓塞和不良妊娠结局(妊娠早期流产和中晚期死胎),核心治疗为抗血栓。当CTEPH、CAD、APS集于一身时,患者的抗血栓治疗问题变得复杂而棘手,同时患者行PTPA术,术后出现血肿且伴血栓形成,其抗血栓治疗更是困难重重,药师对其进行全程药学监护,最后取得了较满意的治疗结果。

二、病史摘要(包括患者现病史、既往史、必要的个人史、既往用药史、药物不良反应史)

现病史:患者,男性,74岁,因"乏力伴活动时胸闷、气促10年余,加重2月余"入院诊治。患者2011年起无诱因出现活动后胸闷、气促,间断咳嗽咳痰,痰中偶见血丝,外院考虑"肺动脉栓塞",予华法林抗凝,目标INR 2.0~3.0。2019年查肺动脉CT(CTPA)未见血栓;超声心动图(ECHO)示:右心扩大,肺动脉压力升高,三尖瓣可见反流,外院考虑"肺动脉高压",建议给予波生坦+利奥西呱双联靶向治疗,患者因经济原因拒绝,继续华法林治疗,规律复查INR 2.0~3.0。2021年2月患者于本院查6MWT:360 m;LA 1.38↑,APL抗体谱:β2GPI抗体-IgM、ACL抗体-IgM阳性;ECHO:重度肺动脉高压(PASP 92 mmHg),右心增大(RA 54 mm×40 mm,RV 45 mm×32 mm),中度三尖瓣关闭不全(TRV 4.7 m/s,TAPSE 18 mm)。右心导管检查:RAP 12/4/7 mmHg,PAP 66/24/40 mmHg,PAWP 14 mmHg,PVR 7.69 WU;肺血管造影示右肺中叶动脉、右肺尖动脉闭塞;冠脉造影术示 LAD 近段完全闭塞,右冠状动脉近段 50%~70%狭窄,第一对角支 90%~99%狭窄,钝缘支 50%~70%狭窄,于 LAD 近端植入支架 1 枚,第一对角支行球囊扩张术。临床考虑"慢性血栓栓塞性肺动脉高压(CTEPH)、冠状动脉粥样硬化性心脏病(CAD)、抗磷脂综合征(APS)可能",予羟氯喹 0.2 g bid、利奥西呱 0.5 mg bid、阿托伐他汀 20 mg qn、阿司匹林 100 mg qd、氯吡格雷 75 mg qd、继续华法林 2.25 mg qd(目标 INR 2.0~2.5)治疗。2021 年 3 月 10 日停用阿司匹林,另患者因购药困难自行停用利奥西呱,其余药物规律服用。2021 年 3 月 24 日患者于本院测 6MWT:410 m;复查 LA 1.23↑,APL 抗体谱:β2GPI–IgM (+)、ACL–IgM (±);ECHO:重度肺动脉高压(PASP 87 mmHg),右心增大(RA 52 mm×48 mm,RV 29 mm×43 mm),中度三尖瓣关闭不全(TRV 4.6 m/s),主肺动脉及左右肺动脉增宽;CTEPH 诊断明确,于 3 月 26 日和 3 月 30 日行两次"右心导管+肺动脉造影+经皮腔内肺动脉成形术(PTPA)",血流动力学:PAP 58/22/36 mmHg,PAWP 11 mmHg,PVR 5.32 WU,心输出量(CO) 4.70 L·min^{-1},心脏指数(CI) 2.52 L·min^{-1}·m^{-2}。术后予利奥西呱 0.5 mg tid,继续华法林 2.25 mg(目标 INR 2.0~2.5)、氯吡格雷 75 mg qd、阿托伐他汀 20 mg qn、羟氯喹 0.2 g bid、托拉塞米、螺内酯治疗。2021 年 6 月 7 日为进一步治疗收入本院。

既往史:2016 年外院诊断高血压,BP$_{max}$ 165/90 mmHg,未使用降压药物。2017 年骑自行车时摔伤导致左膝关节骨裂,行保守治疗。2021 年 2 月我院住院期间发现高脂血症,超声检查发现双下肢动脉粥样硬化、双侧颈动脉粥样硬化,伴分叉处斑块形成,不规律口服阿托伐他汀;2021 年 3 月复查血脂 4 项:TC 2.80 mmol·L^{-1},TG 1.45 mmol·L^{-1},HDL–C 0.91 mmol·L^{-1},LDL–C 1.50 mmol·L^{-1}。2021 年 3 月住院期间查 UA 449 μmol·L^{-1},HCY 16.6 μmol·L^{-1},分别予口服碳酸氢钠 0.5 g tid、叶酸 5 mg qd;2021 年 5 月患者因食欲下降自行停用。否认肝炎、结核、伤寒、疟疾等传染病史;否认外伤及输血史;预防接种史不详。

个人史:生于原籍,独居老人,无外地久居史。适龄婚育,育有 2 子,已离异,2 个儿子体健。

既往用药史:伤湿止痛膏,阿托伐他汀钙片,碳酸氢钠片、叶酸片。

药物不良反应史:对伤湿止痛膏过敏,表现为皮疹、瘙痒。2021年2月服药羟氯喹出现胃肠道不适,表现为食欲不佳、纳差。

三、治疗过程与药学监护(根据患者实际情况记录)

2021年6月7日(D1)

症状体征:T:36.2 ℃ P:99 次/分 R:19 次/分 BP:116/78 mmHg SpO₂:97% Wt 67 kg Ht 165 cm BMI:24.6 kg·m⁻²。发育正常,腹型肥胖,腰围95.0 cm。颈软无抵抗,颈静脉无怒张。胸廓正常,双肺呼吸音清,未闻及干湿啰音及胸膜摩擦音,心前区无隆起及凹陷,心界正常,心率99次/分,心律齐,P2稍亢进,余瓣膜听诊区未闻及明显杂音。双下肢可见凹性水肿,右小腿径(髌骨下10 cm)为33.5 cm,左小腿(髌骨下10 cm)为33.0 cm,双足背动脉搏动正常。

辅助检查:超声心动图:LVEF 71%、LVEDD 38 mm;诊断意见:轻度肺高血压(估测 SPAP 45 mmHg)、右心轻度增大、中度三尖瓣关闭不全(TRV 3.3 m/s)、主肺动脉增宽(31 mm)、右室轻度肥厚(6 mm)、升主动脉增宽、主动脉瓣退性变轻度、主动脉瓣关闭不全。ECG:窦性心动过速,HR 108 bpm,P-R 0.151 s,QRS 0.127 s,完全右束支传导阻滞,QT/QTc 0.329 s/0.441 s,未见 ST-T 段改变。

初始药物治疗方案

用药目的	药品名称	用法用量
靶向扩张肺动脉	利奥西呱片	0.5 mg 口服 tid
抗凝	华法林钠片	2.25 mg 口服 qd
调节免疫	硫酸羟氯喹片	0.2 g 口服 bid
抗血小板	硫酸氢氯吡格雷片	75 mg 口服 qd
降脂、稳定斑块	瑞舒伐他汀钙片	10 mg 口服 qn
预防消化道出血	雷贝拉唑钠肠溶片	10 mg 口服 qd
降同型半胱氨酸	叶酸片	5 mg 口服 qd
促进尿酸排泄	碳酸氢钠片	0.5 g 口服 tid

初始药物治疗方案分析与评价

患者老年男性,慢性病程。临床表现为活动后胸闷、气促伴乏力。结合患者临床表现、超声心动图、右心导管+肺动脉造影结果,考虑 CTEPH 诊断明确。病因方面,患者两次(未间隔 12 周)β2-GP1 IgM 抗体及狼疮抗凝物阳性,结合患者有血栓栓塞病史,考虑 APS 可能性大。合并症方面:①冠心病。患者既往冠脉造影提示三支病变,目前已 PCI 处理前降支病变。②代谢综合征。患者有高血压病史,合并高尿酸血症、高同型半胱氨酸血症,既往查 HDL<1.03 mmol·L^{-1} 且正在接受降脂治疗,入室查腹围>90 cm,符合代谢综合征诊断标准。

1.慢性血栓栓塞性肺动脉高压(CTEPH)

(1)基础治疗

①抗凝治疗:抗凝治疗可预防 VTE 复发及肺动脉原位血栓形成,防止栓塞病变的进一步加重。因此对于 CTEPH 患者推荐终生抗凝,抗凝药物通常选择华法林。由于目前缺少直接口服抗凝药物(DOACs)在 CTEPH 的研究证据,故 DOACs 在 CTEPH 抗凝治疗中的效果有待进一步评价。

②利尿剂:对存在右心功能不全、液体潴留的 PAH 患者进行利尿治疗(1C)。常用利尿剂包括袢利尿剂(呋塞米、托拉塞米)和醛固酮受体抑制剂(螺内酯)。近年排水型利尿剂血管加压素 V2 受体拮抗剂(托伐普坦)也尝试在这类患者中应用。患者院外自行停用利尿剂,入院查体双下肢水肿,建议评估患者容量负荷后加用利尿剂。

(2)靶向药物治疗

根据《中国肺高血压诊断与治疗指南(2018 版)》,CTEPH 不仅存在肺血管腔的机械性狭窄和梗阻,在非机化血栓梗阻区还存在与 PAH 类似的肺小动脉病变,这也解释了部分患者栓塞面积和肺血管阻力升高不匹配的原因。PAH 靶向药物治疗主要的适应证:无法手术治疗的患者;为适当改善血流动力学状态而行术前准备治疗;肺动脉内膜剥脱术后症状性残余/复发的肺高血压。目前,鸟苷酸环化酶激动剂利奥西呱是唯一具有 CTEPH 治疗适应证的药物。《2020 年 ERS 声明:慢性血栓栓塞性肺动脉高压》指出,大多数 CTEPH 患者在 BPA 和/或 PEA 后的临床和血流动力学上有显著改善,可以考虑停用或减少肺动脉高压靶向药物。患者既往行 PTPA 术,此次复查右心导管评估肺血管压力,暂继续利奥西呱 0.5 mg tid 治疗。

💡 知识点:根据《中国肺动脉高压诊断与治疗指南(2021 版)》,CTEPH 的治疗包括基础治疗、手术治疗、药物治疗和介入治疗;基础治疗主要包括长期抗凝治疗、家庭氧疗、改善心功能和康复治疗等。肺动脉内膜剥脱术(PEA)是治疗 CTEPH 最有效的方法,部分可行球囊肺动脉成形术(BPA),也称经皮腔内肺动脉成形术(PTPA),其适应证为存在远端慢性血栓栓塞但不宜行 PEA 术的患者,或者 PEA 术后存在残余肺动脉高压或复发性肺动脉高压的患者。不能手术或术后存在持续性或再发性肺动脉高压患者,推荐应用靶向药物治疗,首选 sGC 激动剂(利奥西呱)(1B)。CTEPH 患者若无抗凝禁忌,推荐终生抗凝治疗(1B)。

2.冠状动脉粥样硬化性心脏病(CAD)

(1)抗血小板治疗:阿司匹林通过抑制环氧化酶(COX)-1,减少血栓素 A2(TXA2)的合成,发挥抗血小板聚集的作用,所有 CCS 患者如无禁忌均应服用(Ⅰ,A)。对于 CCS 患者,长期、低剂量服用阿司匹林可降低心肌梗死、脑卒中或心血管性死亡的发生风险。阿司匹林的最佳剂量范围为 75~150 mg·d^{-1}, 常用 100 mg qd。氯吡格雷为 P2Y12 受体拮抗剂,为无活性前体药物,经肝脏活化后通过选择性不可逆地抑制血小板 P2Y12 受体与 ADP 结合,有效减少了 ADP 介导的血小板激活和聚集。主要与阿司匹林联合用于 ACS 和/或支架置入术后患者,另外还可替代阿司匹林用于对阿司匹林禁忌的患者。常用维持剂量为 75 mg qd。双联抗血小板治疗(DAPT)指的由阿司匹林和 P2Y12 受体抑制剂组成的抗血小板治疗。由于患者联用抗凝药物华法林,故 DAPT 1 个月后,停用阿司匹林,保留氯吡格雷 75 mg qd。

(2)降脂药物:脂代谢紊乱是冠心病的重要危险因素。其中 LDL-C 的作用尤其重要,其每增加 1%,不良冠状动脉事件的发生风险增加 2%~3%,故调脂治疗的首要目标是降低 LDL-C 水平。他汀以降低血清、肝脏、主动脉中的 TC、VLDL-C 及 LDL-C 水平为主,具有降血脂、保护血管内皮细胞功能、延缓斑块进展、稳定斑块及抗炎等作用。只要无禁忌证,所有冠心病患者均应接受他汀类药物治疗(Ⅰ,A),应尽量将 LDL-C 控制于 1.8 mmol·L^{-1} 以下,或至少较基础值降低 50%。而根据 2019 年《ESC/EAS 血脂异常管理指南》指出,对于 ASCVD 患者,其 LDL-C 应较基线降低≥50%且控制在 1.4 mmol·L^{-1} 以下(Ⅰ,A)。患者既往不规律使用阿托伐他汀,入院后使用瑞舒伐他汀钙片 10 mg qn,监测 LDL-C,指导药物调整。

（3）预防消化道出血：根据 2012《抗血小板药物消化道损伤的预防和治疗中国专家共识》，氯吡格雷通过阻断血小板膜上的 ADP 受体发挥抗血小板作用，从而抑制了血小板衍生的生长因子和血小板释放的血管内皮生长因子，阻碍新生血管生成和影响溃疡愈合，可加重已存在的胃肠道黏膜损伤。患者同时使用华法林抗凝，根据 2020《质子泵抑制剂优化应用专家共识》，抗血小板联合使用抗凝药物治疗首选 PPIs 预防相关消化道损伤。建议根据患者具体情况，决定 PPIs 联合应用的时间，高危患者可在抗血小板药物治疗的前 6 个月联合使用 PPIs，6 个月后改为 H2RA 或间断服用 PPIs。《冠心病合理用药指南（第 2 版）》指出，由于氯吡格雷需在肝脏中转化为活性产物后才能发挥药效，其中涉及 CYP2C19 酶，雷贝拉唑对 CYP2C19 酶竞争性抑制及受其基因多态性影响最小。故患者使用雷贝拉唑 10 mg qd。

> 知识点：根据《冠心病合理用药指南（第 2 版）》，冠心病二级预防用药应遵从"ABCDE"方案，防止已诊断的冠心病患者原有冠状动脉病变加重，降低相关死亡率。"ABCDE"方案分别为：A：ACEI、抗血小板治疗（anti-platelet therapy，如用阿司匹林及 P2Y12 受体拮抗剂等）及抗心绞痛治疗（anti-angina therapy，如用硝酸酯类药物及非二氢吡啶类 CCB）；B：β-受体阻滞剂（β blocker）与控制血压（blood pressure control）；C：戒烟（cigarette quitting）与控制血脂（cholesterol lowering）；D：合理饮食（diet）与控制糖尿病（diabetes control）；E：运动（exercise）与教育（education）。

3.抗磷脂综合征（APS）

根据 2019 年《欧洲抗风湿病联盟（EULAR）建议：成人抗磷脂综合征的管理》，APS 患者无论是动、静脉血栓形成均推荐华法林抗凝治疗。抗血小板治疗是冠心病二级预防及 PCI 术后预防支架内血栓的关键，2019 年《欧洲心脏病学会（ESC）指南：慢性冠脉综合征诊断和管理》指出 PCI 术后需 DAPT，联合华法林治疗时，建议 INR 控制在 2.0~2.5。DAPT 疗程需根据患者抗栓治疗出血风险和支架内血栓形成风险决定，该患者前降支近端完全闭塞，为血栓高风险，出血低风险，故 DAPT 疗程建议 30 d。30 d 后患者停用了阿司匹林，继续氯吡格雷+华法林（目标 INR 2.0~2.5）治疗。2020 年《美国心脏病学会（ACC）专家共识决策路径：合并心房颤动或静脉血栓栓塞的动脉粥样硬化性心血管疾病患者或接受经皮冠脉介入治疗的患者抗凝和抗血小板治疗》推荐抗凝联合单药抗血小板时，抗血小板药物首选氯吡格雷,疗程为 PCI 术后 1 年。但该抗血小板药物选择建议并非基于原发病为 APS 患者的随机对照研究,故针对个体化患者并非完全适用。EULAR 建议指出根据患者出血和血栓复发风险,APS 患者动脉血栓形成建议华法林目标 INR 2.0~3.0 或 3.0~4.0(1 b/B);也可考虑华法林目标 INR 2.0~3.0 + 阿司匹林(4/C)。有研究表明与单用华法林相比,华法林联合阿司匹林可显著减少 APS 患者缺血性卒中的发生风险。因此,药师建议可考虑华法林(目标 INR 2.0~2.5)+阿司匹林 100 mg qd 治疗。

根据 2011 我国《抗磷脂综合征诊断和治疗指南》,羟氯喹可以减少 aPL 的生成,有抗血小板聚集作用,用法 0.2~0.4 g/d。

4.高血压

患者既往高血压 2 级,未规律治疗监测,目前因使用肺高血压靶向药物利奥西呱,血压降至正常范围,暂未考虑其他降压药物。

> 知识点:利奥西呱是一种可溶性鸟苷酸环化酶(sGC)激动剂,sGC 是心肺循环系统中的酶,为 NO 受体。利奥西呱一方面通过稳定 NO–sGC,提高 sGC 对内源性 NO 的敏感性,另一方面通过不同结合位点直接刺激 sGC。利奥西呱刺激 NO–sGC–cGMP 途径,增加 cGMP 生成,从而扩张血管,具有降低血压作用。

5.高尿酸血症

患者既往诊断高尿酸血症,目前尿酸水平未知,继续其院外用药碳酸氢钠碱化尿液,促进尿酸排泄,根据检查结果进行药物调整。

> 知识点:根据《中国高尿酸血症与痛风诊疗指南(2019)》,建议无症状高尿酸血症患者出现下列情况时起始降尿酸药物治疗:血尿酸水平≥540 umol·L⁻¹(2B)或血尿酸水平≥480 umol·L⁻¹ 且有下列合并症之一:高血压、脂代谢异常、糖尿病、肥胖、脑卒中、冠心病、心功能不全、尿酸性肾石病、肾功能损害(≥CKD2 期)(2B)。无合并症者,建议血尿酸控制在<420 umol·L⁻¹;伴合并症时,建议控制在<360 umol·L⁻¹。推荐别嘌醇、非布司他或苯溴马隆为痛风患者降尿酸治疗的一线用药(1B);推荐别嘌醇或苯溴马隆为无症状高尿酸血症患者降尿酸治疗的一线用药(1B)。当高尿酸血症与痛风患者晨尿 pH 值<6.0,建议服用枸橼酸制剂、碳酸氢钠碱化尿液,使晨尿 pH 值维持在 6.2~6.9 以降低尿酸性肾结石的发生风险和利于尿酸性肾结石的溶解(2C)。

6.高同型半胱氨酸血症

患者使用叶酸 5 mg qd,由于 0.8 mg 叶酸价格较高且不宜获得,故使用常规的 5 mg 叶酸。

> 知识点:根据 2020《高同型半胱氨酸血症诊疗专家共识》,同型半胱氨酸(Hcy)通过再甲基化和转硫化通路完成代谢过程。Hcy 作为这两条通路的中枢,一旦蓄积便会导致这两个通路的异常代谢。Hcy 通过叶酸和甜菜碱两个途径实现再甲基化。甜菜碱作为甲基供体,叶酸作为甲基载体,互相支持,但不能互相替代,共同实现机体甲基的供给。每日补充 0.8 mg 叶酸是降低血同的最佳剂量。

初始药物监护计划

1.有效性:

(1)使用利奥西呱,右心导管检查评估肺动脉压力情况。

(2)患者为 ASCVD 极高风险人群,目标 LDL-C 1.4 mmol·L^{-1},目前使用瑞舒伐他汀 10 mg qn,预计可降低 LDL-C 47%,监测血脂指标。

(3)使用羟氯喹治疗 APS,监测抗磷脂抗体水平。

(4)使用雷贝拉唑预防消化道出血,监护胃肠道症状。

2.安全性:

(1)使用华法林期抗凝+氯吡格雷抗血小板治疗期间,需监护出血事件(皮下瘀斑、牙龈出血、结膜出血、大便潜血等)。

(2)使用利奥西呱,注意监测患者血压,患者目前血压正常,注意维持 SBP≥90 mmHg。

(3)使用他汀期间,应严密监测肝功、肌酶,监护患者是否有肌痛的情况,当转氨酶升高超过正常高限 3 倍、CK 升高超过正常高限 10 倍应停药。

(4)使用羟氯喹,患者既往出现胃肠道不适,表现为食欲不佳、纳差,需注意监护,另外患者长期使用,还需监护眼部、皮肤、神经、血液系统影响。

3.依从性:

(1)患者院外曾有自行停药的行为,药师对其进行用药教育,强调规律服药的重要性。

(2)羟氯喹胃肠道反应较常见,嘱患者与食物或牛奶同服,避免因胃肠道反应导致患者停药。

2021 年 6 月 8 日(D2)

症状体征:T:36.3 ℃ P:96 次/分 R:20 次/分 BP:114/80 mmHg SpO$_2$:97%。拟明日行

右心导管术。

辅助检查

血常规:WBC $5.72×10^9$ L^{-1},NEUT# $4.10×10^9$ L^{-1},HGB 137 g·L^{-1},PLT $171×10^9$ L^{-1};

尿常规+沉渣:WBC 70 Cells·$μL^{-1}$,PRO、NIT、BLD 均阴性;

便常规+OB 阴性;

血生化:Alb 38 g·L^{-1},TBil 15.7 μmol·L^{-1},DBil 5.2 μmol·L^{-1},ALT 56 U·L^{-1}↑,Urea 7.71 mmol·L^{-1}↑,Cr (E) 65 μmol·L^{-1},TC 4.11 mmol·L^{-1},TG 1.39 mmol·L^{-1},HDL−C 1.04 mmol·L^{-1},LDL−C 2.56 mmol·L^{-1},K 3.9 mmol·L^{-1},HCY 11.9 μmol·L^{-1},UA 391 μmol·L^{-1};

凝血:PT 23.0 s,INR 1.97,APTT 35.3 s,D−Dimer 0.15 mg·L^{-1};

心脏标志物:CK 61 U·L^{-1},CKMB−mass 0.8 μg·L^{-1},cTnI 0.019 μg·L^{-1},NT−pro BNP 122 pg·mL^{-1},Myo 61 μg·L^{-1},BNP 70 ng·L^{-1};

肺功能:FEV1 1.91 L/78%、FVC 3.07 L/95%、FEV1/FVC 82%、RV 2.54 L/99%、RV/TLC 87%、DLCO SB 3.62 mmol·min^{-1}·kPa^{-1}/49%,阻塞性通气功能障碍,弥散功能减低。

药物治疗方案调整

1.停用华法林;

2.停用氯吡格雷 75 mg 口服 qd,加用阿司匹林 100 mg 口服 qd;

3.利奥西呱 0.5 mg 口服 tid 加量至 1 mg 口服 tid;

4.加用托拉塞米 5 mg 口服 qd+螺内酯 20 mg 口服 qd 利尿。

药物治疗方案分析与评价

PTPA 围术期抗血栓治疗分析:患者血栓风险:根据 2020《抗血栓药物围手术期管理多学科专家共识》,抗血栓药物停用后血栓栓塞的风险评估,患者慢性肺栓塞,APS 可能性大,且冠脉支架植入术后 4 个月,为血栓高风险。出血风险:①患者自身抗凝出血风险:根据 2016 ACCP《VTE 疾病的抗血栓治疗》,年龄 74 岁 1 分,为出血中风险;②手术出血风险:患者拟行 PTPA,该手术常采用股静脉穿刺,可能存在穿刺点出血风险,若行肺动脉球囊扩张术后可能存在咯血风险,为出血低风险。根据 2013《华法林抗凝治疗中国专家共识》,正在接受华法林治疗的患者在外科手术前需暂时停药,并应用肝素进行桥接。若非急诊手术,多数患者一般术前 5 d 停用华法林,具有高度血栓栓塞风险的患者,当 INR 下降时(术前 2 d),开始全剂量普通肝素或低分子肝素治疗。术前持续静脉内应用普通肝素,至术前 6 h 停药,或皮下注射普通肝素或低分子肝素,术前 24 h 停用。对于冠状动脉介入和器具植入术的围术期,共识指出国外指南对于长期服用华法林患者在介入操作术和起搏器植入术围术期建议与外科手术相似:术前 5d 停药,随后根据患者血栓的风险采取相应的"桥接"治疗。2020 年《欧洲呼吸学会(ERS)声明:慢性血栓栓塞性肺动脉高压》指出,大多数中心 PTPA 围术期不间断 VKA 的治疗。据上述证据综合考虑,术前 INR<2.0,出血风险较低,可停华法林直接手术。对于长期接受抗血小板药物治疗的患者,根据 2020《抗血栓药物围手术期管理多学科专家共识》建议小剂量阿司匹林不停药。患者自身出血风险为中危,且停用华法林,手术出血风险为低危,故无需停药抗血小板治疗。

 知识点:2020《抗血栓药物围手术期管理多学科专家共识》,抗血栓药物停用后血栓栓塞的风险评估。

表 1　VTE 及易栓症患者围手术期血栓复发与形成的风险分级表

高危	中危	低危
VTE 后 3 个月内	VTE 后 3~12 个月	VTE 后 12 个月以上,且无其他危险因素
蛋白 C、蛋白 S 或抗凝血酶缺乏	FV Leiden 杂合突变	
抗磷脂综合征	凝血酶原 20210 突变	
复合易栓缺陷	复发 VTE	
	活动期肿瘤	

注:VTE 为静脉血栓栓塞症

表 2　PCI 患者围手术期血栓栓塞风险分级表

手术距离 PCI 时间	P;CI 患者伴有缺血风险升高特征					PCI 患者伴未有缺血风险升高特征				
	POBA	BMS	第一代 DES	第二代/第三代 DES	BVS	POBA	BMS	第一代 DES	第二代/第三代 DES	BVS
<1 个月	高危	高危	高危	高危	高危	高危(2 周) 中危	高危	高危	高危	高危
1~3 个月	中危	高危	高危	高危	高危	低危	中危	高危	中危	高危
4~6 个月	中危	高危	高危	中危/高危	高危	低危	低危/中危	中危	低危/中危	高危
7~12 个月	中危	中危	中危	中危	高危	低危	低危	中危	低危	高危
>12 个月	低危	低危	低危	低危	不明	低危	低危	低危	低危	不明

注:PCI 为经皮冠状动脉介入治疗;POBA 为普通球囊血管形成术;BMS 为金属裸支架;DES 为药物洗脱支架;BVS 为生物可吸收支架

利奥西呱 0.5 mg tid 使用已超 2 周，加量以进一步控制 CTEPH；加用院外用药托拉塞米+螺内酯利尿减轻患者下肢水肿症状。

药物监护计划实施与调整

有效性：

1.加用托拉塞米+螺内酯利尿，监测患者水肿情况。

2.患者为 ASCVD 极高风险人群，目标 LDL–C 1.4 mmol·L⁻¹，入室 LDL–C 2.56 mmol·L⁻¹，目前使用瑞舒伐他汀 10 mg qn，预计可降低 LDL–C 47%，可以达到目标值。目前瑞舒伐他汀尚未临床起效，继续监测，若一个月后仍不达标可考虑加用依折麦布 10 mg qd 强化降脂治疗。

安全性：

1.患者目前肝肾功、电解质无明显异常，可继续瑞舒伐他汀的治疗，今日加用利尿剂后，需继续监测。

2.患者血压控制良好，利奥西呱加量后需继续严密监测患者血压。

其余监护同前。

2021 年 6 月 9 日（D3）

症状体征：T:36.2 ℃ P:93 次/分 R:20 次/分 BP:116/78 mmHg SpO₂:96%。今日于局麻下行右心导管检查+肺动脉造影+经皮腔内肺动脉成形术，血流动力学:RAP 10/4/7 mmHg,PAP 42/16/27 mmHg,PVR 4.00 WU,CO 3.73 L·min⁻¹,CI 2.04 L·min⁻¹·m⁻²；血氧饱和度:SVC 63.3%,PA 64.6%；于 RA5、RA5b、RA4a、RA4b、RA8、LA10a、LA10c、LA10d、LA6 分别行球囊扩张，最大扩张压 14 atm。导管诊断:毛细血管前性肺高血压；慢性血栓栓塞性肺高血压；肺动脉介入治疗成功。操作过程顺利，患者安返病室。

辅助检查

抗磷脂抗体谱:β2GP1–IgM 阳性(+) 31.3；ACL–IgM 可疑(±) 8.23；狼疮抗凝物:LA 1.33(+)。

腹部超声:大部分胆囊壁增厚，胆囊炎不能除外；

泌尿系超声:右肾多发囊肿；

肾动脉超声检查:双肾动脉阻力增高；

下肢深静脉超声:未见明显血栓。

药物治疗方案调整

无。

药物治疗方案分析与评价

患者入室复查 β2GP1-IgM 及 LA 均阳性,APS 诊断明确,继续目前羟氯喹调节免疫。

药物监护计划实施与调整

患者利奥西呱加量后,患者血压维持良好。

2021 年 6 月 11 日(D5)

症状体征:患者近两日食欲减退,食量较前减少约 1/3~2/3,否认恶心、呕吐等不适,夜间可平卧。查体:BP 101/62 mmHg;HR 91 bpm;SpO₂ 93%,双肺听诊呼吸音清,心律齐,P2 稍亢进,各瓣膜区听诊未闻及杂音,腹软,无压痛、反跳痛,双下肢水肿较前好转,腰骶部不肿。

辅助检查:无。

药物治疗方案调整

加用依诺肝素钠 6 000 U 皮下注射 q12h 抗凝;

加用氯化钾缓释片 1 g 口服 tid 补钾。

药物治疗方案分析与评价

2013《华法林抗凝治疗中国专家共识》指出根据手术出血的情况,在术后 12~24 h 重新开始肝素抗凝治疗,出血风险高的手术,可延迟到术后 48~72 h 再重新开始抗凝治疗,并重新开始华法林治疗。2020 年《抗血栓药物围手术期管理多学科专家共识》指出,非高出血风险手术术后 24 h,高出血风险手术术后 48~72 h 启动 LMWH 抗凝。患者 6 月 9 日术后至 6 月 11 日启动 LMWH 抗凝,启动时机在 24~48 h 之间,相对合理。患者近期拟再次行 PTPA 术,故暂不重启华法林治疗。

患者入室 K 3.9 mmol·L⁻¹,并且使用利尿剂,近期饮食差,加用氯化钾补钾,防止电解质紊乱。

药物监护计划实施与调整

1.患者目前使用依诺肝素钠 6 000 IU q12h、阿司匹林 100 mg qd 抗栓治疗,需监护患者出血风险。

2.患者既往使用羟氯喹期间出现食欲减退、食量减少,入室加用羟氯喹后再次出现食欲下降。药师嘱患者随餐服用以减轻不良反应,继续观察症状变化,必要时完善免疫科会诊评估调整 APS 治疗方案。

3.加用利尿剂后,患者水肿较前好转,监测电解质。

2021 年 6 月 14 日(D8)

症状体征:患者近 3 日食欲较前稍改善,无其他不适。精神、睡眠可,二便正常。查体:BP 108/74 mmHg,HR 83 bpm,SpO_2@RA 92%,双肺听诊呼吸音清,心律齐,P2 稍亢进,余听诊区未闻及杂音,腹软,无压痛、反跳痛,双下肢水肿较前好转,腰骶部不肿。

辅助检查:

胸部正侧位:"右心导管+肺动脉造影+经皮腔内肺动脉成形术"后;双肺纹理增厚,多发斑点索条影。

药物治疗方案调整

无。

药物治疗方案分析与评价

无。

药物监护计划实施与调整

无。

2021 年 6 月 16 日(D10)

症状体征:患者今日于局麻下行右心导管检查+肺动脉造影+经皮腔内肺动脉成形术,血流动力学:RAP 11/4/7 mmHg,PAP 49/23/30 mmHg,PVR 4.84WU,CO 3.72 $L·min^{-1}$,CI 2.04 $L·min^{-1}·m^{-2}$;血氧饱和度:SVC 73.8%,RA 63.9%;于 LA6b、LA6b1、LA6c2、LA6c1、LA9b、LA8c、LA5c、LA5b、LA5a、LA7a、LA7b、LA4a、LA4b 分别行球囊扩张,最大扩张压 14 atm。导管诊断:毛细血管前性肺高血压;慢性血栓栓塞性肺高血压;肺动脉介入治疗成功。操作过程顺利,患者安返病室。

辅助检查

无。

药物治疗方案调整

术前 24 h 停用依诺肝素。

术后 12 h 启动依诺肝素钠 6 000 IU q12h+华法林 3 mg qd 抗凝治疗。

药物治疗方案分析与评价

2020 年《抗血栓药物围手术期管理多学科专家共识》指出,使用 LMWH 抗凝治疗患者,术前 24 h 停用抗凝药物,故停药时间合理。术后重启抗凝时机 D5 已做分析,在充分止血的情况下,可术后 12~24 h 重启抗凝治疗,从时机上来说,是合理的。华法林起效慢且口服抗凝启动初期,由于蛋白 C、蛋白 S 被抑制,可能存在短暂的高凝状态,故继续低分子肝素 6 000 U q12h 皮下注射,重叠口服华法林 3 mg qd 抗凝治疗,目标 INR 2.0~2.5,警惕出凝血事件。患者既往服用华法林 2.25 mg qd,监测 INR 为 1.97,未达到目标 INR,故重启时增加了华法林剂量。

药物监护计划实施与调整

严密监护患者术后出血风险。

2021 年 6 月 19 日(D13)

症状体征:患者近 3 日诉右下肢穿刺处肿痛,今日晨起出现疼痛加重,行走时加重,近 3 日精神、睡眠可,饮食稍差,二便正常。查体:BP 111/72 mmHg HR 80 bpm SPO$_2$ 93%,心律齐,右侧腹股沟区穿刺点处有压痛,未闻及明显血管杂音,肺部及腹部查体大致同前,双下肢及腰骶部不肿。

辅助检查

血常规:WBC 6.70×10^9 L^{-1},NEUT# 5.18×10^9 L^{-1},HGB 127 g·L^{-1},PLT 161×10^9 L^{-1};

肾功能:Urea 5.67 mmol·L^{-1},Cr(E) 73 μmol·L^{-1},K 4.4 mmol·L^{-1},Na 139 mmol·L^{-1};

凝血:INR 1.37,PT 16.3 s↑,PT% 57.6%↓;

NT-proBNP 18 pg·mL^{-1}。

药物治疗方案调整

无。

药物治疗方案分析与评价

患者术后出现局部肿痛,查血常规稳定,但肿痛有所加重,查体局部有压痛,需警惕动静脉瘘、局部血肿等操作相关并发症,建议复查下肢血管超声,指导抗栓药物调整。

药物监护计划实施与调整

1.患者双下肢不肿,血钾上升至 4.4 mmol·L^{-1},利尿补钾治疗有效,继续监测。

2.患者穿刺部位肿痛,警惕出血,监测患者血红蛋白,其余监护同前。

2021 年 6 月 21 日（D15）

症状体征：患者近 2 日仍诉右下肢穿刺处肿痛，精神、睡眠可，饮食差，食量下降约 2/3，二便正常。查体：BP 116/70 mmHg，HR 73 bpm，SpO$_2$ 93%，心律齐，右侧腹股沟区穿刺点处有压痛，局部皮肤略硬，未闻及明显血管杂音，肺部及腹部查体大致同前，双下肢及腰骶部不肿。

辅助检查

6 月 20 日床旁超声提示：右侧股静脉内血栓形成，右侧大腿穿刺处皮下低回声（检查所见：0.7 cm×0.4 cm），疑似血肿。

药物治疗方案调整

1.停用华法林、羟氯喹；

2.嘱患者绝对卧床，穿刺部位加压固定 24 h。

药物治疗方案分析与评价

关于血肿：凝血表现是一个复杂的过程，股静脉穿刺置管反复穿刺，如果局部按压时间过短，血管穿刺处的血凝块尚未形成，停止压迫后在静脉压与骨骼肌的舒缩挤压作用下，血液从血管损伤处外溢，造成皮下瘀血、血肿发生。有研究表明同一部位多次穿刺是引发血肿的一个危险因素。对于该患者：①患者两次穿刺同一部位，可能是产生血肿的一个原因；②术后压迫时间为 6 h，对于一般患者可能足够，该患者为出血高危人群，可能压迫时间不足；③患者持续使用抗血小板药物，术后 12 h 启动依诺肝素钠+华法林，抗血栓治疗促进了血肿的发生。关于血栓：患者原发病 APS 为血栓高风险，发生血肿后其抗血栓治疗虽未减弱，持续治疗剂量 LMWH+阿司匹林，但患者新增了制动 24 h 的危险因素，最终导致了静脉血栓形成。抗血栓治疗分析：有研究显示，房颤消融术后发生假性动脉瘤停用抗凝药物可使假性动脉瘤尽快愈合，但假性动脉瘤多为腹股沟局部并发症，多数不会发生威胁生命的症状，失血过多时可适当补充红细胞，随着时间的推移均能痊愈，故不建议盲目停止抗凝。对于该患者血栓高风险且有新发静脉血栓形成，血肿为股静脉，宜继续抗血栓治疗。2019 年《EULAR 建议：成人抗磷脂综合征的管理》指出华法林（目标 INR 2.0~3.0）抗凝期间出现血栓复发者，建议加用阿司匹林，或改用 LMWH。但该患者血栓复发并非单纯 APS 因素，同时穿刺部位出现血肿，目前已为强化抗血栓方案，不宜继续加强。华法林钠经肝代谢清除，S-华法林钠清除半衰期为 18~35 h,R-华法林钠为 20~70 h。依诺肝素钠消除表现为单相,单次皮下给药后的半衰期约 5 h,重复给药后的半衰期为 7 h。故药师建议停用华法林,保留治疗剂量依诺肝素钠,若血肿加重及时停用依诺肝素钠,抗凝作用消失较快便于急症处理。

患者饮食差,考虑羟氯喹药物相关副反应,结合患者自身意愿,暂停羟氯喹治疗。

药物监护计划实施与调整

患者在抗凝治疗期间血栓,同时不除外有局部血肿,目前低分子肝素抗凝治疗,密切监测患者血栓情况,同时警惕出血事件,其余监护同前。

2021 年 6 月 24 日(D18)

症状体征:患者卧床,右下肢疼痛缓解,食欲大致同前,睡眠、精神可,二便正常。查体:BP 106/62 mmHg HR 85 bpm SpO$_2$@RA 94%,心律齐,右侧腹股沟区穿刺点处压痛较前减轻,肺部及腹部查体大致同前,双下肢及腰骶部不肿。

辅助检查

血常规:WBC 8.71×10^9 L^{-1},NEUT 7.11×10^9 L^{-1},HGB 110 g·L^{-1}↓,PLT 218×10^9 L^{-1};

肝肾功:Alb 36 g·L^{-1},TBil 22.4 μmol·L^{-1},DBil 9.6 μmol·L^{-1},ALT 28 U·L^{-1},Urea 10.81 mmol·L^{-1},Cr(E) 84 μmol·L^{-1},K 4.2 mmol·L^{-1},UA 441 μmol·L^{-1}↑。

凝血:PT 20.0 s,Fbg 4.91 g·L^{-1},APTT 40.0 s,D-Dimer 1.10 mg·L^{-1},INR 1.71。

下肢深静脉超声:右侧股总静脉附壁血栓形成,双侧小腿肌间静脉扩张伴血流瘀滞;(检查所见:左侧股总静脉管腔内无异常回声)。

下肢动脉超声:右侧股动脉及腘动脉粥样硬化伴斑块形成。

药物治疗方案调整

恢复华法林 3 mg qd。

药物治疗方案分析与评价

患者右侧股总静脉附壁血栓,考虑不除外既往血栓形成后再通可能,穿刺血肿已基本缓解。拟将肠外抗凝过渡为口服,故恢复口服华法林 3 mg qd,目标值为 2.0~2.5,继续低分子肝素桥接。

药物监护计划实施与调整

1.患者恢复华法林+依诺肝素钠,目前血红蛋白降低,严密监测患者 INR 及出血事件。

2.患者尿酸稍升高,但患者食欲差,用药依从性不佳,暂时未增加药物治疗,继续监测。

2021 年 6 月 27 日(D21)

症状体征:患者卧床,右下肢疼痛缓解,食欲仍差,自觉睡眠、精神可,二便正常。查体:Wt 62 kg BP 104/50 mmHg HR 81 bpm SpO$_2$@RA 96%,右侧腹股沟区穿刺点处有压痛,大致同前,未闻及血管杂音,心肺腹查体大致同前,双下肢及腰骶部不肿。

辅助检查

凝血:PT 23.1 s,INR 1.98。

药物治疗方案调整

加用肠内营养乳剂(TP)(瑞素)补充营养;

停用依诺肝素。

药物治疗方案分析与评价

患者入室后体重减轻,查血白蛋白(ALB)下降,PA 偏低,筛查 MNA-SF 评分 9 分,存在营养不良风险,予肠内营养乳剂(TP)(瑞素)加强营养。患者 INR 接近目标范围,停用 LWMH,继续华法林治疗。

药物监护计划实施与调整

1.继续监测患者血栓及出血事件。

2.监护患者食欲及营养状况。

2021 年 6 月 29 日(D23)

症状体征:患者床上活动,右下肢疼痛缓解,睡眠、精神尚可,食欲不佳,恶心。体格检查:BP 107/65 mmHg、HR 74 bpm、SpO$_2$ @RA97%,心律齐,心肺腹同前,双下肢及腰骶部无水肿。

辅助检查

血常规:WBC 7.83×10^9 L^{-1},NEUT# 6.30×10^9 L^{-1},LY# 0.83×10^9 L^{-1},HGB 120 g·L^{-1},PLT 273×10^9 L^{-1};

血生化:Alb 37 g·L,TBil 30.3 μmol·L^{-1}↑,DBil 12.9 μmol·L^{-1}↑,ALT 23 U·L^{-1},Urea 7.52 mmol·L^{-1}↑,Cr (E) 74 μmol·L^{-1},K 4.1 mmol·L^{-1},LDL-C 1.69 mmol·L^{-1},UA 387 μmol·L^{-1};

凝血:PT 24.7 s,APTT 44.7 s↑,D-Dimer 3.74 mg·L⁻¹,INR 2.05。

药物治疗方案调整

硫糖铝混悬液 10 mL 口服 Tid;

药物治疗方案分析与评价

患者诉服用阿司匹林后胃肠道不适明显,在 PPI 基础上再加用胃黏膜保护剂。

出院带药

用药目的	药品名称	用法用量
靶向扩张肺动脉	利奥西呱片	1 mg 口服 tid
抗凝	华法林钠片	3 mg 口服 qd
抗血小板	硫酸氢氯吡格雷片	75 mg 口服 qd
降脂、稳定斑块	瑞舒伐他汀钙片	10 mg 口服 qn
利尿	托拉塞米片	5 mg 口服 qd
辅助利尿	螺内酯片	20 mg 口服 qd
补钾	氯化钾缓释片	1.0 g 口服 tid
预防消化道出血	雷贝拉唑钠肠溶片	10 mg 口服 qd
保护胃黏膜	硫糖铝混悬液	10 mL 口服 tid
降同型半胱氨酸	叶酸片	5 mg 口服 qd
促进尿酸排泄	碳酸氢钠片	0.5 g 口服 tid

四、小结

患者老年男性,慢性病程,临床表现为活动后胸闷、气促伴乏力。结合患者临床表现、超声心动图、右心导管、肺动脉造影结果,考虑 CTEPH 诊断明确。2021 年 6 月 7 日入院后予华法林 2.25 mg qd、羟氯喹 0.2 g bid、利奥西呱 0.5 mg tid、氯吡格雷 75 mg qd、瑞舒伐他汀 10 mg qn、叶酸 5 mg qd 治疗。2021 年 6 月 8 日患者 INR 1.97,停用华法林,将氯吡格雷更换为阿司匹林 100 mg qd;加用雷贝拉唑 10 mg qd,利奥西呱加量为 1 mg tid,加用托拉塞米 5 mg qd、螺内酯 20 mg qd、氯化钾 1 g tid。分别于 2021 年 6 月 9 日和 2021 年 6 月 16 日局部麻醉下经右股静脉行右心导管+肺动脉造影+PTPA,

术中示 RAP 11/4/7 mmHg、PAP 49/23/30 mmHg,PVR 4.84 WU,CO 3.72 L·min^{-1}、CI 2.04 L·min^{-1}·m^{-2};围术期予依诺肝素钠 6 000 U q12h,第二次手术后 12 h 重启华法林 3 mg qd,继续依诺肝素钠 6 000 U q12h 桥接。患者诉右下肢穿刺处肿痛,呈进行性加重;2021 年 6 月 19 日查 INR 1.37;双下肢静脉超声示局部血栓形成,右侧大腿穿刺处皮下低回声(0.7 cm×0.4 cm),不除外局部血肿,未见明显动静脉瘘形成;嘱患者绝对卧床,予局部加压固定 24 h,停用华法林,保留依诺肝素钠 6 000 U q12h。2021 年 6 月 24 日查 D-Dimer 1.10 mg·L^{-1},INR 1.71;复查下肢深静脉超声患者右侧股总静脉附壁血栓,穿刺血肿已基本缓解;恢复华法林 3 mg qd。2021 年 6 月 27 日查 INR 1.98,停用依诺肝素钠。2021 年 6 月 29 日患者一般状况良好,予以出院。

参考文献:

[1] Tektonidou MG, Andreoll L, Limper M, et al. EULAR recommendations for the management of antiphospholipid syndrome in adults. Ann Rheum Dis, 2019, 78 (10): 1296–1304.

[2] 中国肺动脉高压诊断与治疗指南(2021 版). 中华医学杂志, 2021, 101(01): 11–51.

[3] 抗磷脂综合征诊断和治疗指南. 中华风湿病学杂志, 2011, (06): 407–410.

[4] 冠心病合理用药指南(第 2 版).中国医学前沿杂志(电子版), 2018, 10(06): 1–130.

[5] Kumbhani DJ, Cannon CP, Beavers CJ, et al. 2020 ACC Expert Consensus Decision Pathway for Anticoagulant and Antiplatelet Therapy in Patients With Atrial Fibrillation or Venous Thromboembolism Undergoing Percutaneous Coronary Intervention or With Atherosclerotic Cardiovascular Disease: A Report of the American College of Cardiology Solution Set Oversight Committee. J Am Coll Cardiol, 2021, 77(5): 629–658.

[6] 抗血栓药物围手术期管理多学科专家共识. 中华医学杂志, 2020, 100 (39): 3058–3074.

[7] 孙艺红.华法林抗凝治疗的中国专家共识.中华内科杂志, 2013, (01): 76–82.

作者感悟

　　心血管、抗凝专业的临床药师除了对常见专科慢性疾病开展临床药学监护，同样需要掌握针对跨专业的交叉学科疾病的药物治疗管理。成为一名合格的临床药师并不容易，许多奋斗在临床药师岗位的朋友都有对自己知识储备量缺乏的感慨，其实这是特别正常的现象，笔者也深有体会，从刚成为临床药师的兴奋伴随着焦虑，到后来从临床药师基地培训归来给出治疗方案的"胆大妄为"，再到多年工作后随着知识储备不断积累后临床药学工作开展的"谨小慎微"，让我们感受到临床药师在成长的每个阶段的工作、学习经历都如此宝贵。目前临床药师并没有覆盖医疗机构所有专科，国家卫健委定义临床药师属于紧缺人才范畴，可见临床药师专业深度和广度的拓展，仍需要大家的共同努力。

步步为营 "肠"治久安

——1 例克罗恩病患者药学监护实践

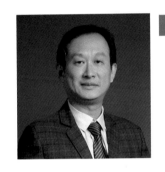

■ ——作者简介——

秦侃,安徽医科大学第三附属医院,主任药师

硕士生导师 药学部行政负责人 院本部药学部支部书记

院国家药物临床试验机构副主任兼机构办主任

国家卫健委临床药师培训基地主任

安徽医科大学第三附属医院药学/临床药学教研室主任

合肥市临床药事质控中心主任

安徽省医疗卫生重点专科——临床药学学科带头人

曾赴美国威斯康星州康科迪亚大学与惠顿方济会医疗系

统进修药事管理和临床药学,曾获全国优秀药师、安徽省

"十佳"执业药师、合肥市优秀科技工作者等荣誉称号

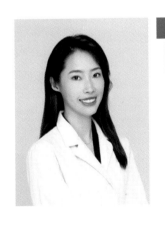

■ 作者简介——

沈娟,安徽医科大学第三附属医院,副主任药师

安徽医科大学第三附属医院静脉用药调配中心负责人

肠外肠内营养专业临床药师带教师资

2013-2014 年在北京协和医院参加临床药师培训(肠

外肠内营养专业),2016 年赴英国德蒙福特大学进修

临床药学

临床药师药学监护案例精选

一、前言

临床营养治疗是现代综合治疗中不可或缺的重要组成部分,组建营养支持治疗小组,根据疾病的病理生理特点,依据循证医学证据,制定合理的营养治疗计划,选择理想的支持方式,可以有效促进疾病转归,提升患者的治疗效果。药师参与其中,开展全程化营养药学监护,保证患者在住院期间药物治疗的有效性及安全性,为临床安全用药保驾护航,则是药师价值最直接的体现。

克罗恩病(Crohn's disease,CD)是一种病因尚未完全明确、好发于末端回肠及其邻近结肠的慢性肉芽肿性炎症,可累及消化道各个部位以及其他器官,严重影响患者的免疫功能、生活质量,并给患者带来极大痛苦的疾病类型。CD 的主要症状有恶心、呕吐、腹痛及长期腹泻等,常存在摄食不足、肠道蛋白丢失、吸收障碍及代谢率增高等,造成蛋白-热卡性营养不良。CD 治疗的关键环节是促进黏膜的修复及愈合,控制急性发作,维持缓解,预防并发症。而良好的营养状态可促进非手术患者胃肠黏膜的愈合,促进手术患者切口愈合,并减少住院时间,降低缓解期患者发病次数与住院率,促进患者疾病的好转。因此,合理的营养支持方式和恰当的营养药物应用对于 CD 患者而言不仅仅是一种支持措施,而更应成为一种有效的治疗手段。

二、病史摘要

患者,女性,23 岁,身高 172 cm,体重 45 kg,因"大便次数增多 1 年余"收治入院。患者 1 年前无明显诱因下出现大便次数增多,约 3~4 次/天,大便多为不成型黄便,无黏液脓血便,伴腹痛,便后缓解,至当地医院就诊,查粪常规考虑炎症可能,予以口服药物治疗(具体不详),症状较前稍有缓解;现患者上述症状再发,至当地医院就诊,查肠镜提示结肠癌可能,为进一步治疗,于 2022 年 6 月 10 日入院肿瘤科治疗完善相关检查,进行营养支持治疗,期间因严重贫血输红细胞治疗。后于 6 月 23 日转入消化科,近期病程中患者精神、睡眠可,小便正常,大便不成形,腹痛较前好转,近一月体重减轻 3.5 kg。

入院查体:36.5 ℃,P 96 次/分,R19 次/分,BP 118/76 mmHg,发育正常,营养中等,无贫血貌,体型偏瘦,自主体位,正常面容,表情自然,意识清晰,精神状态正常,查体合作,余正常。

入院后主要辅助检查（6月10日~6月19日）：白蛋白 30.5 g·L^{-1}，前白蛋白 89.8 mg·L^{-1}，总胆固醇 2.38 mmol·L^{-1}，钙 1.98 mmol·L^{-1}，红细胞 2.34×10^{12} L^{-1}，血红蛋白 100 g·L^{-1}，血小板 625×10^9 L^{-1}。癌症同位素：均阴性。粪常规：隐血阳性。余辅检正常。

2022年6月21号肠镜：结肠溃疡性质待定（克罗恩可能）；肛周病变（肛瘘待排）；胃镜：慢性非萎缩性胃炎伴糜烂、胆汁反流；2022年6月22日病理报告：符合克罗恩病。

既往用药史、家族史、过敏史：无特殊

入院诊断：结肠狭窄，重度贫血，重度营养不良

出院诊断：克罗恩病（A2L2B2P），重度营养不良

三、治疗过程与药学监护

6月23日(D1)

初始药物治疗方案：

用药目的	药品名称	用法用量
营养治疗	肠内营养混悬液(SP)(百普力)	200 mL 口服
	肠内营养混悬液(TPF)(能全力)	500 mL 口服

初始药物治疗方案分析与评价：

克罗恩病是一种慢性炎症性肠病,治疗的关键环节是黏膜愈合,治疗的目的是控制急性发作,维持缓解,预防并发症。营养不良、体重减轻、蛋白质缺乏以及维生素,矿物质和微量元素的缺乏在克罗恩(CD)急性期很常见。厌食,肠道损失增加和全身性炎症是营养不良的主要原因。营养不良是克罗恩患者常见的临床表现,营养不良的发生率 16%–85%,疾病活动期营养不良比缓解期更普遍。营养不良增加患者的住院率,延长住院时间,降低患者抗感染的能力,还是克罗恩病患者发生静脉血栓事件和急诊手术的独立风险因素。

营养模式方面：此患者处于克罗恩活动期,体重 45 kg,身高 172 cm,BMI 15.2,克罗恩病（A2L2B2P）活动期,NRS2002 评分 5 分, 存在营养风险,PG-SGA 评分至少 9 分,属于重度营养不良,需要给予营养治疗。

知识点：根据《炎症性肠病营养支持专家共识》克罗恩病患者营养支持首选肠内营养(EN)，EN 不仅能够提供营养物质，而且消化吸收途径符合生理状态，能够增加门静脉血流量、维护消化道生理功能和肠黏膜屏障。根据《ESPEN Guidelines on Enteral Nutrition:Gastroenterology》肠内营养适用于预防和治疗营养不良、促进儿童生长、改善生活质量、急性期治疗、围手术期营养和维持慢性活动性疾病的缓解；在活动性 CD 中，EN 是儿童的一线疗法，在无法使用皮质类固醇治疗的情况下，应将其作为成人的唯一疗法。根据《Existing dietary guidelines for Crohn's disease and ulcerative colitis》，ACG 指出，皮质类固醇比肠内营养更有效地诱导活动性 CD 患者缓解，而世界胃肠病学组织（WGO）指出，肠内营养可以缓解炎症性疾病，尤其是儿童。

尽管临床指南中提到的肠内营养使用建议不一致，但是鉴于糖皮质激素的严重副作用(尤其是儿童患者发育迟缓)，超过 50% 皮质类固醇急性使用者出现类固醇依赖或类固醇耐药，所以 AGA 建议活动性 CD 患儿推荐用肠内营养治疗，也推荐有营养不良或皮质类固醇并发症的成年人患者使用 EN。

知识点：根据《炎症性肠病营养支持专家共识》，对于有营养不良或营养风险或不适用糖皮质激素和生物制剂及围术期，完全肠内营养（ENN）是最佳选择。对于依从性良好的成人克罗恩患者，ENN 的诱导缓解率与糖皮质激素相似。此共识指出克罗恩病患者营养支持的目的除了：①改善营养状况外。②还有诱导克罗恩缓解，并有助于维持缓解，对于合并有营养不良的患者，ENN 是最佳的选择。③完全肠内营养能够促进肠黏膜溃疡愈合，ENN 诱导克罗恩缓解后，肠黏膜炎症反应消退，溃疡能够愈合，其疗效优于糖皮质激素。

此患者目前没有进食，完全口服肠内营养。ENN 诱导克罗恩缓解可能与肠内营养组成合理，抗原负荷少，有助于短链脂肪酸产生，以及调整肠道微生态平衡，改善菌群结构，保护黏膜屏障有关。

总能量和蛋白质摄入量方面：根据欧洲《ESPEN practical guideline: Clinical Nutrition in inflammatory bowel disease》炎症性肠病与正常人的能量需求一致，$25–30\,kcal\cdot kg^{-1}\cdot d^{-1}$。根据《Universal equation for estimating ideal body weight and body weight at any BMI》用 $W=2.2\times BMI +3.5\times BMI\times(H-1.5)$ 公式，如果目标 BMI 为 $17\,kg\cdot m^{-2}$，矫正后患者体重为

50 kg,患者每日摄入的能量在 1 250–1 500 kcal 范围内;如果目标 BMI 为 18.5 kg·m^{-2},矫正后患者体重为 55 kg,患者每日摄入的能量 1 350–1 650 kcal·d^{-1} 范围内;此患者初期摄入能量在 1 250–1 500 kcal·d^{-1} 之间,一段时间后可增至 1 350–1 650 kcal·d^{-1}。根据《ESPEN practical guideline: Clinical Nutrition in inflammatory bowel disease》CD 活动期蛋白质摄入量 1.2–1.5 g·kg^{-1},根据调整后体重初期在 60–75 g·d^{-1} 范围,一段时间后可以增加至 66–82 g·d^{-1} 范围内。

品种选择方面:患者入消化内科时带有一瓶肿瘤病区开具的肠内营养乳剂(TPF-T)(瑞能)200 mL,根据《Existing dietary guidelines for Crohn's disease and ulcerative colitis》CD 发作期间减少纤维素的摄入,特别是有瘘管或狭窄。

知识点:根据中国《炎症性肠病营养支持专家共识》和欧洲《ESPEN practical guideline: Clinical Nutrition in inflammatory bowel disease》氨基酸型和短肽的要素型,整蛋白的非要素型都可以用于 CD 病活动期,他们之间无差异;克罗恩患者使用标准的肠内营养,无证据证明含有谷氨酰胺、w-3 脂肪酸和精氨酸等药理营养素的肠内营养有利于克罗恩患者活动期的缓解。

瑞能含有谷氨酰胺、w-3 脂肪酸和精氨酸等药理营养素,主要适用于肿瘤患者,含高比例的脂肪酸,不推荐克罗恩患者使用。6.23 号入科后重新给患者开具不含纤维素的百普力 500 mL,此患者处于 CD 活动期,有直肠狭窄,品种选择合理。由于百普力属于短肽型制剂,口感差,患者依从性差,只摄入 200 mL(200 kcal),更换成能全力 500 mL(750 kcal),能全力属于整蛋白型制剂,口感好,患者依从性好。当日总能量摄入 950 kcal(19 kcal·kg^{-1}),蛋白质摄入 38 g(0.76 g·kg^{-1}),没有达到目标能量。

药物监护计划实施与调整:

由于患者在入科前每日都有摄入肠内营养,发生再喂养综合征的风险很低,药师建议增加能量摄入满足每日能量需求。患者有直肠狭窄,临床药师进行营养宣教,嘱患者将每日的肠内营养液间隔 2–3 h 分次服用,做到少食多餐,让胃肠道缓慢吸收,服用前保持营养液的温度接近体温。关注患者有无呕吐,腹泻,腹痛等消化道症状。嘱咐患者多饮水。

6月23日(D2)

患者主诉及查体情况,化验检查结果:

患者诉大便不成形,有腹痛,无恶心呕吐。查体:神志清楚,呼吸平稳,重度贫血貌,腹部平坦,无压痛和反跳痛,余未见新发阳性体征。

红细胞沉降率:120 mm·h^{-1};PCT 0.05 ng·mL^{-1};血常规:血红蛋白 104 g·L^{-1},血小板 494×10^9·L^{-1},CRP 20 mg·L^{-1},PCT 0.05 ng·mL^{-1}。影像学检查:肛周平扫+增强扫描:高位复杂性肛瘘伴肛周脓肿形成;肛门外侧缘软组织样信号,考虑外痔可能。外阴后部数个囊性影,考虑巴氏腺囊肿伴感染可能。

药物治疗方案调整:

用药目的	药品名称	用法用量
营养治疗	肠内营养混悬液(TPF)(能全力)	1 000 mL 口服

药物治疗方案评价:

能全力 1 000 mL,可提供能量 1 500 kcal,蛋白 60 g,30 kcal·kg^{-1}·d^{-1},蛋白 1.2 g·kg^{-1}·d^{-1},可满足能量需求。

药物治疗监护计划:

患者口服后腹痛无加重,无腹泻,对肠内营养耐受良好。嘱咐患者多饮水,继续原方案监护。

6月29日(D8):

患者主诉及查体情况,化验检查结果:

患者诉无特殊不适,大便不成形,每天 1~2 次,无腹痛,无恶心呕吐。查体无明显贫血貌,余未见新发阳性体征。肛肠专科检查考虑高位复杂肛瘘,营养状况差,肛周未见明显触痛,MRI 未见明显肛周脓肿病灶,患者白细胞及中性粒细胞正常,无症状的单纯肛瘘,暂不予外科治疗,待病情缓解后进一步完善专科检查,评估病情,了解有无手术指征。辅检:白蛋白 33.4 g·L^{-1},谷丙转氨酶 8 U·L^{-1},谷草转氨酶 12.9 U·L^{-1},视黄醇结合蛋白 22.1 mg·L^{-1},电解质均正常。患者对肠内营养依从差,诉不愿口服肠内营养。临床药师会诊后建议减少 EN,增加肠外营养(PN,parenteral nutrition),开具肠外营养组方。

药物治疗方案调整：

用药目的	药品名称	用法用量
营养治疗	肠内营养混悬液（TPF）（1.5 kcal·mL⁻¹）	500 mL 口服
	脂肪乳氨基酸葡萄糖注射液 1440 mL	外周静脉输注
	浓氯化钠注射液 20 mL	
	10%氯化钾注射液 20 mL	
	多种微量元素 10 mL	
	注射用水溶性维生素 1 西林	
	脂溶性维生素注射液（Ⅱ）10 mL	

药物治疗方案分析与评价：

因患者对口服肠内营养依从性差，故减少肠内营养摄入量，采取肠内联合肠外模式营养治疗。脂肪乳氨基酸葡萄糖属于商业化三腔袋，1 440 mL 液体能提供 1 000 kcal 的能量，蛋白质 34 g，能全力 500 mL 提供 750 kcal 能量，30 g 蛋白质。方案总日能量1 750 kcal，蛋白质 64 g，按照 BMI 18.5 kg/m²，矫正体重 55kg，32 kcal·kg⁻¹，蛋白 1.2 g·kg⁻¹，满足能量需求。受膳食不足，肠道炎症（尤其是回肠）反应，CD 常累积回肠，而回肠是脂溶性维生素和维生素 B₁₂ 吸收的主要部位，所以常存在脂溶性维生素和维生素 B₁₂ 缺乏。约22%的 CD 患者存在维生素 B₁₂ 缺乏，80%炎症性肠病患者存在叶酸缺乏。所以在脂肪乳氨基酸葡萄糖注射液中额外添加脂溶性维生素注射液 10 mL，注射用水溶性维生素 1 西林，多种微量元素注射液 10 mL，10%氯化钾注射液 20 mL，浓氯化钠注射液 20 mL，以预防和弥补微量营养素缺乏。

知识点：PN 成分复杂，其稳定性直接影响 PN 的安全性，根据规范肠外营养液配制？专家共识，PN 中最不稳定的是脂肪乳，容易受多种因素的影响，脂肪乳剂属热力学不稳定的非均相分散体系，中国药典 2015 版（以下简称药典）规定静脉用乳剂90%的乳滴粒径应在 1 μm 以下，不得有大于 5 μm 的乳滴。USP 第 729 章规定：脂肪乳的平均粒径应小于 0.5 μm，粒径大于 5 μm 的百分比应小于 0.05%，粒径大于 5 μm 的百分比如大于 0.04%，则会导致脂肪乳分离或破乳，在全营养混合液（TNA）液面附近形成黄棕色油滴，输注可危及患者生命。影响 TNA 中脂肪乳稳定性的主要因素是阳离子，因此药师在审核处方时要格外注意阳离子浓度，有关阳离子限度的研究受厂家不同、检测方法不同的限制，长久以来没有统一的结论。通常认为：一价阳离子应小于 150 mmol·L⁻¹，二价阳离子应小于 10 mmol·L⁻¹。

使用期间不得随意在配置好的肠外营养液中随意加其他任何成分,输注过程中保证避光,患者不要随意调整速度。使用过程中注意观察乳剂外观的变化,若出现乳化层需马上摇匀,若析出黄色油滴,则出现不可逆油水分层,应马上停止输注。关注患者穿刺部位是否出现红、肿、痛等情况。监测血糖、血脂、电解质、肝肾功能和凝血情况。在输注肠外营养液前后需要用生理盐水冲管。

7月1日(D10)

患者主诉及查体情况,化验检查结果:

患者昨日肝酶升高,考虑肠外营养所致,停用肠外营养。昨日放置鼻胃管。患者诉大便仍不成形,无腹痛,无恶心呕吐,余未见阳性体征。患者查生化白蛋白 33.6 g·L^{-1},谷丙转氨酶 172.3 u·L^{-1},谷草转氨酶 123.4 u·L^{-1},视黄醇结合蛋白 26.7 mg·L^{-1},电解质均正常。

药物治疗方案调整:

用药目的	药品名称	用法用量
营养治疗	肠内营养混悬液(SP)(百普力)	1 000 mL 鼻胃管

药物治疗方案分析与评价:

患者近两日肝酶出现明显升高,排查其他因素后,考虑为 PN 所致,故停用 PN。因患者口服营养依从性差,故放置鼻胃管,每天给予肠内营养混悬液百普力 1 000 mL。肠外营养成分复杂,输注时间长,治疗过程中可能发生各种并发症,临床实践过程中须密切监护,及时调整营养方案。克罗恩患者营养支持是长期过程,患者胃肠道功能可以接受肠内营养支持治疗,而且肠内营养总优于肠外方案。营养模式选择方面:口服肠内营养患者依从性差,而且由于百普力风味的原因,患者不接受。ESPEN 炎性肠病指南指出,通过口服肠内营养如果超过 600 kcal 每天,可以通过鼻胃置管途径给予,品种方面氨基酸型、短肽要素型、整蛋白非要素型肠内营养制剂都可以用于 CD 病活动期。肠内营养的三种输注方式:一次性投给,间歇性重力输注,输液泵输注。ESPEN 炎性肠病指南指出推荐经胃管 EN 通过输液泵输注,特别是有肠狭窄患者。连续给药与推注相比,并发症更少。对于生长发育迟缓的儿童,夜间持续输注肠内营养已广泛应用,并且不受日常生活的影响。患者采用间歇性重力输注,既有利于肠道消化吸收,又保障了患者日常活动,患者接受度高。百普力属于短肽型制剂,渗透压高,建议以 100 mL·h⁻¹ 间歇输注,输注速度过快会导致腹泻等不适。百普力 1 000 mL 可提供 1 000 kcal 的能量,40 g 水解乳清蛋白,基本满足每日能量和蛋白质需求。

药物治疗监护计划:

输注前尽量保持营养液接近体温,叮嘱患者不要随意调整输液速度,输注过程中操持床头抬高 40°,以防止发生误吸风险。关注患者有无呕心、呕吐、腹痛和腹泻等胃肠道不适。嘱咐患者多饮水。

7月4日(D13)

患者主诉及查体情况,化验检查结果:

患者诉大便 1–2 次每日,大便不成形,无腹痛,余未见新发阳性体征。患者辅助检查提示停用 PN 后谷丙转氨酶 82.3 u·L⁻¹,谷草转氨酶 73.4 u·L⁻¹。

药物治疗方案调整:

用药目的	药品名称	用法用量
营养治疗	肠内营养混悬液(SP)(百普力)	1 000 mL 鼻胃管

药物治疗方案分析与评价:

美沙拉嗪属于 5-氨基水杨酸,作用于炎症黏膜,抑制引起炎症的前列腺素合成和炎症介质白三烯的生成, 对肠壁炎症有显著的消炎作用。根据《ACG Clinical Guideline: Management of Crohn's Disease in Adults》尽管其在溃疡性结肠炎中的用途已经明确,但在活动性克罗恩病患者中,口服美沙拉嗪与安慰剂相比并不能被证明与诱导剂缓解和黏膜愈合有效,不宜用于治疗活动性克罗恩病患者。但是美沙拉嗪可用克罗恩术后复发,特别是回肠切除术患者。

药物治疗监护计划:

美沙拉嗪肠溶片直接口服,勿要碾碎从鼻胃管给药。服用美沙拉嗪关注是否有现轻微胃部不适,偶有恶心、头痛、头晕等不适情况。

7月7日(D16)

患者主诉及查体情况,化验检查结果:

患者诉大便 1~2 次每日,黄绿色稀便,无脓血,未见新发阳性体征。持续治疗 2 周期间,药师密切监测患者血常规、血生化及肝肾功能,患者营养指标 ALB 33.2 g·L⁻¹、PAB 190.5 mg·L⁻¹,均恢复至接近正常范围内,提示患者营养状态经治疗后得到有效改善,可出院回家继续家庭肠内营养支持治疗,出院带药:肠内营养混悬液(SP)500 mL×30 瓶。

药物治疗监护计划:

黏膜愈合是 ENN 治疗克罗恩长期维持缓解的重要环节, 通过全肠内营养(ENN, exclusive enteral nutrition)治疗后达到完全黏膜愈合的患者 3 年复发率显著低于没有达到完全黏膜愈合患者。ENN 达到黏膜愈合至少需要 8 周以上。8 周的完全愈合率可达到 33%,12 周黏膜愈合率可达到 47%。药师嘱咐患者按医嘱服用肠内营养。暂时不要摄入除了肠内营养液以外的其他食物,前期先滴注百普力 1 000 mL·d⁻¹,维持速度在 100 mL·h⁻¹ 左右,达到无症状缓解期再考虑逐步更换为能全力 1 000 mL·d⁻¹,速度维持在 100 mL·h⁻¹。不要随意调整输注速度和加减量。滴注过程中同样保持上半身抬高 40 ℃,减少误吸及吸入性肺炎的发生,使用前保持营养液接近体温,以免引起胃肠道的刺激和腹泻。输注前后用适量的温开水冲洗肠内营养管, 防止营养液堵塞营养管。不要剧烈的活动防止鼻胃管移位。尽可能保持鼻腔湿润。治疗期间注意休息,避免剧烈活动,适当锻炼。不要食用其他食物,特别是油炸,烟,酒,过硬等刺激性物质。记录每日体重变化、摄入量、大便次数、大便性状和有无腹痛等其他不适。按期复查。

四、小结

对于该例首次诊断为克罗恩病(crohn disease,CD)并且存在严重营养不良的年轻患者, 临床药师首先采用 NRS2002 营养风险筛查和 GLIM 评定工具来判断患者是否存在营养风险和营养不良等级。急性期临床药师建议经口给予不含纤维素的短肽型肠内营养混悬液(SP),但由于口感差,患者无法耐受,于是更换为整蛋白型肠内营养混悬液(TPF)。口服 TPF 几日后,患者依从性差,治疗效果不理想,为了加强营养支持,临时加用补充性肠外营养支持,选择了商品化的全合一肠外营养制剂,但次日患者肝酶升高,停用 TPN,放置鼻胃管,进行连续性重力滴注 SP,患者耐受良好。

CD 治疗需要多科室、多专业协作,营养不单是支持,更是治疗。它不但能够改善患者的营养状态,纠正营养不良,更是诱导症状缓解并延长缓解期,实时动态的营养方案是基于医、患、病等多因素共同作用而调整的结果。慢性肠道炎症性疾病,是一个长期治疗的过程,营养宣教也起到至关重要的作用,不可小觑。作为营养支持治疗团队中的一员,临床药师要明确在团队中的定位,找到工作切入点,从药学角度联合团队制定更加安全有效经济的营养支持治疗方案,实施全程化的药学监护,从而改善临床结局,使患者受益。

参考文献:

[1] 中华医学会消化病学分会炎症性肠病学组.炎症性肠病营养支持治疗专家共识(第二版)[J].中华炎性肠病杂志,2018,2:154-172

[2] Peterson CM, Thomas DM, Blackburn GL, Heymsfield SB. Universal equation for estimating ideal body weight and body weight at any BMI. Am J Clin Nutr, 2016 May:103(5): 1197-203.

[3] Bischoff SC, Escher J, Hébuterne X,et al. ESPEN practical guideline: Clinical Nutrition in inflammatory bowel disease. Clin Nutr, 2020 Mar:39(3):632-653.

[4] 赵彬, 老东辉, 商永光. 规范肠外营养液配制 [J]. 中华临床营养杂志, 2018, 26(3): 72-84.

[5] 陈敏, 秦侃, 沈娟,等. 应用德尔菲法评估营养支持药学监护模式的指标体系[J]. 中国医院药学杂志, 2020, 40(22):6-10.

[6] 沈娟. 商品化多腔袋与个体化全合一肠外营养液临床应用比较 [J]. 中国现代应用药学, 2020, 37(2):208-212.

作者感悟

　　克罗恩病(CD)是一种以全胃肠道慢性非特异性炎症为特征的全身性疾病,临床表现为消化道症状、全身性表现,肠外表现和并发症等,需要长期治疗。营养不良在 CD 活动期患者中非常普遍,是 CD 治疗效果不理想的主要原因之一,同时营养不良削弱患者的抗感染能力,延长住院时间,增加并发症发生率和病死率,降低生活质量。目前的共识是营养支持在 CD 患者中的作用不仅是获得营养良好状态,而是通过合理有效的支持获得疾病临床缓解并有效的维持,可以为药物乃至手术治疗提供保障,是其他治疗的基础。通过该患者的药学监护实践,药师深刻体会到营养作为一种治疗手段,其概念、意义和价值已经远远超越了传统辅助治疗的范畴,正是这种无声的治疗给患者带来了希望,带来了战胜疾病的信心,让瘦骨嶙峋的他们又一次"品尝"到了生存的味道。药学服务的意义在对患者的默默关怀中又一次得到了质的提升。

药您健康,共克绿色癌症
——1 例克罗恩病患者药学监护实践

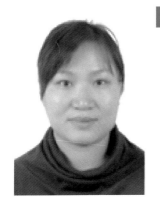

作者简介

林荣芳,福建医科大学附属第一医院副主任药师

消化内科专业临床药师

国家卫健委临床药师培训基地、师资培训基地带教药师

福建省医学会临床药学分会委员兼秘书

福建省炎症性肠病联盟委员

福建省药理学会合理用药专业委员会常务委员

福建省药师协会老年药学专业委员会常务委员

福建省医院协会药事管理分会委员

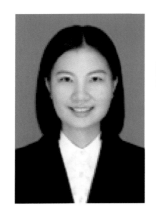

作者简介

吴婉虹,福建医科大学附属第一医院药师

消化内科专业临床药师

一、前言

克罗恩病(Crohn's disease,CD)是一种慢性、复发性的肠道非特异性炎症性疾病,病变呈节段性分布,好发于末端回肠和右半结肠,可累及全消化道和其他器官。本病

虽为良性疾病,但病程多迁延,不易根治,呈终身复发的倾向,被称为"绿色癌症",严重影响患者的生活质量。CD病因和发病机制尚未完全明确,认为是由多因素相互作用所致,主要包括环境、遗传、感染和免疫因素。其治疗目标是诱导并维持临床缓解以及黏膜愈合,防治并发症,改善患者生命质量,加强对患者的长期管理。当前CD的治疗方法主要包括一般生活方式干预、营养支持、抗炎药物、糖皮质激素、免疫抑制或调节剂、生物制剂、外科干预等。

本文通过临床药师参与1例克罗恩病合并不完全性肠梗阻患者的治疗,依据患者特点,从治疗过程的药物选择、治疗药物监测、药学监护及用药教育等多方面进行分析,协助临床制定个体化用药方案,发挥自身的专业特点,保障患者用药安全有效。

二、病史摘要

患者,男,23岁,身高173 cm,体重49 kg,BMI 16.4 kg·m^{-2},因"反复排便异常、腹痛2年余"于2021年2月21日入院,入院诊断:CD(A2L1+L4B2轻度活动期)、不完全性肠梗阻、反流性食管炎、慢性胃炎。2年余前,外院诊断为CD,予美沙拉嗪肠溶片1 g口服tid、甲泼尼龙片32 mg口服qd诱导缓解,行TPMT和NUDT15基因检测(结果均为正常代谢型),后激素逐渐减量至停药,并予硫唑嘌呤片100 mg口服qd维持,症状缓解,期间多次复查肠镜均较前好转。入院前2月余因呕吐胃内容物,偶排稀便,1次/日,伴腹部包块,无腹痛,就诊外院,复查肠镜示:回肠多发小溃疡;回盲瓣小隆起。病理:(回肠)粘膜慢性炎症(活动性);(回盲瓣)黏膜慢性炎症,小灶伴糜烂。全腹CT平扫+增强示:中下腹部分小肠及结肠管壁增厚,部分较前稍好转。胃镜提示:反流性食管炎(A级)、慢性胃炎。诊断CD,续予硫唑嘌呤治疗,加用替普瑞酮保护胃肠黏膜,地衣芽孢杆菌调节肠道菌群治疗,症状好转出院。出院后仍反复腹泻,伴腹部包块,呕吐胃内容物,2~3次/日,转诊我院,完善小肠MRI+增强,结果示:小肠多发肠壁增厚,考虑克罗恩病,伴不全性肠梗阻。患者消瘦,体重近半年来减轻20余斤。既往体健,未发现药物不良反应史,个人史、家族史无特殊。

三、治疗过程与药学监护

2021年2月21日(D1)

一般情况:患者诉反复排便异常、腹痛2年余。入院前2月余反复呕吐胃内容物,偶排稀便,1 次/日,无腹痛,经外院治疗后好转,但仍反复腹泻,伴腹部包块,呕吐胃内容物,2~3 次/日。

查体:T 36 ℃,P 70 次/分,R 19 次/分,BP 99/70 mmHg。营养消瘦,腹平坦,腹式呼吸运动存在,未见腹壁静脉曲张,未见胃、肠型及异常蠕动波,腹软,无压痛、反跳痛,肝脾未触及,可见肠型、腹部包块,余未见异常。

初始药物治疗方案

用药目的	药品名称	用法用量
免疫抑制	硫唑嘌呤片	100 mg 餐后口服 qd

初始药物治疗方案分析与评价

(1)克罗恩病诊断依据

根据《炎症性肠病诊断与治疗的共识意见(2018 年,北京)》,患者符合:A.消化道表现:腹泻和腹痛;全身性表现:体质量减轻;并发症:肠梗阻。B.肠镜:回肠多发小溃疡;回盲瓣小隆起。胃镜:反流性食管炎(A 级),慢性胃炎。C.全腹 CT 平扫+增强示:中下腹部分小肠及结肠管壁增厚,部分较前稍好转,考虑克罗恩病。小肠 MRI+增强:小肠多发肠壁增厚,考虑克罗恩病,伴不全性肠梗阻。D.肠镜下黏膜活检病理:(回肠)黏膜慢性炎(活动性);(回盲瓣)黏膜慢性炎,小灶伴糜烂。

结合患者 2 年余诊治病史、临床表现、外院内镜检查结果、腹部 CT、小肠 MRI、内镜黏膜病理结果,诊断 CD 成立。按蒙特利尔 CD 表型分类法分型:确诊年龄:20 岁,为 A2;病变部位:回肠末端,累及上消化道,为 L1+L4;疾病行为:小肠多发肠壁增厚,伴不全性肠梗阻,为 B2;无肛周病变;综上,分型为 A2L1+L4B2。用克罗恩病活动指数(Crohn's disease activity index,CDAI)评估疾病活动性的严重程度:CDAI 评分 200 分,为轻度活动期。

> 知识点:A.CD 是一种病因尚未完全明确的肠道炎症性疾病,在胃肠道的任何部位均可发生,但多发于末端回肠和右半结肠。CD 缺乏诊断的金标准,需结合临床表现(消化道表现、全身性表现、肠外表现和并发症)、实验室检查(血常规、CRP、ESR、血清白蛋白等)、内镜检查(结肠镜检查、小肠胶囊内镜检查、小肠镜检查、胃镜检查)、影像学检查(计算机断层扫描小肠

成像、磁共振小肠成像等)和组织病理学检查进行综合分析并密切随访。B.CD 诊断成立后,需要进行全面的疾病病情和预后的评估并制定治疗方案。推荐按蒙特利尔 CD 表型分类法进行分型,用 CDAI 评估疾病活动性的严重程度并进行疗效评价(<150 分为缓解期,≥150 分为活动期,其中 150~220 分为轻度,221~450 分为中度,>450 分为重度),是否合并肠外表现和并发症(《炎症性肠病诊断与治疗的共识意见(2018 年,北京)》)。

(2)治疗方案分析

患者自 2018 年 12 月开始口服硫唑嘌呤片 100 mg qd 规律维持治疗,体重 49 kg,折合剂量约 2.04 mg·kg^{-1}·d^{-1},处于欧洲共识意见推荐的目标剂量(1.5~2.5 mg·kg^{-1}·d^{-1})范围内,用法用量合理。此次入院考虑为硫唑嘌呤维持治疗期间复发,建议行 6-巯基嘌呤核苷酸(6-thioguanine nucleotides,6-TGN)药物浓度测定,并复查血常规。鉴于硫唑嘌呤治疗窗为 6-TGN 浓度为 230~450 pmol·(8×10^8 RBC)$^{-1}$,若 6-TGN 浓度小于治疗窗,可考虑适当增加硫唑嘌呤剂量。若 6-TGN 浓度超出治疗窗上限,则建议换用 6-巯基嘌呤或甲氨蝶呤,或改用抗 TNF-α 单克隆抗体。

患者胃镜检查示:反流性食管炎(A 级),慢性胃炎。目前,患者无烧心、反流、上腹痛、上腹饱胀、嗳气、早饱、恶心等症状,可暂不予药物处理,建议行 Hp 检测,如尿素呼气试验,待完善检查后再行药物治疗。

因此,患者初始治疗方案基本合理,药师建议行 6-TGN 药物浓度测定和幽门螺杆菌(Helicobacter pylori, Hp)检测,并复查血常规。

知识点:A. CD 的治疗目标:诱导并维持临床缓解以及黏膜愈合,防治并发症,改善患者生命质量。加强对患者的长期管理。轻度活动期 CD 的治疗药物主要有:氨基水杨酸制剂和布地奈德, 对上述治疗无效的轻度活动期 CD 患者视为中度活动期 CD, 按中度活动期 CD 处理。中度活动期 CD 的治疗药物主要有:激素、硫嘌呤类药物或甲氨蝶呤、英夫利西单克隆抗体(infliximab,IFX)、沙利度胺。用于维持缓解的主要药物有:氨基水杨酸制剂、硫嘌呤类药物或甲氨蝶呤、IFX。

B.硫唑嘌呤是激素诱导缓解后用于维持缓解最常用的药物,能有效维持撤离激素的临床缓解或在维持症状缓解下减少激素用量。欧洲共识意见推荐的目标剂量为 1.5~2.5 mg·kg^{-1}·d^{-1},有研究认为中国患者剂量为 1.0~1.5 mg·kg^{-1}·d^{-1} 亦有效,硫唑嘌呤存在量效关系,剂量不足会影响疗效,增加剂量会增加药物不良反应风险。硫唑嘌呤不能耐受者可考虑换用 6-巯基嘌呤。硫嘌呤类药物治疗无效或不能耐受者可考虑换用甲氨蝶呤。上述免疫抑制剂维持治疗期间复发者,首先应检查服药依从性和药物剂量或浓度是否足够,以及其他影响因素。如存在,做相应处理;如排除,可改用抗 TNF-α 单克隆抗体诱导缓解并继续以抗 TNF-α 单克隆抗体维持治疗(《炎症性肠病诊断与治疗的共识意见(2018 年,北京)》)。

C. 6-TGN 浓度测定指导调整剂量可获得更佳的临床结局,6-TGN 浓度在 230~450 pmol·$(8×10^8 RBC)^{-1}$ 间疗效佳,不良反应发生少是有效的治疗窗浓度。活动期患者,6-TGN 浓度低 [<230 pmol·$(8×10^8 RBC)^{-1}$],则建议优化用药剂量;如果 6-TGN 浓度达到正常范围的高值,即 450 pmol·$(8×10^8 RBC)^{-1}$,建议转换其他药物治疗(《中国炎症性肠病治疗药物监测专家共识意见(2018 年)》)。

D.食管、胃、十二指肠 CD 可独立存在,亦可与其他部位 CD 同时存在。其治疗原则与其他部位 CD 相仿,不同的是,加用质子泵抑制剂(proton pump inhibitor, PPI)对改善症状有效(《炎症性肠病诊断与治疗的共识意见(2018 年,北京)》)。

E.调整生活方式是胃食管反流病患者的基础治疗手段,包括减肥、戒烟、抬高床头等。PPI 或钾离子竞争性酸阻滞剂(potassium-channel acid blocker, P-CAB)是治疗的首选药物,单剂量治疗无效可改用双倍剂量,一种抑酸剂无效可尝试换用另一种。疗程为 4~8 周。抑酸剂初始治疗有效的非糜烂性反流病和轻度食管炎(洛杉矶分级为 A 和 B 级)患者可采用按需治疗(《2020 年中国胃食管反流病专家共识》)。

F.慢性胃炎治疗的目标是去除病因、缓解症状、改善胃黏膜组织学、提高生命质量、预防复发和并发症。对因治疗包括:Hp 阳性慢性胃炎、伴胆汁反流的慢性胃炎、药物相关性慢性胃炎。对症治疗:以上腹部灼热感或上腹痛为主要症状者,可根据病情或症状严重程度选用 PPI 或 H_2 受体拮抗剂、抗酸剂、胃黏膜保护剂。胃黏膜保护剂具有中和胃酸、保护胃黏膜等作用,有利于黏膜损伤愈合,一般分为外源性(如硫糖铝、铝碳酸镁等)和内源性(如替普瑞酮、瑞巴派特片等),其中内源性黏膜保护剂通过作用更为广泛,可增加黏膜的防御功能,是慢性胃炎治疗的基础。以上腹饱胀、嗳气、早饱、恶心等为主要表现时,可选择促动力药物如莫沙必利、伊托必利等(《慢性胃炎基层诊疗指南(2019 年)》)。

初始药物监护计划

(1)每日关注患者呕吐、排便情况。

(2)完善 6-TGN 药物浓度测定、Hp 检测、血常规、尿常规、肝肾功能、粪常规+粪便 OB。

2021年2月23日(D3)

一般情况:患者无诉不适,无腹痛、恶心、呕吐等不适,口服硫酸镁备肠后腹泻5次。查体:全腹平软,无压痛及反跳痛,可见肠型、腹部包块,余未见异常。

化验检查:2021年2月22日粪便常规+寄生虫+粪便隐血:黄色软便、隐血弱阳性(+−)。血常规:白细胞计数 $3.93×10^9$ L^{-1},中性粒细胞百分比66.7%,红细胞计数 $4.1×10^{12}$ L^{-1},血红蛋白量128 g·L^{-1}。常规生化全套:白蛋白33.8 g·L^{-1},血钙2.1 mmol·L^{-1},肌酐49.8 umol·L^{-1}。CRP1.94 mg·L^{-1}。2021年2月23日结核抗体阴性;乙型肝炎病毒核酸<$5×10^2$ IU·mL^{-1};ANA+抗dsDNA:抗核抗体阴性,抗双链DNA抗体10 IU·mL^{-1};TORCH:抗风疹病毒抗体(Rub−IgG)阳性,抗巨细胞病毒抗体IgG阳性,抗单纯疱疹病毒1+2型抗体IgG阳性,其余阴性。2021年2月23日胃十二指肠镜:浅表性胃炎伴胆汁反流,Hp阴性(−)。结肠镜:回肠末段、结直肠未见明显异常;肛缘息肉样隆起;内痔。

药物治疗方案调整:无

药物治疗方案分析与评价

(1)营养支持治疗方案分析:

患者体型消瘦,BMI 16.4 kg·m^{-2},NRS2002评分3分,提示存在营养风险,需要进行营养支持治疗;且生化检查提示营养状态不良,低蛋白、肌酐低。根据《炎症性肠病营养支持治疗专家共识(第二版)》,患者伴有不全性肠梗阻,药师建议可予留置鼻胃管,使用输注泵持续输注肠内营养制剂,如易吸收的短肽型营养制剂(SP),进行全肠内营养。

知识点:A.营养不良是炎症性肠病(inflammatory bowel disease, IBD)患者的常见临床表现,以蛋白质热量型营养不良多见,表现为消瘦和体质量减轻;并对病情变化产生不良影响,对IBD患者要常规进行营养风险筛查和营养状况评定。营养风险是指现存或潜在的与营养因素相关的导致患者出现不良临床结局的风险,对具有营养风险的患者进行营养支持治疗能够改善临床结局。炎症性肠病营养支持治疗专家共识推荐目前应用最广泛的营养风险筛查工具2002 (NRS2002),NRS2002评分≥3分提示有营养风险,需要进行营养支持治疗。

B.营养支持治疗能够诱导CD缓解,并可能有助于维持缓解。肠狭窄是CD最常见并发症。合并肠狭窄的 CD 患者多存在营养不良,需要进行营养支持治疗。CD 合并肠狭窄时不应放弃肠内营养(enteral nutrition, EN)。EN 摄入方式包括口服和管饲。轻度肠狭窄可以选择口服营养补充(oral nutritional supplement, ONS)或管饲 EN,中、重度肠狭窄推荐采用肠内营养输注泵持续管饲,以免加重梗阻症状。管饲包括间歇推注、间断滴注和持续输注 3 种方式。IBD 患者由于合并肠狭窄等原因,通常采取持续输注的方式,即在 20~24 h 内将每日所需的全量营养液持续输入胃肠道。管饲尤其适用于EEN(营养液输注量大)、肠腔狭窄或吸收面积不足的患者,如不全性肠梗阻、肠外瘘或短肠综合征患者。

C.共识推荐根据病情需要选用不同剂型的 EN 制剂:要素饮食(氨基酸单体配方)、短肽(低聚配方)及整蛋白(多聚配方)EN 制剂诱导及维持 CD 缓解的效果并无明显差别。整蛋白EN 价格低廉,口感好,但由于氮源来自于整蛋白,适用于消化吸收功能相对健全的患者。要素饮食或短肽 EN 的氮源来自于蛋白质分解,适用于消化吸收功能不全(如肠道吸收面积减少或各种原因引起的消化吸收功能减退)的患者,但由于其相对分子质量较小,对 EN 制剂的渗透压影响较大。

D. 管饲包括间歇推注、间断滴注和持续输注 3 种方式。IBD 患者由于合并肠狭窄等原因,通常采取持续输注的方式,即在 20~24 h 内将每日所需的全量营养液持续输入胃肠道。管饲尤其适用于全肠内营养(exclusive enteral nutrition,EEN)(营养液输注量大)、肠腔狭窄或吸收面积不足的患者,如不全性肠梗阻、肠外瘘或短肠综合征患者。EEN 指患者所需的营养素完全由 EN 提供,没有其他营养来源(《炎症性肠病营养支持治疗专家共识(第二版)》)。

(2)其他治疗方案分析:

胃十二指肠镜示:浅表性胃炎伴胆汁反流,Hp 阴性(-),根据《慢性胃炎基层诊疗指南(2019 年)》,药师建议必要时可应用促动力药和/或有结合胆酸作用的胃黏膜保护剂,如莫沙比利(5 mg tid),或铝碳酸镁(1 g tid)。

药物监护计划实施与调整

(1)每日关注患者呕吐、排便情况。

(2)关注血常规、粪常规+粪便 OB 检测结果。

2021 年 2 月 24 日(D4)

一般情况:患者无诉不适,无腹痛、恶心、呕吐等不适。查体:全腹平软,无压痛及反跳痛,可见肠型、腹部包块,余未见异常。

化验检查:胸部 CT 平扫:1.双肺未见明显实质性病灶 2.脂肪肝。

药物治疗方案调整

加用 (临时医嘱):肠内营养混悬液(SP)500 mL 胃管注入。

药物治疗方案分析与评价

根据《炎症性肠病营养支持治疗专家共识(第二版)》,对缓解期和轻中度活动期疾病,可按正常能量供给;活动期蛋白供给应达到 1.2~1.5 $g \cdot kg^{-1} \cdot d^{-1}$。该患者处于轻度活动期,体重 49 kg,按 25~30 $kcal \cdot kg^{-1} \cdot d^{-1}$,每日所需能量约 1 225~1 470 kcal,所需蛋白质约 58.8~73.5 g。鼻饲间断滴注肠内营养混悬液(SP)500 mL,约提供能量 500 kcal,蛋白质 20 g。考虑到患者对 EEN 的依从性问题,临床采用部分肠内营养(partial enteral nutrition, PEN)结合经口进食的方式进行营养支持治疗,方案合理,可依患者耐受情况,予逐渐增加 EN 量。其他分析具体见"2 月 23 日(D3)营养支持治疗方案分析"部分。

> 知识点:PEN 指在进食的同时补充 EN,以达到增加能量和营养素摄入的目的,多用于纠正营养不良。PEN 方案要求患者每日需求的总能量的 50% 以上由 PEN 提供。PEN 方法:在正常进食基础上口服营养补充(oral nutritional supplement, ONS);白天进食低脂饮食,夜间鼻饲;每 4 个月中进行 1 个月的 EEN;EN 联合 IFX 维持 CD 缓解。

药物监护计划实施与调整

(1)考虑到患者对 EEN 的依从性问题,采用 PEN 结合经口进食的方式进行营养支持治疗。需对患者进行注意事项宣教:鼻饲滴速不宜过快,一瓶(500 mL)应控制在 4~5 h 左右;克罗恩病伴肠道狭窄/不全肠梗阻者,需要低渣饮食,避免粗粮、玉米饼、坚果、蔬菜等高纤维食品,以免食物残渣过多加重梗阻。

(2)关注患者肠内营养的耐受情况,排气排便情况,有无腹痛、腹泻、恶心、呕吐等胃肠道不适反应。

(3)继续关注血常规、粪常规+粪便 OB 检测结果。

> 知识点:A. 营养支持治疗过程中应密切监测相关并发症。EN 并发症包括胃肠道并发症(腹泻、腹胀、恶心、呕吐等)、代谢并发症(水电解质平衡异常、血糖波动等)、感染并发症(吸入性肺炎、营养液污染等)及导管相关并发症(鼻窦炎、鼻咽部黏膜损伤、造口旁瘘、营养管堵塞

或易位、营养管错误连接等)。IBD 患者因肠道炎症反应、肠狭窄及肠瘘等原因,出现 EN 并发症的风险高于普通患者。EN 并发症重在预防,实施过程中必须遵循相关规范。输注过程中缓慢增加输注量、保持营养液合适温度、防止营养液污染等措施能够减少胃肠道并发症,提高患者耐受性。

B.复杂碳水化合物、红肉或含添加剂的肉制品、含硫、硫酸盐、硫氨基酸的食品和饮料等可能与 IBD 有关。不溶性膳食纤维但有可能加重肠道梗阻症状,所以对于合并肠道狭窄的 CD 患者应予限制。推荐适当控制脂肪的摄入,增加新鲜水果和蔬菜的摄入《炎症性肠病营养支持治疗专家共识(第二版)》)。

2021 年 2 月 25 日(D5)

一般情况:患者诉鼻饲肠内营养制剂后,排气较前增多,无其余不适。

查体:全腹平软,无压痛及反跳痛,可见肠型、腹部包块,余未见异常。

化验检查:结核感染 T 细胞检测:结核感染 T 细胞免疫反应阴性;γ-干扰素实际释放水平 0.02 IU·L^{-1}。EB 病毒核酸+巨细胞病毒核酸:<4×10^2 copies·mL^{-1}。

药物治疗方案调整

加用 (长期医嘱):肠内营养混悬液(SP) 500 mL 胃管注入 bid。

匹维溴铵片 50 mg 餐中口服 tid。

药物治疗方案分析与评价

鼻饲肠内营养混悬液(SP)加量至 500 mL bid,约提供能量 1 000 kcal,蛋白质 40 g。采用 PEN 结合经口进食的方式进行营养支持治疗,方案合理。

患者诉鼻饲肠内营养制剂后,排气较前增多,予匹维溴铵片 50 mg tid 餐中口服解痉合理,用法用量合理。

药物监护计划实施与调整

(1)关注患者肠内营养的耐受情况,排气排便情况,是否较前好转。

(2)观察是否出现药物相关不良反应,如匹维溴铵对食管黏膜的刺激作用。

(3)需对患者进行用药宣教:匹维溴铵片可刺激食管,宜在进餐时整片用水吞服,切勿咀嚼或掰碎药片,切勿在卧位或临睡时服用。

2021 年 2 月 27 日(D7)

一般情况:患者无诉不适,排气情况较前好转。查体:全腹平软,无压痛及反跳痛,可见肠型、腹部包块,余未见异常。化验检查:病理内镜组织活检检查与诊断(两个蜡块):(胃窦黏膜活检组织)黏膜慢性炎(++),活动性(+)伴淋巴滤泡形成及糜烂。

补充诊断:浅表性胃炎

药物治疗方案调整

加用(长期医嘱):替普瑞酮胶囊 50 mg 餐后口服 tid。

药物治疗方案分析与评价

根据内镜所见,诊断"浅表性胃炎",根据《慢性胃炎基层诊疗指南(2019 年)》,予内源性胃黏膜保护剂替普瑞酮胶囊 50 mg 餐后口服 tid 中和胃酸、保护胃黏膜合理,用法用量合理。但 2021 年 2 月 23 日胃镜示:伴胆汁反流,此时选用有结合胆酸作用的胃黏膜保护剂铝碳酸镁 1 g tid 可能更优。

药物监护计划实施与调整

(1)关注患者肠内营养的耐受情况。

(2)监测肝功能(替普瑞酮可致患者肝功能损害、黄疸)。

> 知识点:慢性胃炎的治疗目标是去除病因、缓解症状、改善胃黏膜组织学、提高生命质量、预防复发和并发症。对于病因是伴胆汁反流的慢性胃炎(幽门括约肌功能不全导致胆汁反流入胃,削弱或破坏胃黏膜屏障功能),治疗可应用促动力药和/或有结合胆酸作用的胃黏膜保护剂。促动力药物如多潘立酮(10 mg tid),莫沙比利(5 mg tid)等;铝碳酸镁(1 g tid)可以结合胆汁酸,增强胃黏膜屏障,减轻或消除胆汁反流所致胃黏膜损伤。熊去氧胆酸可以降低胆汁内的其他胆汁酸,缓解胆汁酸对细胞的毒性,对胃黏膜起保护作用(根据《慢性胃炎基层诊疗指南(2019 年)》)。

2021 年 3 月 3 日(最后一天)

一般情况:患者无诉不适。查体:全腹平软,无压痛及反跳痛,可见肠型、腹部包块,余未见异常。

化验检查:2021 年 3 月 2 日硫唑嘌呤代谢物 6-TGN 浓度:305 pmol·$(8\times10^8$ RBC$)^{-1}$。食物不耐受 IgG:鸡蛋 IgG 118.7 U·mL^{-1}。

肛管直肠彩超:距肛缘约 3.5 cm 膀胱截石位 12 点处片状低回声区(痔疮?),请结合临床。胃肠道彩超:多段空回肠肠壁增厚粘连、多发溃疡伴肠腔狭窄、近段肠管扩张;肠周多发淋巴结肿大。全消化道造影:胃炎;考虑肠梗阻。

药物治疗方案调整

加用(临时医嘱):英夫利西单抗 0.1 g+NS 注射液 250 mL ivgtt qd

英夫利西单抗 0.2 g+NS 注射液 250 mL ivgtt qd

地塞米松 5 mg 静脉推注 qd

出院带药:

硫唑嘌呤片 100 mg 餐后口服 qd

肠内营养混悬液(SP)500 mL 胃管注入 bid

匹维溴铵片 50 mg 餐中口服 tid

替普瑞酮胶囊 50 mg 餐后口服 tid

药物治疗方案分析与评价

患者年轻男性,病变范围广,蒙特利尔分型为 A2L1+L4B2;CDAI 评分 200 分,为轻度活动期,伴不全性肠梗阻。根据《抗肿瘤坏死因子 α 单克隆抗体治疗炎症性肠病专家共识 (2017)》和《炎症性肠病诊断与治疗的共识意见(2018 年,北京)》,患者具有多项预测疾病预后不良高危因素:病变范围广泛;发病年龄<40 岁;首次发病即需要激素治疗;食管、胃、十二指肠病变;且入院后行相关检查,排除结核分枝杆菌、慢性乙型肝炎病毒、EB 病毒、巨细胞病毒感染,体温、血常规、CRP、血沉、胸部 CT 均未见异常,一般情况尚可,未见感染发生,可予抗 TNF-α 单克隆抗体(单独应用或与硫唑嘌呤联用)。

结合患者 6-TGN 浓度结果在治疗窗内,疗效欠佳。联用 IFX 较合理。有研究认为当与 IFX 联用时,6-TGN 浓度 ≥ 125 pmol $\cdot (8 \times 10^8$ RBC$)^{-1}$ 即可获得满意的疗效。结合患者病情及血常规结果,WBC 仍处于正常范围,暂不调整硫唑嘌呤剂量尚可,但需密切监测血常规、尿常规、肝功能等指标。建议后续减少硫唑嘌呤剂量至 50 mg qd,并监测 6-TGN 浓度。

根据共识及药品说明书,IFX 使用方法为 5~10 mg $\cdot$ kg^{-1},静脉滴注,在第 0、2、6 周给予作为诱导缓解;随后每隔 8 周给予相同剂量行长程维持治疗。患者体重 49 kg,临床予 300 mg,折合剂量约 6.1 mg $\cdot$ kg^{-1},用法用量合理。输注 IFX 前小剂量静脉推注地塞米松预防过敏反应发生合理。

知识点:A.对确诊时具有预测疾病预后不良高危因素的 CD 患者,可早期应用抗 TNF 药物。预后不良的高危因素包括:a.伴肛周病变;b.病变范围广泛,小肠受累长度>100 cm; c.伴食管、胃、十二指肠病变;d.发病年龄<40 岁;e.首次发病即需要激素治疗。对于有 2 个或以上高危因素的患者宜在开始治疗时就考虑给予早期积极治疗,所谓早期积极治疗系指不必经过"升阶治疗"阶段,活动期诱导缓解治疗初始就予更强的药物。主要包括两种选择:激素联合免疫抑制剂(硫嘌呤类药物或甲氨蝶呤),或直接予抗 TNF-α 单克隆抗体(单独应用或与硫唑嘌呤联用)(《抗肿瘤坏死因子 α 单克隆抗体治疗炎症性肠病专家共识 (2017)》和《炎症性肠病诊断与治疗的共识意见(2018 年,北京)》)。

B.抗 TNF 药物治疗前应排除以下禁忌证: a.过敏:对 IFX、其他鼠源蛋白或 IFX 中任何药物成分过敏或对阿达木单克隆抗体或其制剂中其他成分过敏;b.感染:活动性结核病或其他活动性感染(包括败血症、腹腔和/或腹膜后感染或脓肿、肛周脓肿等 CD 并发症、机会性感染如巨细胞病毒、难辨梭状芽孢杆菌感染等);c.中重度心力衰竭(纽约心脏病学会心功能分级 Ⅲ/Ⅳ级);d.神经系统脱髓鞘病变;e.近 3 个月内接受过活疫苗接种(《抗肿瘤坏死因子 α 单克隆抗体治疗炎症性肠病专家共识 (2017)》)。

药物监护计划实施与调整

(1)输注速度不宜过快,关注患者静滴 IFX 时是否出现输液反应或过敏反应,监测血压、心率、血氧饱和度、血常规、生化全套、心电图、凝血全套与 D-二聚体等。

知识点:IFX 是一种人鼠嵌合体 IgG1 单克隆抗体。IFX 的药物输注反应发生率约为 3%~10%,其中严重反应发生率约为 0.1%~1%。目前认为抗 IFX 抗体的产生与药物输注反应密切相关。输注反应发生在药物输注期间和停止输注 2 h 内。输注速度不宜过快。对曾经 IFX 输注反应者在给药前 30 min 先予抗组胺药和(或)激素可预防输注反应。对发生输注反应者暂停给药,视反应程度给予处理,反应完全缓解后可继续输注,但输注速度需减慢。多数患者经上述处理后可完成药物输注 (《抗肿瘤坏死因子 α 单克隆抗体治疗炎症性肠病专家共识 (2017)》)。

(2)患者出院,临床药师对患者进行出院药学指导,如下:

A.出院药物治疗方案及注意事项:

药品名称	每次用量(多少片)	每日给药次数(给药时间)	给药途径	注意事项	其他
硫唑嘌呤片	100 mg(2片)	1次(餐后服用)	口服	该药可能引起骨髓抑制(血常规中白细胞计数降低),注意定期复查血常规、肝功能。	免疫抑制剂
肠内营养混悬液(SP)	1 000 mL(2瓶)	—	经鼻胃管滴注	滴注(500 mL)控制在4~5 h内。	营养支持治疗
匹维溴铵片	50 mg(1片)	3次(餐中服用)	口服	进餐时整片用水吞服,切勿咀嚼或掰碎药片,切勿在卧位或临睡时服用。	胃肠道解痉
替普瑞酮胶囊	50 mg(1片)	3次(餐后半小时服用)	口服	整片吞服,不可咀嚼或掰碎。	保护胃黏膜

B.饮食及生活方式指导:

a.少食多餐、少渣低脂低盐饮食,保证身体获得丰富的蛋白、热卡以及营养。此外,还需要补充维生素及矿物质。主食宜精细,可用上等的面粉、大米等;同时少吃玉米面、小米、全麦粉等粗粮制成的食品,以免增加肠道负担和损害。

b.避免食用①烤肉、熏肉、油炸食品,②红肉及带皮的禽肉,③黄油和其他动物油、人造奶油、面包酱、蛋黄酱等,④奶制品,⑤饮酒,⑥碳酸饮料、咖啡、浓茶、巧克力、爆米花等,⑦未成熟的水果及生吃蔬菜,⑧产气食品⑨含麦麸较多的食品(针对有肠管狭窄等情况),⑩辛辣食品。

c.食物不耐受 IgG 检测值>100 u·mL^{-1} 的食物,鸡蛋 IgG 118.7 u·mL^{-1},近3~6个月忌食。

d.适宜食用①蔬菜(叶菜),②高纤食物(土豆等),③鱼肉(深海鱼类更好),④蛋类(蛋清更好),⑤橄榄油/鱼油,⑥水果(请削皮),⑦大米/面食。

e.还需要注意补充水和电解质、禁烟,平时进行适量的体育锻炼,养成健康的起居习惯。注意穿衣、保暖,IFX 降低人体免疫力,避免到人多的公共场所引起感染等。

C.随访计划:

注意监测体重、腹部症状及大便情况,若出现特殊不适则应立即就诊。2周后返院行第2次 IFX 治疗,复查血常规、CRP、PCT、生化全套、粪常规等检查,消化内科门诊随访。

知识点:a.针对食物不耐受的处理建议:检测值>100 u·mL^{-1}的食物忌食3~6个月。检测值<100 u·mL^{-1}的食物必要时可以轮替(间隔一段时间)食用。大米不耐受可以暂选用小米、黑米、荞麦作为主食。百普素不含大豆蛋白可以选用。安素粉含大豆蛋白。必要时可查食物不耐受IgG抗体(90项)。

b.IFX应用后导致的机会性感染可涉及全身,最多见的是呼吸系统和泌尿系统感染。病原学包括病毒、细菌、真菌等。IFX治疗中的严重感染更多见于同时联合使用激素者。用药前需严格排除感染,用药期间严密监测感染发生,对用药期间合并严重感染如肺炎、败血症者,宜在感染彻底控制3~6个月后再继续IFX治疗。应高度警惕抗TNF疗后结核分枝杆菌感染的发生。

四、小结

患者男,23岁,既往体健。此次因"反复排便异常、腹痛2年余"于2月21日入住消化内科。入院查体:营养消瘦,腹部可见肠型、腹部包块,余无异常。结合既往2年余诊治病史、临床表现,外院内镜检查结果、腹部CT、小肠MRI、内镜黏膜病理结果,诊断为CD,不完全性肠梗阻。该患者蒙特利尔CD分型为A2L1+L4B2,CDAI评分为200分,为轻度活动期。

入院后初始续予硫唑嘌呤2.04 mg·kg^{-1}·d^{-1}治疗,考虑伴有不全性肠梗阻,于入院第3天留置鼻胃管,加用肠内营养混悬液(SP)胃管间断滴注进行部分肠内营养。因鼻饲肠内营养制剂后,排气较前增多,于第4天加用匹维溴铵解痉治疗。因胃镜提示:浅表性胃炎伴胆汁反流,故于第5天加用替普瑞酮保护胃黏膜。患者具有多项预测疾病预后不良高危因素:病变范围广泛;发病年龄<40岁;首次发病即需要激素治疗;食管、胃、十二指肠病变,且进行用药前筛查,未见感染发生,结合患者6-TGN浓度结果:305 pmol·(8×10^8 RBC)$^{-1}$,在治疗窗内,患者WBC仍处于正常范围,所以于第11天加用抗TNF-α单克隆抗体——IFX诱导缓解治疗。患者无诉不适,要求出院,于3月3日带硫唑嘌呤、匹维溴铵、替普瑞酮、肠内营养混悬液(SP)等药出院。在整个治疗过程中,治疗方案选药、用法用量基本合理。药师在治疗过程中全程实施药学监护。入院后药学监护重点:患者的呕吐、排便情况,肠内营养的耐受情况,匹维溴铵、替普瑞酮、IFX的用药注意及不良反应监测,以及嘱其低渣清淡饮食等。

参考文献

[1] 中华医学会消化病学分会炎症性肠病学组,钱家鸣,吴开春.炎症性肠病诊断与治疗的共识意见(2018 年,北京). 中华消化杂志.2018, 38(5):20.

[2] 中华医学会消化病学分会.2020 年中国胃食管反流病专家共识. 中华消化杂志.2020, 40(10):649–663.

[3] 慢性胃炎基层诊疗指南(2019 年).中华全科医师杂志.2020,19(09):768–775.

[4] 炎症性肠病营养支持治疗专家共识(第二版).中华炎性肠病杂志.2018(03):154–172.

[5] 李玥,钱家鸣.抗肿瘤坏死因子 α 单克隆抗体治疗炎症性肠病专家共识(2017).协和医学杂志.2017,8(Z2):239–243.

 作者感悟

　　临床药师工作除了需要丰富的专业知识加持，更需要拥有关爱与细心，而在付出的同时也总能收获欣慰与满足。记得多年前，一位同样患了克罗恩病的小姑娘，在出院的当天全家人心情凝重、十分迷惘，经过我们一番沟通与鼓励，在小姑娘一家的感激与欣慰的话语中，结束了当天的出院指导。相较于对其他许许多多患者常规的出院教育，时不时碰到的像这样需要我们付出更多时间与关爱的沟通，总能让我们收获与时间和真诚成正比的感触、欣慰与满足。正所谓"予人玫瑰，手留余香"，患者因我们的付出而获益，我们也因患者的获益而欣慰。

　　临床药师正是这样普通的群体，我们或许改变不了疾病的最终结局，也改变不了药物对一些疾病的无能为力，甚至改变不了药物对一些患者的伤害；我们可能成不了高精尖的科研人才，也没能成为广而博的治疗专家，但我们依然可以在平凡的岗位上用所积累的知识、经验加上关爱与细心，实践以患者为中心的承诺，为患者跌到冰点的心里世界带去一抹阳光。同时也为和谐的医患关系奉上绵薄之力。正如冰心老人所言：爱在左，同情在右，走在生命的两旁，随时撒种，随时开花，将这一径长途，点缀得鲜花弥漫，使穿枝拂叶的行人踏着荆棘，不觉得痛苦，有泪可落，却不是悲凉。

疼痛药物治疗监护案例
——1 例服用大剂量阿片类镇痛药的癌痛患者药学监护实践

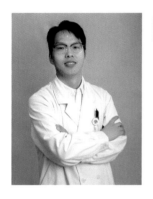

作者简介

覃旺军,中日友好医院副主任药师

疼痛专业临床药师

卫健委临床药师培训基地带教师资

中国药物滥用防治协会精麻药品合理使用分会委员

北京药学会老年药学专委会委员

北京市疼痛治疗质量控制和改进中心专家委员会委员

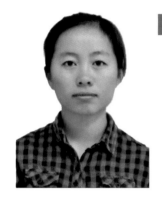

作者简介

李甜甜,云南省红河州第三人民医院,主管药师

疼痛专业临床药师

2021.10–2022.09 于中日友好医院进修疼痛专业临床药师

一、前言

随着恶性肿瘤发病率的逐年升高，肿瘤患者的生存质量成了一个全球关注的问题。癌性疼痛(简称癌痛)是肿瘤患者最害怕的症状,也是影响患者生存质量的重要因素。30%~60%新发癌症患者伴有不同程度的疼痛,其中50%的疼痛为中度到重度疼痛;晚期癌症患者的疼痛发生率约为60%~80%,其中约1/3为重度疼痛。据统计,50%

~80%癌痛患者的疼痛因各种原因未能得到有效的控制。此外,伴随着肿瘤原发灶或转移灶的产生及恶化,患者的癌痛还将会进一步加剧。阿片类镇痛药是癌痛治疗的核心药物,因其无"天花板效应",可以根据患者疼痛程度增加剂量直至疼痛控制,常贯穿患者癌痛治疗的整个过程。但是,由于历史原因,我国医生和患者对大剂量阿片类镇痛药的使用仍存在较多顾虑。此外,在临床实践中也常因过度关注阿片类镇痛药的不良反应未能合理使用该类药物,导致患者的疼痛不能得到有效治疗,影响患者的饮食、睡眠和情绪等。临床药师参与癌痛药物治疗,促进阿片类镇痛药的合理应用,可提高癌痛患者的疼痛控制程度和生存质量水平。现分享一例服用大剂量阿片类镇痛药癌痛患者的药学监护实践,为临床药师参与癌痛药物治疗管理提供参考。

二、病史摘要

(1)现病史

患者自诉于 1 年余前体检发现肺部占位性病变,于当地胸科医院确诊为"肺恶性肿瘤并胸膜转移",遂行肿瘤化疗及靶向治疗,具体不详。6 个月前患者出现右侧胸背部疼痛,疼痛部位主要在右侧下胸壁及背部,疼痛性质为撕裂样痛,持续发作,阵发加重,偶有爆发痛。当地医院予以盐酸羟考酮缓释片口服,起始剂量为 10 mg q12h,后逐渐加量至 1 240 mg q12h。患者自觉疼痛缓解不佳,且便秘明显,大便 3~5 日一次。今为求进一步诊治来我院就诊,门诊以"癌性疼痛"收入院治疗。患者神志清,精神尚可,饮食可,睡眠可,大便 3~5 日一次,小便正常。自诉右侧胸背部持续撕裂样疼痛,症状持续,无缓解方式,无发热咳嗽,近期体重较前下降 2 kg。

(2)既往史

既往否认高血压、糖尿病史,否认心脏病、脑血管疾病史,否认神经精神疾病史,否认肝炎史、结核史、疟疾史,预防接种史不详,否认手术史、外伤史、输血史,无食物或药物过敏史。

(3)既往用药史

利多卡因凝胶贴膏 2 贴 外用 qd

盐酸羟考酮缓释片 1 240 mg 口服 q12h

洛芬待因缓释片 0.4 g 口服 tid

氨酚羟考酮片 2 片 口服 qid

加巴喷丁胶囊 1.5 g 口服 tid

乳果糖口服溶液 10 mL 口服 qd

草乌甲素片 400 μg 口服 tid

双环醇片 25 mg 口服 tid

(4)药物不良反应史

服用盐酸羟考酮缓释片初期,患者出现恶心、呕吐等不适,经甲氧氯普胺注射液对症处理后好转,现患者未有恶心和呕吐。服用盐酸羟考酮缓释片后患者出现便秘,且一直未耐受,服用乳果糖口服溶液和直肠给予开塞露可缓解。

三、治疗过程与药学监护

2022 年 05 月 29(D1)

主诉:右侧下胸壁及背部疼痛,视觉模拟评分法(visual analogue scale,VAS)评分为安静时 4 分,爆发痛发作时 9 分。

查体:右侧下胸壁及背部压痛(T7~T12 左右节段),右侧下胸椎旁压痛伴放射痛。

初始药物治疗方案

患者男,55 岁,因肺恶性肿瘤 1 年余、胸背痛 6 月入院,疼痛部位主要在右侧下胸壁及背部,疼痛性质为撕裂样痛,持续发作,阵发加重,偶有爆发痛。疼痛 VAS 评分为安静时 4 分,爆发痛发作时 9 分,疼痛严重影响患者的生活质量。问诊结束后,予吗啡注射液 5 mg 皮下注射缓解疼痛,30 min 后疼痛较前缓解。入院诊断为神经痛,肺恶性肿瘤,胸膜继发恶性肿瘤。初始用药方案为盐酸羟考酮缓释片 1 240 mg q12h,洛芬待因缓释片 0.4 g q12h,氨酚羟考酮片 1 片 bid,加巴喷丁胶囊 1.2 g tid。 入院后初始用药方案具体如下:

用药目的	药物名称	用法用量
镇痛	盐酸羟考酮缓释片	1 240 mg 口服 q12h
镇痛	洛芬待因缓释片	0.4 g 口服 q12h
镇痛	氨酚羟考酮片	1 片 口服 bid
镇痛	盐酸吗啡注射液	5 mg 皮下注射 st
镇痛	加巴喷丁胶囊	1.2 g 口服 tid
缓泻剂	乳果糖口服溶液	20 mL 口服 qd
缓泻剂	开塞露	20 mL 直肠给药 备用

初始药物治疗方案分析与评价

(1)盐酸羟考酮缓释片 1 240 mg 口服 q12h：患者癌性疼痛诊断明确，根据《癌症疼痛诊疗规范 2018 年版》，推荐治疗癌痛的一线药物包括对乙酰氨基酚、非甾体抗炎药(non-steroidal anti-inflammatory drugs，NSAIDs)和阿片类药物，辅助镇痛药包括抗惊厥类药物、抗抑郁类药物。癌痛治疗需按阶梯用药，重度疼痛首选强阿片类药，也可合用非甾体类抗炎药物以及辅助镇痛药物，并且应当根据疼痛的性质、程度、正在接受的治疗和伴随疾病等情况，合理地选择止痛药物以及辅助镇痛药物，个体化调整用药剂量、给药频率，积极防治不良反应，以期获得最佳止痛效果，减少不良反应。患者属于重度癌性疼痛，使用盐酸羟考酮缓释片止痛，药物选择合理。盐酸羟考酮缓释片属于双相制剂，每片含有 38% 速释成分，可以快速释放药物，又含有 62% 的缓释成分，可以缓慢平稳的释放药物，维持 12 h 的血药浓度，因此可每 12 h 给药一次。患者在外院使用羟考酮缓释片从小剂量逐渐加至现在大剂量，疼痛控制仍不佳。考虑患者为阿片耐受状态，可有三种方案治疗：(1)继续增加羟考酮的剂量。虽然强阿片类镇痛药没有"天花板效应"，但大剂量使用可能导致认知能力下降、免疫功能下降、疼痛敏化等不良后果，因此不再考虑加大羟考酮的剂量；(2)将羟考酮轮换为其他阿片类镇痛药。但从疗效和经济性考虑，获益可能不明显。(3)改变阿片类镇痛药的给药途径。轮换为其它给药途径可以减少阿片类的用量，且可能缓解患者的疼痛，减少药物不良反应。比如鞘内注射阿片类镇痛药，能够更精准地作用于中枢阿片受体发挥镇痛作用。另外患者入院前未予微创介入镇痛术，也可行微创介入镇痛治疗。

(2)洛芬待因缓释片 0.4 g 口服 q12h：洛芬待因缓释片为布洛芬 0.2 g 和磷酸可待因 13 mg 组成的复方制剂。患者已服用大剂量的阿片类镇痛药，建议把复方制剂换成非甾体抗炎药。长期使用此药需监测是否出现胃烧灼感、胃肠道溃疡及便血、转氨酶升高、肾损伤等不良反应。

(3)氨酚羟考酮片 1 片 口服 bid：氨酚羟考酮片为对乙酰氨基酚 325 mg 和羟考酮 5 mg 组成的复方制剂，患者已使用大剂量的盐酸羟考酮缓释片，因此建议按需使用氨酚羟考酮片，一日不应超过 6 片。长期使用需注意是否出现转氨酶升高、恶心、呕吐等不良反应。

(4)盐酸吗啡注射液 5 mg 皮下注射 st：吗啡为阿片类中枢性镇痛药，非选择性的

μ、δ 和 κ 阿片受体完全激动药,与 μ 受体的亲和力最高。吗啡为治疗癌性疼痛的一线药物,其皮下注射后起效快,起始应使用最低有效剂量。考虑患者出现爆发痛,VAS 疼痛评分为 9 分,表情痛苦,迫切需迅速缓解疼痛,予以吗啡注射液对症处理,应密切监测使用吗啡后出现眩晕、头痛、困倦、恶心、呕吐、便秘等不良反应。

(5)加巴喷丁胶囊 1.2 g 口服 tid:癌痛属于混合型疼痛,兼具伤害感受性疼痛和神经病理性疼痛,且患者出现撕裂样疼痛,可加用神经病理性疼痛药物止痛,同时也可增强阿片类药物的止痛效果,减少阿片类药物用量。加巴喷丁为钙通道调节剂,可与电压门控钙离子通道(VGCC)的 α2-δ 亚基结合,减少兴奋性神经递质的过度释放,抑制痛觉过敏和中枢敏化。患者的加巴喷丁剂量较高,但无明显过量症状,可继续维持该剂量。

(6)乳果糖口服溶液 20 mL 口服 qd:乳果糖口服后几乎不被小肠吸收,可以原形到达结肠,继而被肠道菌群分解代谢,导致肠道内 pH 值下降,并可保留水分,增加粪便体积,刺激结肠蠕动,保持大便通畅,缓解便秘,同时恢复结肠的生理节律。阿片类镇痛药导致便秘的机制包括:①减慢胃肠蠕动,使胃排空延迟;②提高小肠及大肠平滑肌张力,减弱推进性蠕动,促使水分重吸收增加,造成大便干燥;③对中枢的抑制作用使便意和排便反射减弱。服用阿片类镇痛药导致的便秘,通常会持续发生于阿片类镇痛药治疗的全过程,终生不能耐受。多数患者需要使用缓泻剂来防治便秘。该患者服用大剂量的阿片类镇痛药,予以乳果糖口服溶液对症处理。

(7)开塞露 20 mL 备用:开塞露为滑润性泻药,注入直肠后不被吸收,可润滑并刺激肠壁,软化粪便,特别适用于排便障碍型便秘以及粪便干结、粪便嵌塞的患者。该患者长期使用大剂量阿片类镇痛药,宜选用温和、安全的乳果糖等泻药。当一种药物疗效不佳时,可联合应用其他通便药,因此将开塞露作为备用药。

初始药物监护计划

(1)盐酸羟考酮缓释片:

①每日关注患者是否出现恶心、呕吐、呼吸抑制、皮肤瘙痒等不良反应;

②每天关注患者是否出现少尿等情况;

③关注患者入院后肝、肾功能检查结果。

(2)洛芬待因缓释片:

①每日关注患者是否出现头晕、恶心、呕吐、烧心等不良反应;

②定期监测患者的血压。

（3）氨酚羟考酮片：

①每日关注患者是否出现头痛、恶心、呕吐等；

②关注患者入院后转氨酶等肝肾功情况。

（4）吗啡注射液：

①关注患者用药后是否出现恶心、呕吐、呼吸抑制、皮肤瘙痒等不良反应；

（5）加巴喷丁胶囊：

①每日关注患者是否出现头晕、嗜睡、水肿等不良反应；

②每3天关注患者是否出现双下肢水肿等情况；

③每日关注患者情绪或行为是否出现异常；

④关注患者入院后肾功能检查结果。

（6）乳果糖口服溶液：

①关注患者用药后是否出现腹泻、胃肠胀气、腹痛、恶心、呕吐等不良反应；

②嘱患者多喝水、多吃富含膳食纤维的食物（如谷物、豆类、橘子）。

（7）开塞露：

①关注患者使用后是否有出血、腹泻、皮肤刺激等不良反应。

知识点：

1.剂量滴定：阿片类镇痛药的有效性和安全性存在较大的个体差异，需要逐渐调整剂量，以获得最佳用药剂量，称为剂量滴定《癌症疼痛诊疗规范（2018年版）》。

2. 阿片耐受是指已经按时服用阿片类药物至少1周以上，且每日总量至少为吗啡60 mg、羟考酮30 mg、氢吗啡酮8 mg、羟吗啡酮25 mg或其他等效药物，芬太尼贴剂剂量至少为25 μg·h^{-1}；不满足上述持续止痛时间及剂量要求时定义为阿片未耐受（《美国国立综合癌症网络成人癌痛指南》）。

3.难治性癌痛指由肿瘤本身或肿瘤治疗相关因素导致的中、重度疼痛，经过规范化药物治疗1~2周患者疼痛缓解仍不满意和（或）不良反应不可耐受。难治性癌痛的诊断需同时满足以下两条标准：（1）持续性疼痛数字化评分≥4分和（或）爆发痛次数≥3次/天；（2）遵循相关癌痛治疗指南，单独使用阿片类药物和（或）联合辅助镇痛药物治疗1~2周患者疼痛缓解仍不满意和（或）出现不可耐受不良反应《难治性癌痛专家共识（2017年版）》。

4.癌性爆发痛是指阿片类药物对持续性疼痛已形成相对稳定的控制,突然出现的短暂疼痛强度增强的感受。爆发痛分为诱发痛和自发痛,前者可因运动等而诱发,后者无明显诱因,随机发生,不可预测。

5.大剂量阿片类镇痛药:口服吗啡等效剂量每天超过 300 mg 为大剂量,超过 600 mg 为超大剂量。

2022 年 05 月 30 日(D2)

主诉:右侧下胸壁及背部疼痛,VAS 评分为安静时 4 分,爆发痛发作时 9 分。

查体:右侧下胸壁及背部压痛(T7~T12 左右节段),右侧下胸椎旁压痛伴放射痛。

化验检查结果

血常规:中性粒细胞百分数 76.1 %↑,淋巴细胞百分数 16.9 %↓,红细胞 4 × 10^{12} L^{-1}↓,血红蛋白 126 g·L^{-1}↓,红细胞压积 37.9 %↓,血小板 458 ×10^9 L^{-1}↑,平均血小板体积 6.7 fL↓,快速 C-反应蛋白 42.49 mg·L^{-1}↑。

凝血功能:纤维蛋白原定量测定 5.14 g·L^{-1}↑,D-二聚体定量 1.44 mg·L^{-1}↑。

胸椎正侧位片:胸椎侧弯退行性改变。右侧胸膜病变;右侧胸腔积液。

低剂量胸部 CT:(1)右侧大量胸腔积液,右肺中下叶不张,考虑肺门区肺癌合并肺不张可能性大,建议进一步检查。(2)右肺多发小结节,考虑转移瘤。(3)左肺下叶索条(4)右侧胸膜结节并胸膜不规则增厚,考虑胸膜转移可能。

其余检验检查无明显异常。

药物治疗方案调整

(1)患者治疗方案暂不调整。患者中性粒细胞百分比、C 反应蛋白偏高,但患者无发热,咳嗽咳痰等症状,考虑肿瘤所致。

(2)患者血小板和 D-二聚体水平偏高,自疼痛发作后多以卧床为主,嘱患者适当下床走动,以降低双下肢静脉血栓发生风险。

药物治疗方案分析与评价:暂不调整用药方案。

药物监护计划实施与调整

(1)关注患者有无头痛、头晕、恶心、呕吐等症状;

(2)关注患者是否出现下肢肿胀、呼吸困难等不适。

2022年06月01日(D4)

主诉:右侧下胸壁及背部疼痛,评分为安静时4分,爆发痛发作时9分。无头痛、头晕、恶心、呕吐、下肢肿胀、呼吸困难等症状。

查体:右侧下胸壁及背部压痛(T7-T12左右节段),右侧下胸椎旁压痛伴放射痛。

药物治疗方案调整

(1)今日于局麻+强化麻醉下行"胸脊神经根等离子射频消融术";

(2)氟比洛芬酯注射液 100 mg +0.9%氯化钠注射液 静滴 bid;

(3)盐酸曲马多缓释片 0.1 g 口服 q12h;

(4)兰索拉唑肠溶胶囊 30 mg 口服 qd。

药物治疗方案分析与评价

(1)患者术后继续使用盐酸羟考酮缓释片、加巴喷丁胶囊和氨酚羟考酮片,加用曲马多缓释片、氟比洛芬酯注射液镇痛,以期减少羟考酮的用量。曲马多为阿片类中枢性镇痛药,非选择性的 μ、δ 和 κ 阿片受体完全激动药,与 μ 受体的亲和力最高,还可抑制神经元对去甲肾上腺素的再摄取并促进 5-羟色胺的释放,通过多种机制发挥镇痛效应。盐酸曲马多缓释片100 mg 口服 q12h不要掰开使用,用药期间坐趸后迅速起身可能引起直立性低血压,表现为头晕或晕倒,需缓慢起身。

(2)氟比洛芬酯通过抑制环氧合酶和前列腺素的合成产生镇痛、抗炎作用,术后持续性输注氟比洛芬酯可发挥抑制中枢敏化作用。氟比洛芬酯有封顶效应,建议一日不超过 200 mg。

(3)术后患者出现烧心症状,予兰索拉唑肠溶胶囊 30 mg 口服 qd 抑酸护胃。

药物监护计划实施与调整

(1)安抚患者情绪以免术前精神紧张;

(2)留意患者术前是否有低血糖症状如心慌、手抖、出汗等;

(3)持续关注患者术后疼痛情况;

(4)关注患者使用氟比洛芬酯后是否出现皮疹、恶心、呕吐、血压升高、呼吸困难等;

(5)关注患者使用曲马多后是否出现嗜睡、头晕、头痛、少尿、便秘等。

2022年06月02日(D5)术后第一天

主诉:胸背部疼痛较术前无明显缓解,评分为安静时4分,爆发痛发作时9分。无发热,无咳嗽咳痰;未出现皮疹、恶心、呕吐、血压升高等。

查体:穿刺口敷料干燥无渗血,右侧疼痛皮肤区浅感觉减退。

药物治疗方案调整:暂不调整用药方案。患者术前低剂量胸部 CT 提示右侧胸腔积液,今日行超声引导下经皮胸腔穿刺置管引流胸腔积液。

药物治疗方案分析与评价:患者诉胸背部疼痛较术前无明显缓解,术后第一天继续观察疼痛缓解情况。

药物监护计划实施与调整

(1)关注患者术后疼痛缓解情况、情绪等;

(2)了解患者穿刺部位是否敷料干洁;

(3)关注引流管是否通畅。

2022 年 06 月 08 日(D11)

主诉:胸背部疼痛较前无明显缓解,疼痛 VAS 评分为安静时 4 分,爆发痛发作时 9 分。无头晕、恶心、少尿、下肢肿胀等。

查体:右侧下胸壁及背部压痛(T7~T12 左右节段),右侧下胸椎旁压痛伴放射痛。

药物治疗方案调整

盐酸羟考酮缓释片减量至 640 mg q12h, 加用盐酸吗啡注射液 500 mg+氯化钠注射液 200 mL 静脉泵入,泵速 $2 \ mL \cdot h^{-1}$。

药物治疗方案分析与评价

患者目前癌性疼痛诊断明确,现每天口服大剂量阿片类镇痛药,行胸脊神经根等离子射频消融术也不能缓解疼痛,因此考虑鞘内注射阿片类镇痛药治疗。但患者正在行胸腔穿刺置管引流,为避免出血、感染等并发症,暂不行中枢靶控镇痛输注系统植入术,暂予以吗啡经静脉患者自控镇痛(patient controlled intravenous analgesia,PCIA)协同镇痛,作为术前的过渡。

药物监护计划实施与调整

(1)了解患者的疼痛缓解情况;

(2)关注患者是否出现恶心、呕吐、尿潴留、呼吸频率减低等;

(3)根据患者的疼痛缓解情况和不良反应情况制定静脉吗啡剂量调整建议;

(4)关注穿刺部位是否出现红肿、渗血等现象;

(5)关注 PCIA 泵是否正常运转。

知识点：

1.阿片类药物剂量换算表

药物	非胃肠给药	口服	等效剂量
吗啡	10 mg	30 mg	非胃肠:口服=1:3
可待因	130 mg	200 mg	非胃肠:口服=1:1.2 吗啡(口服):可待因(口服)=1:6.5
羟考酮	10 mg	15~20 mg	吗啡(口服):羟考酮(口服)=1.5~2:1
芬太尼透皮贴	25 μg·h⁻¹(透皮吸收)	—	芬太尼透皮贴剂 （μg·h⁻¹),q72h 剂量=1·2⁻¹ × 口服吗啡（mg·d⁻¹)剂量

2022 年 06 月 10 日(D13)

主诉:胸背部疼痛较术前无明显缓解,无头晕、恶心、下肢肿胀等。

查体:右侧下胸壁及背部压痛(T7~T12 左右节段),右侧下胸椎旁压痛伴放射痛。

药物治疗方案调整

吗啡鞘内注射 0.3 mg。

药物治疗方案分析与评价

考虑胸脊神经根等离子射频消融术效果不佳,行吗啡鞘内测试评估吗啡鞘内给药的疗效和不良反应。

药物监护计划实施与调整

(1)了解吗啡测试后疼痛缓解情况;

(2)关注患者是否出现头晕、头痛、恶心、呕吐、尿潴留等。

2022 年 06 月 11 日(D14)

主诉:昨日予行吗啡测试后疼痛较前稍缓解,疼痛 VAS 评分仍为 4 分。无头晕、恶心、尿潴留等。

查体:穿刺口敷料干燥无渗液,四肢肌力、感觉可。

药物治疗方案调整

暂不调整。

药物治疗方案分析与评价

患者行吗啡测试后疼痛较前稍缓解,且未出现不良反应,可考虑再次行吗啡测试术确认鞘内注射吗啡的疗效和不良反应。

药物监护计划实施与调整

继续监测疼痛缓解情况和不良反应。

2022年06月13日(D16)

主诉:疼痛同前,疼痛VAS评分3分。无尿潴留,无头晕、恶心、发热,无咳嗽咳痰。

查体:穿刺部位敷料干燥无渗液。

药物治疗方案调整

增加吗啡PCIA泵入剂量,盐酸吗啡注射液1 000 mg+氯化钠注射液150 mL,泵速2.5 mL·h^{-1};再次进行鞘内吗啡测试,鞘内注射吗啡的剂量为0.6 mg。

药物治疗方案分析与评价:因患者服用大剂量的阿片类药物,已对阿片药物出现耐受,植入吗啡泵的疗效和不良反应未知,且从经济考虑吗啡泵植入花费大,因此需反复确认鞘内注射吗啡的疗效及不良反应。

药物监护计划实施与调整

(1)了解吗啡测试后疼痛缓解情况;

(2)关注患者是否出现头晕、头痛、恶心、呕吐、尿潴留等。

2022年06月20日(D23)

主诉:患者疼痛VAS评分为4分,无尿潴留,无头晕、恶心、发热,无咳嗽咳痰。

查体:右侧下胸壁及背部压痛(T7~T12左右节段),右侧下胸椎旁压痛伴放射痛。

药物治疗方案调整

(1)今日在局麻+强化下行中枢靶控镇痛输注系统植入术;术前予头孢唑肟1g预防感染;

(2)术后镇痛泵鞘内注射吗啡5 mg·d^{-1},盐酸羟考酮缓释片320 mg口服q12h;

(3)术后予氟比洛芬酯注射液100 mg +氯化钠注射液100 mL bid。

药物治疗方案分析与评价

(1)中枢靶控镇痛输注系统植入术为Ⅰ类切口手术,因手术涉及异物置入,且一旦发生中枢感染后果严重,使用抗生素预防感染。但是选用头孢唑肟作为围术期预防用药,选药不适宜。按照《抗菌药物指导原则(2015版)》,脊髓手术主要的病原菌为金黄色葡萄球菌和凝固酶阴性葡萄球菌,应该选择第一、二代头孢菌素预防,如头孢唑林和头孢呋辛。头孢唑肟抗菌谱主要为 G−菌,因此不推荐使用。

(2)患者术后鞘内镇痛泵的吗啡剂量为 5 mg·d⁻¹。根据转换系数(口服吗啡:静脉吗啡:鞘内吗啡=300:100:1,口服羟考酮:口服吗啡=1:1.5~2),相当于替换剂量的 90% 左右。为防止鞘内吗啡导致呼吸抑制、谵妄等不良反应的发生,可先稍微下调鞘内剂量,再逐渐加量,严密监测不良反应。使用吗啡泵期间需避免泵及周围局部透热治疗,若行核磁检查前请告知。

(3)术后予氟比洛芬酯注射液抗炎镇痛。

(4)嘱患者术后 2 小时卧床、轴线翻身,主动下床活动,预防静脉血栓。

药物监护计划实施与调整

(1)安抚患者情绪以免术前精神紧张;

(2)留意患者术前是否有低血糖症状如心慌、手抖、出汗等;

(3)关注患者术后是否出现皮疹、头晕、恶心、嗜睡、尿潴留、呼吸抑制等情况;

(4)留意鞘内泵是否正常运转;

(5)监测患者的疼痛缓解情况。

2022 年 06 月 21 日(D24)

主诉:患者诉右侧胸背部痛较前有所缓解,切口处轻微疼痛,VAS 评分 4 分。

查体:右侧下胸壁及背部压痛(T7~T12 左右节段),右侧下胸椎旁压痛伴放射痛。四肢活动、感觉良好,肢体远端感觉及血运良好,切口敷料干燥,可见少许渗血。

药物治疗方案调整

镇痛泵鞘内注射吗啡 5 mg·d⁻¹,盐酸羟考酮缓释片 320 mg 口服 q12h。

药物治疗方案分析与评价

由于患者对阿片类药物出现耐受,疼痛仍控制不佳,轮换为鞘内注射吗啡,缓慢加量,逐渐减量至停用口服阿片类镇痛药。

药物监护计划实施与调整

(1)监测患者疼痛缓解情况;

(2)关注患者是否出现头痛、恶心、呕吐、尿潴留、呼吸抑制等;

(3)观察伤口情况。

2022 年 06 月 29 日(D32)

主诉:昨日患者出现 1 次爆发痛,无头晕、恶心、尿潴留、发热,咳嗽咳痰。

查体:切口敷料干燥无渗液,双下肢肌力、感觉可。

药物治疗方案调整

患者昨日出现一次爆发痛,针对爆发痛予以氢吗啡酮注射液 2 mg 皮下注射缓解。从 06 月 21 日至 06 月 29 日逐渐调整吗啡泵鞘内注射剂量为 $15.6 mg \cdot d^{-1}$,口服阿片类镇痛药已全部停药。现病情平稳先出院回家休养。

药物治疗方案分析与评价

患者出现爆发痛予阿片类解救。根据转换系数,患者吗啡泵剂量为之前的 79%~94%。剂量较前减少,可继续观察疼痛缓解情况,再轮换阿片类镇痛药或者加用局麻药。

药物监护计划实施与调整

(1)密切关注嗜睡、恶心呕吐、便秘、呼吸抑制等风险;

(2)术口周围避免感染;

(3)避免泵及周围局部透热治疗,拟行核磁检查前,请告知;

(4)定期门诊复查,不适随诊;

(5)对患者予以出院带药用药教育。

四、小结

患者男,55 岁,因肺恶性肿瘤 1 年余,胸背痛 6 月于 2022 年 5 月 29 日入院,诊断为神经痛、肺恶性肿瘤、胸膜继发恶性肿瘤。疼痛部位主要在右侧下胸壁及背部,疼痛性质为撕裂样痛,持续发作,阵发加重,偶有爆发痛;疼痛 VAS 评分为安静时 4 分,爆发痛发作时 9 分。

入院初始用药方案为盐酸羟考酮缓释片 1 240 mg q12h,洛芬待因缓释片 0.4 g q12h,氨酚羟考酮片 1 片 bid,加巴喷丁胶囊 1.2 g tid,乳果糖口服溶液 20 mL qd。6 月 1 日于局麻+强化麻醉下行"胸脊神经根等离子射频消融术"。6 月 8 日予盐酸吗啡注射液 PCIA 泵入,泵速 $4 mg \cdot h^{-1}$。6 月 10 日行吗啡鞘内测试,鞘内注射吗啡 0.3 mg,疼痛稍缓解。06 月 13 日将盐酸吗啡注射液静脉泵入剂量增至 $10 mg \cdot h^{-1}$,并再次行吗啡鞘内测试,鞘内注射吗啡 0.6 mg。6 月 20 日在局麻+强化下行中枢靶控镇痛输注系统植入术。6 月 20 日镇痛泵鞘内注射吗啡 5 mg·d^{-1}，盐酸羟考酮缓释片 320 mg q12h。随后每天逐渐加鞘内泵吗啡的剂量，同时也逐渐减少口服盐酸羟考酮缓释片剂量，至 6 月 29 日调整吗啡泵鞘内注射剂量为 15.6 mg·d^{-1}，患者出院。

临床药师在本次治疗工作中，参与了整个治疗过程的疗效和不良反应的监测。患者入院前长期服用大剂量盐酸羟考酮缓释片，疼痛控制仍不佳，考虑已出现阿片耐受且剂量过大，不建议增加剂量，而是推荐轮换为其他给药途径镇痛，同时减少阿片类药物用量。患者入院前未做过微创介入治疗，可尝试此种方法缓解疼痛。遂在局麻+强化麻醉下行"胸脊神经根等离子射频消融术"，但术后疼痛较前不缓解。考虑行中枢靶控输注系统植入术，予鞘内注射阿片类镇痛药，精准作用于中枢阿片受体发挥镇痛作用。因患者入院时低剂量胸部 CT 示右侧大量胸腔积液，右肺中下叶不张，予经皮胸腔穿刺置管引流积液，为避免出血和感染等并发症，暂不予手术，予吗啡 PCIA 镇痛，作为术前过渡。待患者胸腔穿刺置管引流术后伤口愈合，两次吗啡鞘内测试证实可缓解疼痛且未出现明显不良反应后，行中枢靶控镇痛输注系统植入术，鞘内注射吗啡剂量相当于替换剂量的 90% 左右，后根据镇痛效果和不良反应情况逐渐加量，并减停盐酸羟考酮缓释片。整个治疗过程，患者未出现呼吸抑制、谵妄等不良反应。出院后需继续关注疼痛缓解情况、阿片类镇痛药不良反应及吗啡泵运转问题。

参考文献

[1] 癌症疼痛诊疗规范(2018 年版). 临床肿瘤学杂志,2018,23(10):937–944.

[2] 中国抗癌协会癌症康复与姑息治疗专业委员会(CRPC)难治性癌痛学组. 难治性癌痛专家共识(2017 年版). 中国肿瘤临床,2017,44(16):787–793.

[3] National Comprehensive Cancer Network. NCCN clinical practice guidelines in Oncology:adult cancer pain [EB/OL]. [2022–02–10]. https://www.nccn.org/guidelines/guidelines–detail?category=3&id=1413.

[4] 徐象威、朱佩祯、吕向群、李幸苗、李如雅. 临床药师参与大剂量阿片类药物癌痛会诊对患者疼痛及不良反应的分析.浙江医学.2017;39(3):208–11.

[5] 吕亚青. 超大剂量吗啡自控镇痛治疗难治性癌痛 1 例 [J]. 医药导报,2019,38(2):265–266.

[6] 杨兴华,方明治,陈娟. 大剂量阿片类药物治疗终末期癌痛患者的临床分析. 中国疼痛医学杂志,2010,16(2):83–86.

 作者感悟

  在这例服用大剂量阿片类镇痛药的癌痛患者的监护过程中,笔者总结出临床药师在工作过程中需要时刻提醒自己的三个问题。

  这个患者当前存在什么问题?一名临床药师从走进临床那刻起,需要形成一种寻找问题的思维模式。每每踏入一个病房,问诊一名患者,当前患者存在什么问题总是第一时间出现在我的脑海里,像神探狄仁杰一样,寻着蛛丝马迹,找准病因与症结所在,责任感和使命感促使我血脉贲张。

  有哪些办法可以解决呢?接二连三的问题出现,找准原因和症结最重要,对症下药更是关键。通过不断查找资料,可能找到一个正确答案,亦或是指导方向,从而为解决问题带来一线希望。随着学习的深入,如同空锦囊一般,慢慢装进了许多法宝,然后选用合适的法宝施于患者。看到患者一天天康复时,心里会多一份欣慰,成就感油然而生,更加坚定自己的选择。

  未来的路怎么走?医改政策调整后,临床药师逐渐深入临床,这对临床药师提出更高的要求和挑战。进与退横亘在眼前。我始终记得自己踏入临床药师的初衷,坚定自己的内心,寻着前人的足迹开拓自己的征途。千里之行始于足下,在平凡的岗位上踏踏实实地走,相信可以走得很远。

1 例肝移植患儿药物治疗的监护实践

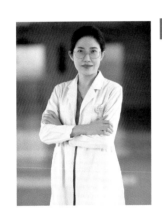

作者简介

陈凡,天津市第一中心医院,主任药师

儿童肝移植,内分泌临床药师

卫健委临床药师培训基地、师资培训基地带教药师

一、前言

器官移植是人类 20 世纪医学发展的巨大成就之一。肝脏移植作为大器官移植的代表,是当今外科领域最尖端的手术之一,被誉为当代的"医学之巅",成为拯救终末期肝病的唯一有效方法。1963 年 3 月 1 日,美国匹兹堡大学斯达兹教授及其同事完成了世界上第一例人类同种原位肝移植获得成功,受者为一名患先天性胆道闭锁症的儿童。肝移植是治疗儿童各种急慢性终末期肝病和遗传代谢性疾病的有效手段。但事实上直到 20 世纪 70 年代儿童肝移植才常规应用于临床。手术技术、器官保存方法、围手术期管理和免疫抑制剂等多方面的发展给儿童肝移植的发展带来了莫大的好处。儿童肝移植在我国发展迅速,肝移植术后生存率在部分中心已达国际先进水平。随着手术技术的改进、长效肝脏保存液的应用、重症监护手段的发展以及免疫抑制剂的进步,至上世纪 80 年代,患儿 6 个月生存率已经从原来的 35%~40% 上升至 70%~80%,在有些移植中心可达 90%,5 年存活率为 75% 左右。儿童肝移植受者术后面临免

疫抑制剂的使用、感染、手术并发症等临床问题,而临床药师在整个治疗过程中都能发挥作用,开展药物治疗监护实践。本文是有关儿童器官移植科的临床药师参与管理1例儿童肝移植患者的药物治疗的监护实践。

二、病史摘要

主诉:患儿男,6月4天,体重7 kg,主因"皮肤巩膜黄染6月"入院。

现病史:出生后3天无明显诱因出现皮肤巩膜黄染,在当地医院予以"蓝光照射"等保守治疗效果不明显。治疗后胆红素水平逐渐升高,遂就诊于西安儿童医院,查腹部超声考虑胆道闭锁可能,于2022年2月10日行"腹腔探查术+葛西术+肝活检术",术后患儿黄疸逐渐消失,术后一个月复查胆红素再次升高,诊断为"胆管炎",予以头孢哌酮舒巴坦和糖皮质激素治疗。2022年5月该患儿行肝移植术前评估,2022年6月6日有合适肝源,为行肝移植术入院,自发病以来患儿精神可,饮食睡眠可,小便色深,大便色浅,体重增长欠佳。

既往史:否认慢性病史,否认传染病史,未接种新冠疫苗,2022年2月10日行"腹腔探查术+葛西术+肝活检术",否认外伤史,有输血史,输血种类及剂量不详,无输血反应,否认药物食物过敏史。

个人史及发育史:母孕期体健,G1P1,出生无窒息抢救史。3个月抬头,5个月翻身,6个月会坐。

家族史:父母体健,否认两系三代遗传病史。

体格检查:

一般情况:发育正常,营养良好,正常面容,查体欠合作。

皮肤黏膜:皮肤黄染,无皮疹出血点,无水肿。

肺部听诊:双肺呼吸正常,未闻及干湿性啰音。

心脏查体:心率124次/分,律齐、心音正常,未闻及病理性杂音。

腹部查体:腹部膨隆,可见腹壁静脉曲张,上腹部可见陈旧性手术瘢痕,无压痛及反跳痛,肝右肋下2 cm可触及,脾左肋下2 cm可触及,移动性浊音阴性。

神经系统:生理反射存在,双侧克氏征阴性,双侧布氏征阴性,双侧巴氏征阴性。

实验室检查：

血生化：CREA12 μmol·L^{-1}，UA 118.7 umol·L^{-1}，TP 45.7 g·L^{-1}，ALB 30.6 g·L^{-1}，ALT 161.7 U·L^{-1}，AST 236.6 U·L^{-1}，TBIL 428.02 μmol·L^{-1}，DBIL 377.83 μmol·L^{-1}，IBIL 50.19 μmol·L^{-1}，ALP 694 U·L^{-1}，GGT 878 U·L^{-1}，TBA 523.1 umol·L^{-1}，LDH 281.9 U·L^{-1}，TC 17.8 mmol·L^{-1}，CHE4 849.9 U·L^{-1}，余阴性。

血常规：WBC 18.89×10^9 L^{-1}，RBC 4.26×10^9 L^{-1}，HGB 120 g·L^{-1}，PLT 32×10^9 L^{-1}。

凝血：PT 32.6 s，INR 2.85，KPTT 71.3 s。

CMV 和 EB 病毒：CMV-IgG 阳性，EB 病毒壳抗原-IgM 阳性，余血清学检查呈阴性，CMV-DNA<400 copies·mL^{-1}，EBV-DNA<400 copies·mL^{-1}。

其他病毒：乙肝-DNA<50 IU·mL^{-1}，丙肝-DNA<1 000 IU·mL^{-1}，甲肝抗体、乙肝病毒五项、丙丁戊肝病毒抗体、HIV 抗体均阴性，梅毒血清、梅毒螺旋体抗体均阴性，风疹病毒、弓形虫病毒、单纯疱疹病毒、细小病毒血清学抗体均阴性。

其他：血 NH 391 umol·L^{-1}，HLA-I、II 类（备用）。

血型：A+，RH（D）阳性。

大便常规：灰白色，余阴性。

尿常规：UBG 4 mg·dL^{-1}，BIL+++，余阴性

心脏超声：二尖瓣反流。

胸部 CT：左肺下叶右肺上叶局限性不张。

腹部 CT：葛西术后；肝脏肿大、肝实质损害；胆囊未探及，肝门处胆管显示不清；脾大。

泌尿系统超声：双肾未见明显异常。

入院诊断：胆管闭锁，胆汁性肝硬化。

2022 年 6 月 6 日（手术当日）

供肝基本情况：供肝为 DCD 供肝，来源于 42 岁男性，因颅内出血死亡后捐献器官，无心肺复苏史。

血型：A+

血生化：ALT 49 U·L^{-1}，AST 73 U·L^{-1}，TBIL 13.9 μmol·L^{-1}，DBIL 3 μmol·L^{-1}，ALB 37 g·L^{-1}，GLO 12.2 g·L^{-1}，CREA 457 μmol·L^{-1}，血 Na$^+$ 140 mmol·L^{-1}，血 K$^+$ 4.58 mmol·L^{-1}，

血 Cl$^-$ 103 mmoL·L^{-1}。

血常规：WBC 18.3×10^9 L^{-1}、HGB 72 g·L^{-1}、PLT 479×10^9 L^{-1}。

病毒：乙肝病毒五项中 HBsAb 阳性，余阴性；CMV-IgG 阳性，CMV-IgM 阴性，CMV-DNA<400 copies·mL^{-1}，EBV 壳抗原 IgG 阳性，EBV 壳抗原 IgM 阴性，EBV 抗原 IgG 阴性。

血 NGS：阴性

患儿于 16：16 行同种异体原位肝移植术，胆道重建方式为胆肠吻合，术中输注 3U 红细胞，供肝热缺血时间 0 min，供肝冷缺血时间 220 min，手术于 6 月 7 日凌晨 01：17 结束，后转入外科监护室。

用药目的	药品名称及剂量	给药时间
围术期感染预防	头孢哌酮舒巴坦 0.21 g	15：45
围术期感染预防	头孢哌酮舒巴坦 0.21 g	20：45
免疫抑制	甲波尼龙琥珀酸钠 70 mg	21：00（门静脉开放前）
免疫抑制	巴利昔单抗 10 mg IVD	22：45（门静脉开放前）

围术期主要药物治疗方案分析与评价

肝移植手术胆道重建方式为胆肠吻合，围术期感染预防用药除了需要覆盖皮肤切口常见的细菌外，还应覆盖肠道常见的定植菌，包括革兰氏阴性杆菌及肠球菌，而肠球菌对头孢菌素高度耐药，所以单独使用头孢哌酮舒巴坦作为围术期预防用药不适宜。对于成人复杂手术，比如手术时间>3 h，术中失血超过 1 500 mL（儿童未知）时，术中需要追加预防性抗菌药物，所以追加一剂是合理的。

我中心诱导期免疫抑制方案为巴利昔单抗联合甲强龙，考虑患者年龄及供受体血型决定维持期免疫抑制方案。不同器官移植中心方案不同，可以根据各自中心的规范制定给药方案。巴利昔单抗是一种鼠/人嵌合的单克隆抗体，能特异地与激活的 T-淋巴细胞上的 CD25 抗原高亲和性地结合，从而阻断 IL-2 与 IL-2 受体结合，亦即阻断了 T-细胞增殖信息地传导。该药的适应证为预防肾移植术后的早期急性器官排斥，肝移植适应证为超说明书用药。1 岁以下儿童患者使用巴利息单抗也属于超说明书用药。我中心采用第一剂 10 mg 门静脉开放前静脉滴注。

知识点:根据 2013 年《外科手术预防用抗菌药物临床实践指南》的内容,肝移植手术预防用药推荐首选哌拉西林他唑巴坦或氨苄西林联合头孢噻肟,剂量以单次治疗剂量为准,对于头孢菌素过敏患者另有推荐。

围术期主要药物监护计划

肝移植围术期预防感染的药物选择及疗程,我国目前没有指南推荐。临床药师可以参与各自中心治疗指南的制定。另外,需监测围术期预防感染的药物的疗程。对于巴利昔单抗,应监护药物的给药时间,根据 uptodate 上相关文献推荐第 1 剂给药时间为手术结束即刻或器官灌注后 6 h 内,如果术中给药应避免药物从术中失血中流失。

2022 年 6 月 7 日(术后 D1)

患儿肝移植术后第 1 天,尚未脱机拔管,氧合满意。心率 89 次/分,血压 112/76 mmHg,呼吸 30 次/分,中心静脉压 7 mmHg。体温 37.6 ℃,神志清楚,双肺呼吸音粗,未闻及湿啰音,心律匀齐,心音有力,未闻及杂音,腹部软,腹部伤口无渗出,肝周引流液淡血水样,肠鸣音弱。双下肢无水肿。

实验室检查:

血生化:CREA 16 umol·L⁻¹,UA 191.5 umol·L⁻¹,TP 36.1 g·L⁻¹,ALB 29.8 g·L⁻¹,ALT 1734.5 U·L⁻¹,AST 4 330.9 U·L⁻¹,TBIL 50 μmol·L⁻¹,DBIL 40.2 μmol·L⁻¹,IBIL 9.8 μmol·L⁻¹,ALP 139 U·L⁻¹,GGT 111 U·L⁻¹。

血常规:WBC 8.81×10⁹ L⁻¹,RBC 3.29×10⁹ L⁻¹,HGB 97 g·L⁻¹,PLT 34×10⁹ L⁻¹,NEU% 53.2%。

凝血功能:PT 21.7 s,INR 1.91,PT% 44%,KPTT 34.1 s,TT 20.8 s,FIB 1.37 g·L⁻¹。

PCT 5.19 μg·mL⁻¹。

BNP 725.4 pg·mL⁻¹。

床旁腹部超声:移植肝血流未见明显异常。

主要药物治疗方案调整:

他克莫司 0.5 mg 口服 q12h

头孢哌酮舒巴坦 0.21 g+20 mL NS 静脉泵入 q12h

奥美拉唑 10 mg+NS 20 mL 静脉泵入 qd

谷胱甘肽 600 mg+5%GS 25 mL 静脉泵入 qd

氨溴索 7.5 mg 静脉注射

吸入用乙酰半胱氨酸 3 mL 雾化吸入 bid

白蛋白 10 g+NS 20 mL 静脉滴注 qd

乙肝免疫球蛋白 400 IU 肌肉注射 st

肝素 0.625 万 IU+NS 24 mL 静脉泵入 每小时 1 mL

结构脂肪乳注射液	85 mL	
小儿复方氨基酸注射液 19AA–Ⅰ	240 mL	
50% GS	125 mL	
丙氨酰谷氨酰胺注射液	15 mL	ivgtt,20 mL·h⁻¹ 静脉泵入 qd
多种微量元素注射液	2.5 mg	
水溶性维生素针	326.9 mg	
注射用脂溶性维生素	1 支	
氯化钾注射液	1g	

药物治疗方案分析与评价:

术后 48 h 内加用维持剂量的他克莫司是合理的。患儿术前多次行乙肝疫苗注射,由于处于肝硬化这种免疫功能低下状态,术前患儿乙肝表面抗体仍为阴性,供体乙肝表面抗体阳性(余阴性),遂术后给予乙肝免疫球蛋白预防乙肝。氨溴索给药途径为静脉滴注,给药方法不合理。

药物监护计划实施与调整:

患儿术后早期,静脉用药较多,需监护注射用药配置浓度及序贯输注的配伍情况。奥美拉唑注射液需要关注配置浓度,由于该溶液成碱性所以需要关注该药物的配伍,包括前后序贯输注的药物,需考虑是否需要冲管,另外,还应监护奥美拉唑注射液配置后的放置时间。因患儿处于婴儿期还需监护患儿的液体入量,药物的配置浓度也应结合液体入量和给药途径(比如泵入)进行综合考虑。患儿血小板低同时使用肝素需关注出血情况。

> 💡 知识点：奥美拉唑应溶于 100 mL 0.9% 氯化钠注射液或 100 mL 5% 葡萄糖注射液中静脉滴注。一次 40 mg，应在 20~30 min 或更长时间内静脉滴注。奥美拉唑溶于 5% 葡萄糖注射液后应在 6 h 内使用，而溶于 0.9% 氯化钠注射液后可在 12 h 内使用。配制后即可立刻开始静脉滴注。

各移植中心术后预防新发乙肝的给药方案不同，需考虑供体乙肝病毒五项的情况。对于一个合格供肝来源，如果供体乙肝核心抗体呈阳性，受体需术前乙肝表面抗体滴度在 1000 IU·L⁻¹ 以上，术后早期给予乙肝免疫球蛋白以达到乙肝表面抗体滴度在 200 IU·L⁻¹ 以上；如果供体仅乙肝表面抗体阳性，术前受体乙肝表面抗体阳性即可。受体术后早期给予乙肝免疫球蛋白以达到乙肝表面抗体滴度在 200 IU·L⁻¹ 以上。

2022 年 6 月 8 日（术后 D2）

患儿肝移植术后第 2 天，夜间间断入睡，鼻导管氧气吸入，氧合满意。心率 159 次/分，血压 110/73 mmHg，呼吸 39 次/分，氧合 100%，中心静脉压 7 mmHg。体温 37.8 ℃，神志清楚，双肺呼吸音粗，未闻及湿啰音，心律匀齐，心音有力，未及杂音，腹部软，腹部伤口敷料覆盖，少量黄色渗液，肝周引流液淡血水样，肠鸣音弱。双下肢无水肿。

实验室检查：

血生化：CREA 15 μmoL·l⁻¹，UA 157.3 umol·L⁻¹，TP 35.8 g·L L⁻¹，ALB 31.7 g·L⁻¹，ALT 2 964.6 U·L⁻¹，AST 3 754.6 U·L⁻¹，TBIL 57.9 μmol·L⁻¹，DBIL 46.4 μmol·L⁻¹，ALP 470 U·L⁻¹，GGT 112 U·L⁻¹。

血常规：WBC 14.05×10⁹ L⁻¹，RBC 2.77×10⁹ L⁻¹，HGB 80 g·L⁻¹，PLT 87×10⁹ L⁻¹，NEU% 58.1%。

凝血功能：PT 24.6 s，INR 2.16，PT% 37%，KPTT 48.2 s，TT 30.9s，FIB1.44 g·L⁻¹。

PCT：4.72 ng·mL⁻¹

床旁腹部超声：移植肝低回声区，不除外缺血灶或积液。

主要药物治疗方案调整：

加用：呋塞米 5 mg 静脉注射 st

药物治疗方案分析与评价：

前述美国指南推荐在术前没有感染时，肝移植手术预防用药疗程为 48 h，目前患儿仍然在使用头孢哌酮舒巴坦治疗，未见明显感染表现，考虑方案不合理。

药物监护计划实施与调整：

患儿胆肠吻合术后，目前肠外营养治疗，又加用呋塞米，需监测患儿电解质变化。

2022 年 6 月 9 日（术后 D3）

患儿肝移植术后第 3 天，夜间间断入睡，鼻导管氧气吸入，氧合满意。心率 135 次/分，血压 79/33 mmHg，呼吸 44 次/分，氧合 100%，中心静脉压 8 mmHg。体温 38.5 ℃，神志清楚，双肺呼吸音粗，未闻及湿啰音，心律匀齐，心音有力，未及杂音，腹部软，腹部伤口敷料覆盖，少量黄色渗液，肝周引流液淡血水样，肠鸣音弱。双下肢无水肿。

实验室检查：

血生化：CREA 18 umol·L^{-1}，UA 195.3 umol·L^{-1}，TP 33.8 g·L^{-1}，ALB 27.3 g·L^{-1}，ALT 1484.4 U·L^{-1}，AST 987.9 U·L^{-1}，TBIL 69.9 μmol·L^{-1}，DBIL 62.16 μmol·L^{-1}，ALP 381 U·L^{-1}，GGT 134 U·L^{-1}，hs−CRP 145.94 mg·L^{-1}。

血常规：WBC 13.05×10^9 L^{-1}，HGB 65 g·L^{-1}，PLT 84×10^9 L^{-1}，NEU% 61.1%。

凝血功能：PT 28.6 s，INR 2.51，PT% 31%，KPTT 219.2 s，TT 130.9 s，FIB 2.2 g·L^{-1}。

腹水常规：BC 8 716×10^6·L^{-1}，WBC 计数 1 716×10^6·L^{-1}，单个核细胞%5.1%

PCT 6.15 ng·ml^{-1}。

他克莫司谷浓度：6.7ng·mL^{-1}。

乙肝免疫球蛋白滴度：357 IU·L^{-1}。

痰培养：金黄色葡萄球菌。

床旁腹部超声：移植肝近前缘被膜处探及回声减低区，范围 5.4 cm*2.2 cm。

主要药物治疗方案调整：

无

药物治疗方案分析与评价：

痰培养金黄色葡萄球菌考虑为定植菌，不考虑行抗感染治疗。

药物监护计划实施与调整：

我中心他克莫司术后早期浓度推荐维持在 7−10 ng·mL^{-1}，目前浓度达标。

2022 年 6 月 10 日（术后 D4）

患儿肝移植术后第 4 天，夜间间断入睡，鼻导管氧气吸入，氧合满意。心率 140 次/分，血压 79/49 mmHg，呼吸 40 次/分，氧合 100%，中心静脉压 9 mmHg。体温 37.8 ℃，神志清楚,双肺呼吸音粗,未闻及湿啰音,心律匀齐,心音有力,未及杂音,腹部软,腹部伤口敷料覆盖,少量黄色渗液,肝周引流液淡血水样,肠鸣音弱。双下肢无水肿。发热好转。患儿于今日中午转入普通病房。

实验室检查:

血生化:CREA 15 $\mu mol \cdot L^{-1}$,TP 33.7 $g \cdot L^{-1}$,ALB 29.2 $g \cdot L^{-1}$,ALT 650.2 $U \cdot L^{-1}$,AST 215.5 $U \cdot L^{-1}$,TBIL 110.17 $\mu mol \cdot L^{-1}$,DBIL 94.98 $\mu mol \cdot L^{-1}$,ALP 295 $U \cdot L^{-1}$,GGT 114 $U \cdot L^{-1}$,hs-CRP 125.41 $mg \cdot L^{-1}$。

血常规:WBC $20.59 \times 10^9 \ L^{-1}$,HGB 99 $g \cdot L^{-1}$,PLT $94 \times 10^9 \ L^{-1}$,NEU% 61.4%。

凝血功能:PT 28.6 s,INR 2.51,PT% 31%,KPTT 219.4 s,TT 130.7 s,FIB 2.2 $g \cdot L^{-1}$。

腹水常规:BC $15\ 963 \times 10^6 \cdot L^{-1}$,WBC $963 \times 10^6 \cdot L^{-1}$,单个核细胞 14.5%。

脱氧核苷酸:CMV-DNA:阴性,EB-DNA:阴性。

PCT 4.72 $ng \cdot mL^{-1}$。

他克莫司浓度:18.1 $ng \cdot mL^{-1}$。

腹部超声:移植肝内多发低回声区(缺血灶);移植肝左动脉流速减低,S/D<2;肝周积液。

主要药物治疗方案调整:

停用:1 剂他克莫司。

药物监护计划实施与调整:

患者用药教育:他克莫司需建议空腹或餐前 1 小时或餐后 2~3 小时服用。胶囊内容物悬浮于水中,应避免接触 PVC 材质的容器。

2022 年 6 月 11 日(术后 D5)

患儿肝移植术后第 5 天,心率 135 次/分,血压 89/59 mmHg,呼吸 40 次/分,体温 37.3 ℃,神志清楚,双肺呼吸音粗,未闻及啰音,心律匀齐,心音有力,未及杂音,腹部软,腹部伤口敷料覆盖,少量黄色渗液,肝周引流液淡血水样,肠鸣音弱。双下肢无水肿。今日患儿发热好转,腹胀好转。

实验室检查:

血生化:CREA 14 $\mu mol \cdot L^{-1}$,TP 40.6 $g \cdot L^{-1}$,ALB 37 $g \cdot L^{-1}$,ALT 420.8 $U \cdot L^{-1}$,AST 117.5 $U \cdot L^{-1}$,TBIL 167.77 $\mu mol \cdot L^{-1}$,DBIL 141.7 $\mu mol \cdot L^{-1}$,ALP 515 $U \cdot L^{-1}$,GGT 111 $U \cdot L^{-1}$,hs-CRP 153.2 $mg \cdot L^{-1}$。

血常规:WBC 34.47×10^9 L^{-1}, HGB 103 g·L^{-1},PLT 102×10^9 L^{-1},NEU% 58.3%。

凝血功能:PT 22.3 s,INR 1.96,PT% 43%,KPTT 73.6 s,TT 27.9 s,FIB 2.68 g·L^{-1}, BC 32 406×10^6 L^{-1}。

腹水常规:BC 32 406×10^6·L^{-1},WBC 计数 2 406×10^6·L^{-1},单个核细胞百分数% 26.5%, PCT 6.15 ng·mL^{-1}。

他克莫司谷浓度:10.3 ng·mL^{-1}。

腹部超声:移植肝内多发低回声区(缺血灶);移植肝左动脉流速减低,S/D<2;肝周、脾周积液。

主要药物治疗方案调整(医嘱重整如下):

头孢哌酮舒巴坦 0.21 g+20 mL 静脉滴注 q12h

西甲硅油 1 mL 口服 qid

他克莫司 0.25 mg 口服 q12h

乳果糖口服液 5 mL 口服 qd

开塞露 10 mL 灌肠 st

吸入用乙酰半胱氨酸溶液 3 mL 雾化吸入 tid

氨溴索 7.5 mg 静脉注射 q12h

华法林 0.3 mg 口服 qn

熊去氧胆酸 62.5 mg 口服 qd

肝素钠 0.625×10^4 IU+48 mL NS 静脉滴注 1 mL·h^{-1} qod

白蛋白 10 g+40 mL NS 静脉滴注 qd

巴利昔单抗 10 mg+20 mL NS 静脉滴注 st

药物治疗方案分析与评价:

患儿术后未出现巴利昔单抗相关严重不良反应,术后第 4 天给予第 2 剂巴利昔单抗,方案合理。抗凝方案桥接华法林合理。西甲硅油用药频次过高,不合理。熊去氧胆酸一天一次,根据我中心的诊疗规范认定为合理。

药物监护计划实施与调整:

监测 INR,INR 需维持在约 1.8 左右。

熊去氧胆酸餐中或餐后服用。

华法林睡前服药,不受进餐影响。

转入普通病房后,口服药物增加,药学查房时需告知患儿家属如何正确且准确的进行分剂量。头孢哌酮舒巴坦仍未停药,需评估感染情况。

2022年6月12日(术后D6)

患儿肝移植术后第6天,体温37.5 ℃,神志清楚,腹部软,腹部伤口敷料覆盖,肝周引流液淡血水样,肠鸣音弱。双下肢无水肿。腹腔引流较多,行补液治疗。今日进食牛奶。

实验室检查:

血生化:CREA16 $\mu mol \cdot L^{-1}$,TP 40.7 $g \cdot L^{-1}$,ALB 35.7 $g \cdot L^{-1}$,ALT 253.2 $U \cdot L^{-1}$,AST 80.9 $U \cdot L^{-1}$,TBIL 185.2 $\mu mol \cdot L^{-1}$,DBIL 149.69 $\mu mol \cdot L^{-1}$,ALP 293 $U \cdot L^{-1}$,GGT 154 $U \cdot L^{-1}$,hs-CRP 158.8 $mg \cdot L^{-1}$。

血常规:WBC 34.47×10^9 L^{-1}, HGB 103 $g \cdot L^{-1}$,PLT 102×10^9 L^{-1},NEU% 58.3%。

凝血功能:PT 22.3 s,INR 1.96,PT% 43%,KPTT 73.6 s,TT 27.9 s,FIB 2.68 $g \cdot L^{-1}$。

腹水常规:BC 14 079×$10^6 \cdot L^{-1}$,WBC 计数 1 079×$10^6 \cdot L^{-1}$,单个核细胞百分数19%。

PCT 6.15 $ng \cdot mL^{-1}$。

腹部超声:移植肝内多发低回声区(缺血灶);移植肝左动脉流速减低,S/D<2;肝周积液。

胸 CT:左肺下叶右肺上下叶局限性不张较前进展。

腹腔引流:310 mL。

2022年6月13日(术后D7)

患儿肝移植术后第7天,体温37.3 ℃,神志清楚,腹部软,腹部伤口敷料覆盖,肝周引流液淡血水样,肠鸣音弱。双下肢无水肿。今日嘱低脂饮食。

实验室检查:

血生化:CREA 13 $\mu mol \cdot L^{-1}$,TP 42.2 $g \cdot L^{-1}$,ALB 36.3 $g \cdot L^{-1}$,ALT 166.6 $U \cdot L^{-1}$,AST 57.5 $U \cdot L^{-1}$,TBIL 108.91 $\mu mol \cdot L^{-1}$,DBIL 89.18 $\mu mol \cdot L^{-1}$,ALP 254 $U \cdot L^{-1}$,GGT 146 $U \cdot L^{-1}$,hs-CRP 88.78 $mg \cdot L^{-1}$。

血常规:WBC 18.2×10^9 L^{-1}, HGB 91 $g \cdot L^{-1}$,PLT 81×10^9 L^{-1},NEU% 60.9%。

凝血功能:PT 21.8 s,INR 1.92,PT% 43%,KPTT 43.7 s,TT 18.7 s,FIB1.35 $g \cdot L^{-1}$。

腹水常规:BC 32 406×$10^6 \cdot L^{-1}$,WBC 计数 2 406×10^6 L^{-1},单个核细胞百分数 26.5%。

PCT 6.15 $ng \cdot mL^{-1}$。

他克莫司浓度：13.8 ng·mL⁻¹。

乙肝免疫球蛋白滴度：238 IU·L⁻¹。

既往多次腹水培养阴性。

腹部超声：移植肝内多发低回声区(缺血灶)；移植肝左动脉流速减低,S/D<2；肝周、脾周积液；右侧胸腔积液。

腹腔引流：300 mL,色清。

主要药物治疗方案调整：

停用：头孢哌酮舒巴坦,肝素。

调整：华法林 0.5 mg 口服 qn。

他克莫司剂量 0.5-0.125 mg q12h。

2022 年 6 月 16 日（术后 D10）

患儿一般情况可,精神可,睡眠可,饮食差。体温 37.5 ℃,脉搏 120 次/分,呼吸：30 次/分,双肺呼吸音清,未闻及干湿啰音。心音有力,律齐,听诊区为及杂音,腹部平坦,伤口纱布覆盖局部无红肿、渗出、肝断面引流清亮,肠鸣音正常,双下肢不肿。

实验室检查：

凝血功能：PT 30.8 s,INR 2.69,PT% 29%,KPTT 77.1 s,TT 18.8 s,FIB 0.97 g·L⁻¹。

G 实验：阴性。

PCT 0.83 ng·mL⁻¹。

腹引：390 mL,色清。

腹部超声：移植肝内多发低回声区(缺血灶)；移植肝左动脉流速减低,S/D<2；肝周、脾周积液；右侧胸腔积液。

2022 年 6 月 17 日（术后 D11）

患儿一般情况可,精神可,睡眠可,饮食差。体温 37.4 ℃,脉搏 111 次/分,呼吸：21 次/分,双肺呼吸音清,未闻及干湿啰音。心音有力,律齐,听诊区为及杂音,腹部平坦,伤口纱布覆盖局部无红肿、渗出、肝断面引流清亮,肠鸣音正常,双下肢不肿。

实验室检查：

血生化：CREA 11 μmol·L⁻¹,TP 33.2 g·L⁻¹,ALB 28.3 g·L⁻¹,ALT 46.6 U·L⁻¹,AST 49.5 U·L⁻¹,TBIL 15.91 μmol·L⁻¹,DBIL 12.18 μmol·L⁻¹,ALP 142 U·L⁻¹,GGT 163 U·L⁻¹,TG 1.18 mmol·L⁻¹, hs-CRP 6.78 mg·L^{-1}。

凝血功能:PT 26.3 s,INR 2.31,PT% 34%,KPTT 52.8 s,TT 20.8 s,FIB 1.01 g·L^{-1}。

血常规:WBC 14.7×10^9 L^{-1}, HGB 81 g·L^{-1},PLT 179×10^9 L^{-1},NEU% 52.9%。

腹引:420 mL,色清。

2022 年 6 月 19 日（术后 D13）

患儿一般情况可,精神可,睡眠可,饮食差。体温 37.3 ℃,脉搏 120 次/分,呼吸:25 次/分,双肺呼吸音清,未闻及干湿啰音。心音有力,律齐,听诊区为及杂音,腹部平坦,伤口纱布覆盖局部无红肿、渗出、肝断面引流清亮,肠鸣音正常,双下肢不肿。

腹部超声:移植肝内多发低回声区;移植肝左动脉流速较前好转;肝周、脾周积液;右侧胸腔积液。

主要药物治疗方案调整:

停用:西甲硅油、乳果糖。

2022 年 6 月 24 日（术后 D18）

患儿一般情况可,精神可,睡眠可,饮食差。体温 37.3 ℃,脉搏 129 次/分,呼吸:28 次/分,双肺呼吸音清,未闻及干湿啰音。心音有力,律齐,听诊区为及杂音,腹部平坦,伤口纱布覆盖局部无红肿、渗出、肝断面引流清亮,肠鸣音正常,双下肢不肿。今日患儿腹腔引流仍多,饮食差,进食米粉后呕吐。

实验室检查:

甲功:TT31.17 nmol·L^{-1},TT451.04 nmol·L^{-1},TSH2.96 mIU·L^{-1}。

血生化:CREA 15 μmol·L^{-1},TP 47.7 g·L^{-1},ALB 39.9 g·L^{-1},ALT 31.9 U·L^{-1},AST 47.2 U·L^{-1},TBIL 50.51 μmol·L^{-1},DBIL 37.54 μmol·L^{-1},ALP 333 U·L^{-1},GGT 175 U·L^{-1},TG 1.53 mmol·L^{-1},hs-CRP 34.52mg·L^{-1}。

INR:2.08。

他克莫司谷浓度 16.3 ng·mL^{-1}。

腹引:420 mL,色清。

主要药物治疗方案调整:

停用:他克莫司一次,调整为 0.125 mg 口服 q12h。

调整:华法林为 0.3 mg 口服 qn。

2022 年 6 月 27 日（术后 D21）

患儿饮食差，呕吐一次，尿量少。腹腔引流明显浑浊，腹水甘油三酯升高，考虑淋巴漏，嘱低脂饮食。

实验室检查：

血生化：CREA11 $\mu mol \cdot L^{-1}$，TP 47.2 $g \cdot L^{-1}$，ALB 42.3 $g \cdot L^{-1}$，ALT 32 $U \cdot L^{-1}$，AST 29.2 $U \cdot L^{-1}$，TBIL 26 $\mu mol \cdot L^{-1}$，DBIL 17.54 $\mu mol \cdot L^{-1}$，ALP 423 $U \cdot L^{-1}$，GGT 157 $U \cdot L^{-1}$，TG1.18 $mmol \cdot L^{-1}$，hs-CRP 6.78 $mg \cdot L^{-1}$。

凝血功能：PT 16.3 s，INR 1.31，PT% 62%，KPTT 40.7 s，TT 16.2 s，FIB 2.01 $g \cdot L^{-1}$。

血常规：WBC1 4.7×10^9 L^{-1}，HGB 99 $g \cdot L^{-1}$，PLT 136×10^9 L^{-1}，NEU% 50.9%。

腹水常规：BC 2 313×$10^6 \cdot L^{-1}$，WBC 计数 1 322×$10^6 \cdot L^{-1}$，单个核细胞百分数 96%。

腹水生化：TG 1.2 $mmol \cdot L^{-1}$。

他克莫司谷浓度：7.3 $ng \cdot mL^{-1}$。

乙肝表面抗体滴度：312.1 $IU \cdot L^{-1}$。

脱氧核糖核酸：CMV-DNA：阴性，EB-DNA：阴性。

腹引：245 mL。

腹部 CT：符合部分肝移植术后改变；肝多发低密度影，考虑良性，局限性积液；腹腔积液较前减少；脾大，部分肠管积气、积液。

主要药物治疗方案调整：

调整：华法林为 0.375 mg 口服 qn。

停用：氨溴索。

2022 年 7 月 1 日（术后 D25）

患儿饮食差，尿量少，继续低脂饮食，补液治疗。

血生化：CREA 25 $\mu mol \cdot L^{-1}$，ALP 351 $U \cdot L^{-1}$，GGT 115 $U \cdot L^{-1}$，TG 1.89 $mmol \cdot L^{-1}$。

血常规：WBC 20.7×10^9 L^{-1}，HGB 101 $g \cdot L^{-1}$，PLT 158×10^9 L^{-1}，NEU% 54.9%。

INR：2.11。

他克莫司谷浓度 7.1 $ng \cdot mL^{-1}$。

腹引：110 mL。

胸引：76 mL。

2022 年 7 月 5 日(术后 D29)

患儿饮食差,尿量少,继续低脂饮食。今日行胸腔穿刺,静脉补液治疗。

实验室检查:

血生化:CREA 19 μmol·L⁻¹, ALP 298 U·L⁻¹,GGT 88 U·L⁻¹,TG 1.18 mmoL·L⁻¹。

INR:2.24。

腹水常规:BC 4 037×10⁶·L⁻¹,WBC 计数 1 037×10⁶·L⁻¹,单个核细胞百分数30.44%。

腹水生化:TG 0.57 mmol·L⁻¹。

腹引 455 mL,胸引 160 mL。

胸 CT:双侧胸腔积液伴右肺下叶膨胀不全。

腹部超声:移植肝、大血管及血流未见明显异常;脾周积液;盆腔积液;左侧胸腔积液。

2022 年 7 月 9 日(术后 D33)

患儿血小板持续下降,今日输注血小板,血液会诊不除外感染。患儿腹水仍多,触诊肝脏质硬。

实验室检查:

血生化: CREA 11 μmol·L⁻¹,TP 47.2 g·L⁻¹,ALB 42.3 g·L⁻¹,ALT 57 U·L⁻¹,AST 49.9 U·L⁻¹,TBIL 23 μmol·L⁻¹,DBIL 15.54 μmol·L⁻¹,ALP 323 U·L⁻¹,GGT 89 U·L⁻¹,TG 1.28 mmol·L⁻¹。

血常规:WBC 10.7×10⁹ L⁻¹, HGB 75 g·L⁻¹,PLT 5×10⁹ L⁻¹,NEU% 34.9%。

凝血功能:PT 25.3 s,INR 2.24,PT% 35%,KPTT 56.7 s,TT 22 s,FIB 0.92 g·L⁻¹。

腹水生化:TG 1.1 mmol·L⁻¹。

他克莫司谷浓度:10 ng·mL⁻¹。

胸 CT:右侧胸腔引流术后,右侧气胸,右侧胸腔积液伴右肺下叶膨胀不全较前好转,左侧胸腔积液伴左肺膨胀不全进展。

腹部超声:移植肝、大血管及血流未见明显异常;脾周积液;盆腔积液;双侧胸腔积液

腹引:380 mL。

胸引:65 mL。

肝脏病理:电话回报不除外抗体介导排斥反应。

主要药物治疗方案调整:

停用:他克莫司、吸入用乙酰半胱氨酸。

加用:环孢素 25 mg q12h。

甲泼尼龙 8 mg qd。

吗替麦考酚酯 40 mg 口服 q12h。

药物治疗方案分析与评价:

因患儿腹水过多,不能除外他克莫司导致的肝窦阻塞综合征,但是病理并不支持该诊断,尝试换用环孢素治疗,病理电话回报抗体排斥反应加用吗替麦考酚酯和甲泼尼龙治疗是合理的。

药物监护计划实施与调整:

监护患儿血小板及腹水的变化,监测环孢素的血药浓度、肝功能的变化。患儿血小板低且使用华法林需监护出血情况。

环孢素与食物间隔固定时间服用。

甲泼尼龙可餐中服用于每日清晨。

吗替麦考酚酯于餐前 1 h 或餐后 2 h 服用,可与他克莫司前后序贯服用。

知识点:肝窦阻塞综合征(HSOS)是指肝窦内皮细胞发生损伤,导致小叶中心静脉进行性肝纤维化闭塞,进而出现肝内窦性门静脉高压症。临床表现为肝窦淤血导致的肝肿大、黄疸、门静脉高压和大量腹腔积液,肝移植术后难治性 HSOS 一般需要进行二次肝移植。TAC 引起 HSOS 的机制现在尚不明确,但细胞色素 P450 和谷胱甘肽-S-转移酶的遗传多态性可能是导致 HSOS 发生的重要原因。目前肝移植术后 HSOS 的治疗方法并不明确,除了支持治疗外,更换免疫抑制剂,加强免疫抑制强度,溶栓抗凝都是可选择的治疗方法。若怀疑 TAC 导致的 HSOS,应立即停用 TAC,换用环孢素或其他免疫抑制剂。去纤苷和肝素类药物可以用于血栓栓塞的治疗。

2022 年 7 月 12 日－19 日(术后 D36～D43)

患儿一般状况可,腹水引流偏多。行隔日血浆置换治疗,血浆置换间歇期给予丙种球蛋白治疗抗体介导排斥反应。

实验室检查:

血生化:CREA 18 μmol·L⁻¹, ALB 41.3 g·L⁻¹, ALT 35 U·L⁻¹, AST 47.2 U·L⁻¹, TBIL 23 μmol·L⁻¹, DBIL 13.54 μmol·L⁻¹, ALP 155 U·L⁻¹, GGT 82 U·L⁻¹, TG 0.58 mmol·L⁻¹。

INR：1.18。

腹部超声：移植肝、大血管及血流未见明显异常；脾周积液；双侧胸腔积液。

腹引：215 mL，胸引 40 mL。

肝脏病理：T 细胞介导的中度排斥反应 banff ACR RAI(2+1+3)=6，除外抗体介导排斥反应。

HLA-I、II 类抗体阴性。

环孢素谷浓度：198 ng·mL⁻¹，峰浓度 503.5 ng·mL⁻¹。

药物治疗方案调整：

调整：环孢素 50 mg 口服 q12h。

加用：利妥昔单抗 140 mg+140 mL NS(7 月 14 日)静脉泵入 血浆置换后 st。

丙种球蛋白 5 g+30 mL NS 静脉滴注 qod。

复方磺胺甲噁唑 0.24 g q12h 隔日。

更昔洛韦 0.04 g+50 mL NS 静脉滴注 qd。

药物治疗方案分析与评价：

患儿肝功能未见明显变化，行抗体介导排斥反应治疗，药物治疗方案合理；预防机会感染的方案也是合理的。预防机会感染用药的疗程各中心的方案不同，我中心一般是三个月，由于我国缺乏缬更昔洛韦的儿童口服品种，我中心使用更昔洛韦注射液预防，出院后监测 CMV-DNA，如果呈阳性则进行抢先治疗。

药物监护计划实施与调整：

需要监护利妥昔单抗的给药方法及治疗过程中的不良反应。因丙球可以中和抗体，所以应将利妥昔单抗与丙种球蛋白间隔使用。环孢素、复方磺胺甲噁唑和更昔洛韦都是有肾毒性的药物，联合使用需密切监测肾功能、血象等。

知识点：每次滴注美罗华前应预先使用解热镇痛药(例如扑热息痛·对乙酰氨基酚和抗组胺药(例如苯海拉明)。还应该预先使用糖皮质激素，尤其如果所使用的治疗方案不包括皮质激素，以降低输液反应的发生频率及严重程度。在无菌条件下抽取所需剂量的利妥昔单抗，置于无菌无致热源的含 0.9% 生理盐水或 5% 葡萄糖溶液的输液袋中，稀释到利妥昔单抗的浓度为 1 mg·mL⁻¹。每名患者均应被严密监护，监测是否发生细胞因子释放综合征。对出现严重反应的患者,特别是有严重呼吸困难,支气管痉挛和低氧血症的患者应马上停止滴注。推荐起始滴注速度为 50 mg·h^{-1};如果无输液反应,可每 30 min 增加 50 mg·h^{-1},直至最大速度 400 mg·h^{-1}。

2022 年 7 月 20 日(术后 D44)

患儿腹水近几日逐渐减少,拔出腹引及胸引导管,拟明日出院。出院诊断:胆道闭锁,胆汁型肝硬化,低蛋白血症

实验室检查:

血生化:CREA 11 μmol·L^{-1},TP 47.2 g·L^{-1},ALB 41.3 g·L^{-1},ALT 18 U·L^{-1},AST 25.2 U·L^{-1},TBIL 7.4 μmol·L^{-1},DBIL 4.5 μmoL·L^{-1},ALP 108 U·L^{-1},GGT 69 U·L^{-1},TG 0.82 mmol·L^{-1}。

血常规:WBC 20.7×10^9 L^{-1}, HGB 90 g·L^{-1},PLT 242×10^9 L^{-1},NEU% 34.9%。

Hs-CPR:3.82 mg·L^{-1}。

环孢素谷浓度:198 ng·mL^{-1},峰浓度 1 105.5 ng·mL^{-1}。

出院带药:

环孢素 50 mg qd,25 mg qn。

熊去氧胆酸:62.5 mg qd。

甲泼尼龙 8 mg qd。

吗替麦考酚酯 40 mg q12h。

华法林 1 mg qn。

复方磺胺甲噁唑 0.24 g q12h 隔日。

嘱患者按时随访。

小结:

胆道闭锁是儿童肝移植的最主要适应症,该患儿因"胆道闭锁、胆汁性肝硬化"行尸体肝移植手术。住院期间患儿主要经历了围术期感染预防、预防排斥反应以外的抗体介导排斥反应、预防机会致病菌的感染以及免疫抑制剂少见的药物不良反应等几个治疗结点,最后治疗效果满意顺利出院。相应的药学监护要点包括围术期感染预防的药物选择及疗程,抗排斥反应的药物治疗方案及患者用药教育、机会致病菌的预防方案以及他克莫司不良反应的识别与治疗等。通过对本病例开展的药学监护实践,临

床药师应熟悉本专业的工作内容，与医生和护士密切合作，为患者提供优质的药学服务。

参考文献：

[1]BratzLer DW, DeLLinger EP, OLsen KM, et aL. CLinicaL practice guideLines for antimicrobiaL prophyLaxis in surgery[J].Am J HeaLth Syst Pharm. 2013,70(3):195-283.

[2]Tian Shen, Xiao-Wen Feng, Lei Geng,et aL.ReversibLe sinusoidaL obstruction syndrome associated with tacroLimus foLLowing Liver transpLantation. WorLd J GastroenteroL 2015 May 28; 21(20): 6422-6426.

[3]Deirdre A. KeLLy, John C. BucuvaLas,EsteLLa M. ALonso,et aL.Long-Term MedicaL Management of the Pediatric Patient After Liver TranspLantation:2013 Practice GuideLine by the American Association for the Study of Liver Diseases and the American Society of TranspLantation. Liver transpLantation.19:798‐825.

 作者感悟

对于一个有资质的器官移植中心，儿童肝移植已经成为临床常规开展的手术。作为一个合格的该领域的临床药师，应同时是一个合格的器官移植和儿科专业的药师，同时应该具备抗感染、免疫抑制剂、儿童用药等方面的知识。我国儿童药物的使用现状使儿童器官移植患者的用药处境更加窘迫，涉及的超说明书用药现象更加普遍。在学术方面，国际上器官移植领域的用药标准并不统一，我国器官移植领域的用药规范还有待健全，所以作为该领域的临床药师面临着更多的药物使用的不确定性和挑战，这就需要我们药师在提高自己专业水平的同时，在工作上有所创新和突破。

无惧子痫，药你好孕

——1例子痫患者药学监护实践

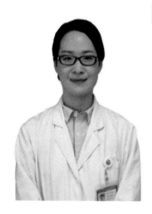

作者简介

叶轶青，浙江大学医学院附属妇产科医院，副主任药师

妇产科专业临床药师

卫健委临床药师培训基地带教药师

浙江省药学服务专业委员会委员

毕业于浙江大学，曾在香港大学、北京大学访学

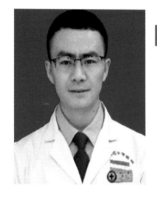

作者简介

安涛，单位名称：青海红十字医院，主管药师

妇产专业临床药师

一、前言

子痫（Eclampsia）是妊娠期高血压疾病（hypertensive disorders of pregnancy, HDP）中最严重的类型之一，主要表现是在子痫前期（preeclampsia）的基础上进一步加重，发生不能用其他原因解释的抽搐。子痫是造成母儿死亡的最主要原因，应积极处理。根据第9版《妇产科学》子痫的治疗目的是控制病情、延长孕周，尽可能保障母儿安全。治疗原则主要是解痉、镇静、降压等；同时密切监测母儿情况；适时终止妊娠是最有效的

处理措施。本病例是妊娠期高血压疾病(子痫)患者,考虑治疗时使用的药物较多,可能会对母婴产生较多不良反应,临床药师在整个治疗过程中监护和分析患者用药及疾病进展情况,为医生和患者提供安全经济有效的用药治疗方案。

二、病史摘要

患者,42 岁,G5P3,孕 31+4 周,BMI 35.52,因血压升高入院就诊。

孕妇平素月经规则,周期 30 天,经期 7 天,量中,色红,无痛经,末次月经 2021 年 7 月 8 日,量与性状同前。停经 3+月建围产期保健卡,定期产前检查,停经 4+月自觉胎动并持续至今无明显异常。

停经 25+周,因妊娠合并高血压于我院住院治疗,予硫酸镁静滴解痉治疗,拉贝洛尔 100 mg po q8h+苯磺酸左旋氨氯地平片 10 mg po qd 降压治疗。肌注地塞米松促胎肺成熟,低分子肝素钙注射(1 mL=5000 IV)1 支 qd 皮下注射改善循环,住院期间 24 h 尿蛋白定量 0.203 g·24 h⁻¹。出院后口服拉贝洛尔 100 mg po tid+苯磺酸左旋氨氯地平 10 mg po qd+那曲肝素钙注射(0.4 mL=4100 IV)1 支皮下注射 qd 治疗。现停经 31+周,孕妇无腹痛腹胀,无阴道流血流液,无畏寒发热,无恶心呕吐,无外阴阴道瘙痒等不适,自觉胎动如常至本院就诊,查胎心 131 次/分,胎动好,测血压:167/107 mmHg,尿蛋白(+),急诊拟"妊娠高血压并发子痫前期,妊娠合并子宫瘢痕,孕 5 产 3 孕 31+周"入院。

孕妇停经以来体健,神志清,精神可,胃纳佳,睡眠可,大小便无殊,体重增加 10kg。

患者无发热,无咳嗽、流涕、鼻塞等上呼吸道感染症状。

既往病史:2014 年因妊娠高血压行剖宫产;社会史、家族史、过敏史无特殊。

查体:体温:37 ℃,脉搏:89 次/分,呼吸:19 次/分,血压 174/96 mmHg,基础血压 140/90 mmHg。胎数:1,胎位:ROA,胎心:131 次/分,估计胎儿体重:1 700 g,宫底高:31 cm,腹围:107 cm,先露:头,胎位衔接:浮,宫缩:无,阴道检查:未行,宫颈评分:未评,胎膜:未破。

辅助检查

超声检查:产科急诊超声胎位:ROA 胎心:131 次/分,可及双顶径:8.0 cm 股骨长:5.7 cm 胎盘:后壁 Gr Ⅰ级。羊水:3+cm 脐动脉 S/D 比值:3.5–3.8,目前胎儿脐带绕颈一周。

尿常规:蛋白质(+)。

血常规、凝血功能、肝功能、肾功能、电解质未见异常。

初步诊断:妊娠期高血压并发子痫前期,妊娠合并子宫瘢痕,G5P3,孕31+周。

三、治疗过程与药学监护

2022年02月14日(D1)

主诉:无头晕头痛眼花不适,自觉胎动如常,无腹痛,无阴道流血流液。

查体:血压波动在128-176/79-96 mmHg,体温正常,神志清,精神可,心肺听诊未见明显异常,腹软,无压痛反跳痛,双下肢无明显水肿。

初始治疗方案

1.完善检查,进一步评估患者病情。

2.需观察血压波动情况、24 h尿量、尿蛋白及相关实验室检查指标,关注患者有无头晕头痛等不适。

3.患者入院后测血压174/96 mmHg,复测血压176/96 mmHg,尿蛋白(+)。结合患者既往病史及BMI指数,根据《妊娠高血压疾病诊疗指南(2020)》,该患者存在高危因素,符合妊娠期高血压合并子痫前期诊断。治疗手段应根据病情的轻重缓急和分类进行个体化治疗,尽可能发现子痫前期、子痫的诱发病因(如自身免疫性疾病、甲状腺功能亢进、肾脏疾病或糖尿病等)并对症处理;对不同妊娠期高血压疾病孕妇分层、分类管理。如:(1)妊娠期高血压者:休息、镇静,监测母儿情况,酌情降压治疗,重度妊娠期高血压按重度子痫前期处理;(2)子痫前期者:有指征地降压、利尿和纠正低蛋白血症,预防抽搐,镇静,密切监测母儿情况,预防和治疗严重并发症的发生,适时终止妊娠;(3)子痫者:治疗抽搐,预防抽搐复发和并发症,病情稳定后终止妊娠;(4)妊娠合并慢性高血压者:动态监测血压变化,以降压治疗为主,注意预防子痫前期的发生;(5)慢性高血压伴发子痫前期者:兼顾慢性高血压和子痫前期的治疗,伴发重度子痫前期临床征象者按重度子痫前期处理。因此针对该患者治疗目标为控制病情、延长孕周,尽可能保障母儿安全。治疗原则主要是解痉、镇静、降压,该患者存在早产可能予以地塞米松促胎肺成熟,降低新生儿病死率、呼吸窘迫综合征、脑室内出血和坏死性小肠结肠炎的发生率;密切监测母儿情况;适时终止妊娠是最有效的处理措施。

用药目的	药品/溶媒	用法用量		
解痉及胎儿脑神经保护	硫酸镁注射液	30 mL	ivgtt	St
	0.9%氯化钠注射液	500 mL		
降压	硝苯地平片	10 mg	po	St
	盐酸拉贝洛尔片	100 mg	po	St
促胎肺成熟	地塞米松注射液	6 mg	im	q12h

初始药物治疗方案

(1)硫酸镁解痉及胎儿脑神经保护:硫酸镁是治疗子痫的和预防抽搐复发的一线药物。其可抑制运动神经末梢释放乙酰胆碱,阻断神经肌肉接头间的信息传导,使骨骼肌松弛;刺激血管内皮细胞合成前列环素,抑制内皮素合成,降低机体对血管紧张素 II 的反应,从而缓解血管痉挛状态;通过阻断谷氨酸通道阻止钙离子内流,解除血管痉挛、减少血管内皮损伤;提高孕妇和胎儿血红蛋白的亲和力,改善氧代谢。此外硫酸镁对胎儿脑神经有保护作用,可减少早产儿脑瘫的发生率。常用方案为:负荷剂量2.5~5g,继而以 1~2g·h⁻¹ 静滴维持,24 小时总量在 25~30g 内。

(2)盐酸拉贝洛尔片:该药为 α、β 肾上腺素受体阻滞剂,阻断 β 受体的作用为阻断 α 受体作用的 4~8 倍,其心率减慢作用轻,显效快,不引起血压过低或反射性心动过速,不影响肾及胎盘血流量。患者入我院后测血压为 174/96 mmHg,在解痉的基础上予以降压治疗,因此给与拉贝洛尔降压。

(3)硝苯地平片:二氢吡啶类钙离子通道阻滞剂药物,口服后吸收迅速、完全,口服后 10 分钟即可测出其血药浓度,约 30 分钟后达血药峰浓度。该患者口服拉贝洛尔血压控制不佳,根据《妊娠高血压疾病诊疗指南(2020)》推荐重度高血压患者可以使用硝苯地平速释片降压,推荐剂量为口服 10 mg,但注意每 10-20 分钟监测血压,如血压仍>160/110 mmHg,再口服 20 mg;20 分钟复测血压未下降,可再口服 20 mg;20 min复测血压仍未下降,应该用静脉降压药物。由于 CCB 扩张血管降压,必然出现反射性交感激活,心率加快,使血流动力学波动并抵抗其降压作用,故患者血压控制后应尽量使用长效制剂,其降压平稳持久有效,不良反应小,患者耐受性好,依从性高。

(4)地塞米松注射液:根据 ACOG《胎膜早破临床实践指南(2020)》推荐对与妊娠24 周至 36+6 周 7 天内有早产的患者予以地塞米松或者倍他米松治疗,推荐常规疗程是地塞米松 6 mg im q12h，共 4 次或倍他米松 12 mg im q12h，共两次。该患者现孕 31+周，存在早产可能，因此予以地塞米松促胎肺成熟。

初始药物监护计划

1.患者为重度子痫前期，需观察血压波动情况、24 小时尿量、尿蛋白及相关实验室检查指标，关注患者有无头晕头痛等不适。

2.盐酸拉贝洛尔片可能偶有头昏、胃肠道不适、疲乏、感觉异常、哮喘加重等症。个别患者有体位性低血压；盐酸拉贝洛尔片口服首过效应明显，生物利用度较低，仅 25%-40%，主要在肝脏内代谢，故一般要求饭后服用，以延缓肝内代谢，提高生物利用度。该药在立位降压作用较强，因此患者在给药期间应保持卧位 3 h，防止体位性低血压。

3.静脉注射硫酸镁常引起潮红、出汗、口干等症状，快速静脉注射时可引起恶心、呕吐、心慌、头晕，个别出现眼球震颤，减慢注射速度症状可消失，注意患者有无以上症状。硫酸镁治疗量中毒量接近，因此治疗过程中应监测患者呼吸频率、膝腱反射以及血清镁浓度；镁离子可自由透过胎盘，造成新生儿高血镁症，表现为肌张力低，吸吮力差，不活跃，哭声不响亮等，少数有呼吸抑制现象。说明书提示，妊娠期间连续应用硫酸镁注射液超过 5~7 天治疗早产，有导致新生儿低钙和骨髓异常的风险，包括骨量减少和骨折。告知患者在使用过程中应密切关注呼吸急促、头痛、面部无力情况发生。

4.硝苯地平片：绝大多数患者服用硝苯地平后仅有轻度低血压反应，个别患者出现严重的低血压症状。这种反应常发生在剂量调整期或加量时，特别是合用 β-受体阻滞剂时。在此期间需监测血压，尤其合用其它降压药时；长期给药不宜骤停，以避免发生停药综合症而出现反跳现象。因此药物使用期间应密切关注血压，以防低血压的发生。

5.地塞米松注射液：糖皮质激素可能诱发或加重感染，细菌性、真菌性、病毒性或寄生虫(如阿米巴病、线虫)等感染，患者应慎用，并能导致孕妇血糖升高和母儿免疫力降低，应监测血糖并提醒患者注意个人卫生、防止感冒。

6.降压注意事项：降压注意个体化情况，降压过程力求平稳，控制血压不可波动过大，力求维持较稳定的目标血压；在出现严重高血压，或发生器官损害如急性左心室功能衰竭时，需要紧急降压到目标血压范围，注意降压幅度不能太大，以平均动脉压 (MAP)的 10~25% 为宜，24~48 h 达到稳定。

知识点：

1、妊娠期高血压　20 周后首次出现高血压,收缩压≥140 mmIHg(或舒张压≥90 mmHg,于产后 12 周内恢复正常;尿蛋白检测阴性。收缩压≥160 mmHg 和/或舒张压≥110 mmHg 为重度妊娠期高血压。

2、子痫前期妊娠　20 周后出现收缩压≥140 mmHg 和/或舒张压≥90 mmHg,且伴有下列任一项:尿蛋白≥0.3 g/24 h,或尿蛋白/肌酐比值 20.3,或随机尿蛋白≥(+)(无法进行尿蛋白定量时的检查方法);无蛋白尿但伴有以下任何种器官或系统受累:心、肺、肝、肾等重要器官,或血液系统、消化系统、神经系统的异常改变,胎盘–胎儿受到累及等。子痫前期孕妇出现下述任一表现可诊断为重度子痫前期:(1)、血压持续升高；收缩压≥160 mmHg 和/或舒张压≥110 mmHg;(2)、持续性头痛、视觉障碍或其他中枢神经系统异常表现;(3)、持续性上腹部疼痛及肝包膜下血肿或肝破裂表现;(4)、肝酶异常,丙氨酸转氨酶(ALT)或天冬氨酸转氨酶(AST)水平升高;(5)、肾功能受损,尿蛋白≥2.0 g/24 h;少尿(24h 尿量<400 mL 或每小时尿量<17 mL)或血肌酐>106 μmol·L^{-1};(6)、低蛋白血症伴腹水、胸腔积液或心包积液;(7)、血液系统异常,血小板计数呈持续性下降并低于 100 × 10^9 L^{-1};微血管内溶血,表现有贫血、黄疸或血乳酸脱氢酶(lactic dehydrogenase, LDH)水平升高;(8)、心力衰竭;(9)、肺水肿;(10)、胎儿生长受限或羊水过少、胎死宫内、胎盘早剥等。

3、妊娠高血压患者降压目标分为以下两种:根据《妊娠高血压疾病诊疗指南(2020)》及第 9 版《妇产科学》,对于无并发脏器功能损伤,收缩压应控制在 130–155 mmHg,舒张压应控制在 80–105 mmHg;对于有并发脏器功能损伤,则收缩压应控制在 130–139 mmHg ,舒张压应控制在 80–89 mmHg。降压过程力求下降平稳,不可波动过大。而为保证子宫胎盘血流灌注,血压不可低于 130/80 mmHg。

2022 年 02 月 15 日(D2)

主诉:自觉胎动如常,无腹痛,无阴道流血流液,无头晕头痛眼花不适。

查体:血压波动在 128–176/79–96 mmHg,体温正常,心肺听诊未见明显异常,腹软,无压痛反跳痛,双下肢无明显水肿。

药物治疗方案调整

监测血压变化及进出量改变,予以拉贝洛尔片 100 mg po q8h 及苯磺酸左旋氨氯地平片 5 mg po qd 控制血压,继续硫酸镁静滴解痉治疗。停用硝苯地平片,患者 S/D

偏高,予那曲肝素钙注射液 1 支 qd 皮下注射改善循环,适时复查。

用药目的	药品/溶媒	用法用量		
降压	苯磺酸左旋氨氯地平片	5 mg	po	qd
改善血液循环	那曲肝素钙注射液	0.4 mL=4 000 IV	ih	qd

药物治疗方案分析与评价

苯磺酸左旋氨氯地平:患者血压有升高趋势,考虑原治疗方案疗效不佳,予以联合治疗。苯磺酸左旋氨氯地平片是一种二氢吡啶钙拮抗剂,为钙内流阻滞剂,阻滞心肌和血管平滑肌细胞外钙离子经细胞膜的钙离子通道进入细胞,本药直接舒张血管平滑肌,从而降低血压,并且左旋成分可显著消除水肿、头疼等临床症状。苯磺酸左旋氨氯地平说明书关于孕妇使用的可用数据有限,不足以确定主要出生缺陷和流产的药物相关风险,说明书推荐起始剂量为 5 mg qd,最大剂量为 10 mg qd。

那曲肝素钙注射液一种低分子量的肝素,具有抗血栓形成和抗凝作用。《昆士兰临床指南:妊娠期和产褥期静脉血栓栓塞的预防2020》指出低分子量的肝素不透过胎盘、无致畸性,并可在哺乳期使用。现患者 S/D=3.5~3.8,胎盘血流阻力增加,有胎儿缺氧的风险存在,因此予以那曲肝素钙改善血液循环。密切关注胎儿有无绕颈,必要时终止妊娠。

硝苯地平片是一种速释制剂,起效快,但半衰期短,不能 24 小时平稳降压,需要一日多次给药,并不能显著降低心血管疾病的发病风险,患者已加用苯磺酸左旋氨氯地平,因此予以停药。

药物监护计划实施与调整

苯磺酸左旋氨氯地平:耐受性较好,半衰期较长,一天给药一次即可,较少见的副反应是头痛、水肿、疲劳、失眠、恶心、腹痛、面红、心悸和头晕;极少见的副反应为瘙痒、皮疹、呼吸困难、无力、肌肉痉挛和消化不良;与其他钙拮抗剂相似,极少有心肌梗死和胸痛的不良反应报道,而且这些不良反应不能与病人本身的基础疾病明确区分。告知患者相关风险,若有不适,及时与医生或药师联系。指导患者若有漏服应尽快补服一剂所漏服的剂量,但如果漏服的剂量时间超过 12 h,则忽略漏服的剂量。

那曲肝素钙注射液可引发血小板减少可能,定期监测血小板,若出现牙龈出血等出血的迹象,及时上报医师。注射时可见局部刺激、红斑、轻微头痛、血肿、溃疡等。肌内注射后更严重,因此不宜肌内注射。

知识点:

S/D 指脐血流收缩期最大血流速度与舒张末期最大血流速度比值,是代表脐带动脉的两个血流动力学的指标,常用于检测胎盘的血液循环和功能情况,一般情况下 S/D ≥ 3 提示胎盘循环阻力增加,胎盘血流灌注量下降,可存在胎儿缺氧的风险。

2022 年 02 月 16 日(D3)

主诉:无明显头晕头痛,无视物模糊,无恶心呕吐,无阴道流血流液。

查体:体温正常,心肺听诊无殊,腹软,无压痛,双下肢无水肿,血压波动在 142-168/87-101 mmHg,24 小时总入量 3 800 mL,总出量 4 250 mL。双下肢无明显水肿。

辅助检查: 超声:胎心,139 次/分,脐动脉 S/D 比值:2.9-4.0;

血常规及肝肾功能无殊;

急诊生化:白蛋白 26.9 $g \cdot L^{-1}$,肌酐 51 $\mu mol \cdot L^{-1}$。

药物治疗方案调整

孕妇胎心监护可疑,胎儿窘迫不能排除,予间歇吸氧,并复查监护,必要时终止妊娠。继续拉贝洛尔片 100 mg po q8h 及苯磺酸左旋氨氯地平片 10 mg po qd 控制血压,继续硫酸镁解痉治疗,予那曲肝素钙注射液 1 支 qd 皮下注射改善循环,继续促胎肺成熟。关注胎心胎动及血压情况。

用药目的	药品/溶媒	用法用量		
利尿	呋塞米注射液	20 mg	iv	st
补充蛋白	人血白蛋白注射液	10 g	ivgtt	st

药物治疗方案分析与评价

患者白蛋白 26.9 $g \cdot L^{-1}$,尿蛋白阳性,更容易造成低蛋白血症,因此予以人血白蛋白治疗,同时鼓励补充高蛋白食物。

人血白蛋白注射液 白蛋白是人血浆的一种正常组分,与生理白蛋白作用相似,主要调节组织与血管之间水分的动态平衡。正常人体肝脏每天合成 10~15 g 白蛋白,

30%~40%存在于血液循环,其余在组织间隙、肌肉和皮肤中储存。循环中的白蛋白通过毛细血管进入血管外组织,后经淋巴系统汇入循环内,是人血浆的一种正常组分。人血白蛋白注射液与生理白蛋白作用相似,主要调节组织与血管之间水分的动态平衡。

吠塞米注射液静推 子痫前期孕妇不主张常规应用利尿剂,仅当孕妇出现全身性水肿、肺水肿、脑水肿、肾功能不全、急性心功能衰竭时,可酌情使用吠塞米等快速利尿剂。《妊娠高血压疾病诊疗指南(2020)》建议子痫患者在纠正低蛋白血症时,应补充白蛋白或血浆,同时注意配合应用利尿剂及严密监测病情变化。因此给与吠塞米利尿。

药物监护计划实施与调整

人血白蛋白注射液属于血液制品,告知患者使用时有引起过敏反应或感染病毒传播性疾病的风险。输注过程密切观察有无发冷、发热、恶心、呕吐、头痛、身体不适及皮肤潮红,有无皮疹、瘙痒、荨麻疹、呼吸困难、心动过速或过缓及低血压等不良反应。若有症状,及时上报医生。

吠塞米注射液:主要通过抑制肾小管髓袢厚壁段对氯化钠的主动重吸收,结果管腔液 Na^+、Cl^-浓度升高,而髓质间液 Na^+、Cl^-浓度降低,使渗透压梯度差降低,肾小管浓缩功能下降,从而导致水、钠、氯、钾、钙、镁、磷等的排泄增加。并可致血糖升高、尿糖阳性,尤其是糖尿病或糖尿病前期患者。

2022 年 02 月 17 日(D4,手术日)

主诉:现无明显头晕头痛,无视物模糊,无恶心呕吐,无腹痛腹胀,无阴道流血流液。

查体:体温正常,心肺听诊无殊,腹软,无压痛,双下肢无水肿,血压波动在 138-166/86-102 mmHg,24 小时总入量 3 800 mL,总出量 3 700 mL。双下肢无明显水肿。

辅助检查:24 h 尿蛋白定量:0.648 g/24 h;甲功,血生化无殊;今日 NST 7 分。

药物治疗方案调整

孕妇妊娠高血压并发重度子痫前期,反复胎监异常,血压控制不佳,继续待产有胎儿窘迫甚至胎死宫内风险,且孕妇为瘢痕子宫,阴道试产可能发生子宫破裂,大出血,危及母儿生命可能,继续待产可能出现血压进一步升高,出现胎儿窘迫,胎死宫内可能,因此今日拟行子宫下段剖宫产,子宫下段剖宫产术对孕妇损伤小,术后恢复快,手术时间短,较为安全,是目前首选的手术方式。现积极完善术前准备。因进腹手术有感染风险,故予注射用头孢西丁 2 g 静滴预防感染。使用那曲肝素钙注射液治疗会增加出血风险,在接受椎管内操作或任何择期手术操作的患者,如果出血风险超过了其带来的益处,应停用那曲肝素钙注射液,以使抗凝作用消退,降低术中发生大出血的风险。

药物治疗方案分析与评价

用药目的	药品/溶媒		用法用量	
促子宫收缩	缩宫素注射液	10 IU	im	st
预防感染	注射用头孢西丁	2.0 g	ivgtt	术前半小时
	0.9%氯化钠注射液	100 mL		
降压	盐酸尼卡地平注射液(佩尔)	10 mg	iv	st
	0.9%氯化钠注射液	40 mL		
助眠	地西泮注射液	10 mg	iv	st

头孢西丁不仅对需氧革兰阳性菌如甲氧西林敏感的金黄色葡萄球菌、链球菌以及淋病奈瑟菌等敏感,而且对革兰阴性菌如大肠埃希菌和肺炎克雷伯菌等具抗菌活性,对厌氧菌如脆弱拟杆菌、消化球菌、消化链球菌等也具有抗菌作用,且对革兰阴性菌所产生的多数 β - 内酰胺酶高度稳定,包括超广谱 β - 内酰胺酶。

缩宫素促进子宫缩复、预防产后出血:模拟正常分娩的子宫收缩作用,导致子宫颈扩张,子宫对缩宫素的反应在妊娠过程中逐渐增加,足月时达高峰。刺激乳腺的平滑肌收缩,有助于乳汁自乳房排出,但并不增加乳腺的乳汁分泌量。因此予以缩宫素术中 10 IU 肌注,刺激子宫平滑肌收缩,从而促进子宫修复。

患者降压治疗后血压稍有缓解,但血压仍有波动,术后返回病房收缩压 162 mmHg,舒张压 98 mmHg,盐酸尼卡地平为钙拮抗剂,通过抑制钙离子内流而发挥血管扩张作用,对血管平滑肌的作用比对心肌的作用强 30 000 倍,其血管选择性明显高于其他钙拮抗剂,适用于手术时异常高血压的紧急处理以及高血压急症,《妊娠高血压疾病诊疗指南(2020)》推荐口服药物血压控制不佳时,可联合静脉给药。但患者已在服用苯磺酸氨氯地平片,两类药物都为钙离子拮抗剂,临床药师认为同类药物联用降压效果欠佳并可增加不良反应的发生。建议医师重新考虑用药。

地西泮注射液:患者夜间主诉失眠,失眠、焦虑是产妇常见反应,因为患者考虑自身疾病风险的同时担心胎儿的安全性,产生焦虑而导致失眠。《妊娠高血压疾病诊疗指南(2020)》推荐镇静药物可缓解患者孕妇精神紧张、焦虑状态,改善睡眠。地西泮注射液主要用于焦虑症及各种功能性神经症,对焦虑性失眠疗效极佳,因此给予地西泮注射液减少患者的焦虑状态,增加睡眠质量,利于血压的稳定。对于镇静、催眠的推荐剂量为 10 mg,以后按需每隔 3~4 小时追加 5~10 mg。

药物监护计划实施与调整

注射用头孢西丁钠最常见的不良反应为静注或肌注后局部反应,静注后可发生血栓性静脉炎,肌注局部疼痛、硬结。偶可见过敏反应如皮疹、荨麻疹、瘙痒、嗜酸性粒细胞增多、药物热、呼吸困难、间质性肾炎、血管神经性水肿等;也可有腹泻、肠炎、恶心、呕吐等消化道反应,高血压、重症肌无力患者症状加重等胃肠道不适症状。

缩宫素不良反应包括恶心、呕吐、心率增快或心律失常,大剂量可致血压升高或水滞留,应用时需严密监测血压和宫缩情况。

盐酸尼卡地平注射液有个体差异,因此在使用时应注意血压和心率的变化。长期给予本品时,如果注射部位出现疼痛、发红等,应更换注射部位。本品对光不稳定,使用时应避免阳光直射。

地西泮注射避免长期大量使用,如长期使用应逐渐减量,不宜骤停。监测患者是否出现皮疹、腹泻、乏力等症状。

知识点:

剖宫产围术期预防用药:剖宫产术切口属于 II 类伤口,一般在切开皮肤 30 min 静脉滴注给药,必要时在术后 24h 内追加一次。根据《抗菌药物临床应用指导原则(2015)》,剖宫产预防用药可选择第一、二代头孢类,根据患者病情可联用甲硝唑。也可选用头霉素类药物,如头孢西丁等。

2022 年 02 月 18 日(D5)

主诉:无腹痛腹胀,无恶心呕吐,无头痛头晕等不适主诉,留置导尿通畅,肛门未排气。

查体:体温 37 ℃,昨血压波动在 129–172/88–108 mmHg,昨日 24 h 总入量 4 180 mL,总出量 5 200 mL,心肺听诊无殊,腹软,宫底平脐,质硬,无压痛。阴道恶露量中,色暗,无异味,腹部切口敷料干燥。

辅助检查:超敏 C-反应蛋白 83.1 mg·mL^{-1};血降钙素原(PCT)0.06 ng·mL;血常规(五分类):白细胞计数 $9.7×10^9$ L^{-1},红细胞计数 $3.99×10^{12}$ L^{-1},中性粒细胞分类 82.1%,

中性粒细胞绝对值 $8.0 \times 10^9 \ L^{-1}$。

药物治疗方案调整

因进腹手术,有潜在感染风险,今继续予头孢西丁钠 2 g ivgtt bid 预防感染,予催产素 10U 肌注促进宫缩及对症支持治疗。注意产妇体温、子宫收缩及阴道出血情况。产妇重度子痫前期,术后 6 小时予硫酸镁静滴解痉,盐酸尼卡地平注射液静推+拉贝洛尔 100 mg po q8h+苯磺酸左旋氨氯地平 5 mg po qd 降压,维持水电解质平衡,产后仍需严密关注出入量及血压水平。肛门未排气,予口服厚朴排气合剂促进肠蠕动。患者术后生命体征平稳,未主诉失眠状态,现予以停用地西泮注射液,必要时再次使用。

药物治疗方案分析与评价

用药目的	药品/溶媒	用法用量		
排气	厚朴排气合剂	50 mL	po	st

厚朴排气合剂用于腹部非胃肠吻合术后早期肠麻痹,症见腹部胀满,胀痛不适,腹部膨隆,无排气、排便,舌质淡红,舌苔薄白或薄腻。患者剖宫产术后,肠蠕动减少,为防止术后肠梗阻的发生给予厚朴排气,说明书推荐剂量术后 6 小时、10 小时各服一次,每次 50 mL。服用时摇匀,稍加热后温服。

药物监护计划实施与调整

厚朴排气合剂临床试验资料显示,有个别患者服用后,出现恶心呕吐不良反应,停药后该反应消失,但不排除手术麻醉等因素的影响。有个别患者服用后,出现大便稀水样,告知患者服用时,可将药瓶放置温水中加温 5~10 分钟后服用,药液如有少量沉淀,属正常现象,为保证疗效,可将其摇匀后服用。

2022 年 02 月 19 日(D6)

主诉:无畏寒发热,无腹痛腹胀,无明显胸闷气促,无头晕乏力,肛门已排气,双乳稍胀,乳汁分泌可。

查体:昨日血压波动于 140–169/83–106 mmHg,24 小时入量 3 850 mL,出量 3 980 mL,昨最高体温 38.2 ℃,今晨体温 37.2 ℃,腹部切口敷料干,切口无红肿,无渗出,宫底脐下 2 指,质硬,无压痛,恶露量少,色红,无异味,双下肢无肿胀,腓肠肌无压痛。

辅助检查:血降钙素原(PCT)0.15 ng·mL^{-1};超敏 C–反应蛋白 175.6 mg·L^{-1};血常

规(五分类):白细胞计数 11.0×10^9 L^{-1},红细胞计数 3.92×10^{12} L^{-1},中性粒细胞分类 82.8%,中性粒细胞绝对值 9.1×10^9 L^{-1}。

药物治疗方案调整

产妇术后体温升高,血象较前升高,考虑感染可能,今日予头孢西丁钠 2 g q8h+奥硝唑氯化钠注射液 1 g ivgtt qd 抗炎治疗,完善宫颈分泌物检查。VTE:7 分,今日予那曲肝素钙 1 支皮下注射预防血栓形成。产后血压控制欠佳,目前予吲达帕胺片 2.5 mg po qd,苯磺酸左旋氨氯地平 5 mg po qd,拉贝洛尔 100 mg po q8h,盐酸尼卡地平注射液静推降压治疗。停用硫酸镁注射液,继续观察体温、子宫收缩及阴道流血情况。

药物治疗方案分析与评价

用药目的	药品/溶媒	用法用量		
降压	吲达帕胺片	2.5 mg	po	st
预防血栓	那曲肝素钙注射液	4 100 IU	ih	qd
抗感染	奥硝唑氯化钠注射液	0.5 g	ivgtt	st

吲达帕胺片是噻嗪样利尿药,二氢吲哚类衍生物,具有利尿作用和钙拮抗作用,为一种新的强效、长效降压药,可通过阻滞钙内流而松弛血管平滑肌,使外周血管阻力下降,产生降压效应。本药降压时对心排血量、心率及心律影响小或无。长期用药很少影响肾小球滤过率或肾血流量。国家卫计委合理用药专家委员会发布的《高血压合理用药指南》提示利尿剂较少单独使用,常作为联合用药的基本药物使用。由于单药治疗往往仅能使一小部分高血压患者血压达标,该患者 CCB 类联合 β 受体阻滞剂联用效果不佳,因此需要联合用药。研究表明,联合应用小剂量利尿剂与其他降压药物(如 ACEI、ARB 或 CCB)较足量单药治疗降压效果更明显,且不良反应小,临床获益多。利尿剂能够加强其他抗高血压药物的降压疗效,优势互补。这种强化作用依赖于利尿剂减少体液容量以及预防其他降压药物应用后液体潴留作用。利尿剂与 β-受体阻滞剂联合应用可能增加糖尿病易感人群的新发糖尿病风险,因此应尽量避免该两种药物联合使用。如两种药物联用时血压仍不达标,则需换用另外两种药物或联用第

3 种药物,此时推荐选用有效剂量的 ACEI 或 ARB、CCB 及利尿剂联用。对顽固性高血压可以四联或者四联以上用药。吲达帕胺片说明书推荐 2.5 mg qd 使用,由于该药是否排出乳汁未详,因此建议患者停止哺乳。

奥硝唑氯化钠,第三代硝基咪唑类衍生物,其发挥抗微生物作用的机理可能是:通过其分子中的硝基在无氧环境中还原成氨基或通过自由基的形成,与细胞成分相互作用,从而导致微生物的死亡,治疗原虫感染,毛滴虫感染(泌尿生殖感染),阿米巴原虫感染(肠、肝阿米巴虫病、阿米巴痢疾、阿米巴脓肿),贾第鞭毛虫病;厌氧菌感染(如败血症脑膜炎、腹膜炎、手术后伤口感染、产后脓毒病、脓毒性流产、子宫内膜炎以及敏感菌引起的其它感染),预防各种手术后厌氧菌感染。患者目前经头孢西丁治疗后体温升高、炎症指标升高,考虑头孢西丁不能完全覆盖厌氧菌,因此联合广谱抗厌氧菌药物予以治疗,说明书提示奥硝唑氯化钠为时间依赖性抗菌药物,治疗厌氧菌引起的感染成人起始剂量为 0.5–1 g q12h 给药。该药哺乳期资料有限,建议患者停止哺乳。

那曲肝素钙预防血栓,患者 VTE 7 分,属于血栓高危人群,根据《昆士兰临床指南:妊娠期和产褥期静脉血栓栓塞的预防 2021》进行预防血栓治疗。

停用硫酸镁,根据第 9 版《妇产科学》以及中华医学会妇产科学分会妊娠期高血压疾病学组《妊娠高血压疾病诊疗指南(2020)》产后硫酸镁主要用子痫发作预防,一般持续至产后 24~48 小时。

药物监护计划实施与调整

吲达帕胺片可长期服用。少数患者会引起眩晕、头痛、失眠、嗜睡、恶心、腹泻、皮疹等。个别患者会引起血尿酸升高,甚至诱发痛风,有的会出现低血钾,故长期服用应注意监测。对磺胺类药物过敏、严重肝功能不全、急性脑血管意外患者不宜选用。

奥硝唑氯化钠注射液:本品通常具有良好的耐受性,告知患者用药期间会出现下列反应:①消化系统:包括轻度胃部不适(如恶心、呕吐)、胃痛、口腔异味等;②神经系统:包括头痛及困倦、眩晕、颤抖、运动失调、周围神经病、癫痫发作,意识短暂消失、四肢麻木、痉挛和精神错乱等;③过敏反应:如皮疹、瘙痒等;④局部反应:包括刺感、疼痛、轻微静脉炎等;⑤其他:白细胞减少、肝功能异常等。

知识点：

硫酸镁停用时机,根据第 9 版《妇产科学》以及中华医学会妇产科学分会妊娠期高血压疾病学组《妊娠高血压疾病诊疗指南(2020)》产后硫酸镁主要用于子痫发作预防,一般持续至产后 24~48 小时。

2022 年 02 月 20 日 (D7)

主诉:无畏寒寒战,无恶心呕吐,无腹痛腹胀,无胸闷气促,无头痛头晕,双下肢无肿痛。肛门已排气,无腹胀。

查体:昨日血压 134-156/91-110 mmHg,24 小时入量 2 480 mL,出量 2 180 mL,昨日最高体温 37.8 ℃,今晨体温正常,双乳不胀,腹软,切口敷料干燥,无红肿渗出;宫底脐下 2 指,质硬,无明显压痛,恶露量中,色红,无异味,双下肢无肿胀、压痛。

辅助检查:血常规(五分类):白细胞计数 $8.6×10^9 \cdot L^{-1}$,红细胞计数 $3.98×10^{12}$ L^{-1},中性粒细胞分类 75.2%,中性粒细胞绝对值 $6.4×10^9$ L^{-1};血降钙素原(PCT) < 0.04 $ng \cdot mL^{-1}$;超敏 C-反应蛋白 83.9 $mg \cdot L^{-1}$;宫颈分泌物培养:无细菌生长。

药物治疗方案调整

产妇血象较前好转,考虑抗炎治疗有效,今继续头孢西丁钠 2 g q8h+奥硝唑氯化钠注射液 0.5 g q12h 静滴抗炎治疗,产后血压控制欠佳,今日改为盐酸乌拉地尔注射液静推,吲达帕胺片 2.5 mg po qd,苯磺酸左旋氨氯地平 5 mg po qd,拉贝洛尔 100 mg po q8h 降压治疗。注意产妇体温、子宫收缩、腹痛、阴道流血及自觉症状。注意患者血压及进出量等情况。

药物治疗方案分析与评价

用药目的	药品/溶媒		用法用量	
降压	盐酸乌拉地尔注射液	50 mg	iv	st
	0.9%氯化钠注射液	40 mL		

盐酸乌拉地尔注射液具有中枢和外周双重的作用机制。在外周,它可阻断突触后 αl 受体、抑制儿茶酚胺的缩血管作用,从而降低外周血管阻力和心脏负荷;在中枢,通过兴奋 5-羟色胺受体,调整循环中枢的活性,防止因交感反射引起的血压升高及心率加快。用于治疗高血压危象 (如血压急剧升高等) ,重度和极重度高血压以及难治性高

血压。缓慢静注 10–50 mg 乌拉地尔,监测血压变化,降压效果通常在 5 min 内显示。若效果不够满意,可重复用药。患者使用尼卡地平注射液效果不佳,这可能是因为患者同时使用苯磺酸左旋氨氯地平和尼卡地平注射液同机制药物,因此更换 α 受体阻断剂。

药物监护计划实施与调整

盐酸乌拉地尔注射液可能出现头痛、头晕、恶心、呕吐、疲劳、出汗、烦躁、乏力、心悸、心律不齐、上胸部压迫感或呼吸困难。过敏反应少见(如瘙痒、皮肤发红、皮疹),极个别病例出现血小板计数减少。偶有食欲缺乏、胃部不适、腹泻、水肿。罕见烦躁、尿频、尿失禁和肝功异常。若有不适,及时告知医师。

2022 年 02 月 21 日(D8)

主诉:诉腰背部不适,无畏寒寒战,无恶心呕吐,无腹痛腹胀,无胸闷气促,无头痛头晕,双下肢无肿痛。肛门已排气。

查体:日血压 140–168/89–114 mmHg,24 小时入量 2 320 mL,出量 1 540 mL,昨日最高体温 37.8 ℃,今晨体温正常,双乳不胀,腹软,切口敷料干燥,无红肿渗出;宫底脐下 3 指,质硬,无明显压痛,恶露量中,色红,无异味,双下肢无肿胀、压痛,肾区无叩痛。

辅助检查:胎盘常规病理示:胎盘大小 17×14×2.5 cm,重量 225 g(5–10 百分位数区间)晚期胎盘组织,绒毛发育符合孕周,局部见绒毛合体结节增多胎膜组织脐带组织,直径 1 cm,脐血管 2A1V(双侧)部分输卵管组织;血常规(五分类):白细胞计数 $6.6×10^9$ L^{-1},红细胞计数 $3.74×10^{12}$ L^{-1},中性粒细胞分类 71.6%,中性粒细胞绝对值 $4.7×10^9$ L^{-1};超敏 C–反应蛋白 51.7 mg·L^{-1};尿常规:潜血++,酮体+,蛋白质+。

药物治疗方案调整

产妇昨日体温偏高,血象较前下降,考虑抗炎有效,今继续头孢西丁钠 2 g q8h+奥硝唑氯化钠注射液 0.5 g q12h 静滴抗炎治疗,继续那曲肝素钙注射液皮下注射预防血栓。产后压控制不理想,患者无头晕头痛,无胸闷胸痛。血压 143–168/89–110 mmHg。改厄贝沙坦 2 片 qd 口服,苯磺酸氨氯地平 2.5 mg po bid 口服,吲达帕胺片 2.5 mg qd 续服;比索洛尔 2.5 mg po qd,监测血压;注意产妇体温、子宫收缩、腹痛、阴道流血及自觉症状。产妇腰背部不适,今完善双肾泌尿系 B 超,注意患者血压及进出量等情况。

药物治疗方案分析与评价

富马酸比索洛尔是一种高选择性的 β1 肾上腺受体拮抗剂,无内在拟交感活性和膜稳定活性。比索洛尔对支气管和血管平滑肌的 β1 受体有高亲和力,对支气管和血管平滑肌的调节代谢的 β2 受体仅有很低的亲和力。因此,比索洛尔通常不会影响呼吸道阻力和 β2 受体调节的代谢效应。本品作用时间长(24 h 以上),连续服用控制症状好且无耐受现象。盐酸拉贝洛尔片属于非选择性肾上腺素拮抗剂,对 α、β 肾上腺素受体都有阻滞作用,患者目前使用的盐酸乌拉地尔注射液属于 α 受体,两药联用会增加不良反应的发生,因此更换为富马酸比索洛尔片。说明书推荐轻度高血压患者可以从 2.5 mg 富马酸比索洛尔开始治疗。如果效果不明显,剂量可增至每日一次,每次 10 mg 富马酸比索洛尔。

厄贝沙坦片通过有效拮抗 Ang II 与 AT1 受体结合引起的各种有害作用,增加了 Ang II 和 AT2 受体结合所产生的有益效应,同时也使 Ang II 转化为 Ang 1 发挥心血管保护作用。因此,ARB 除降压外,还具有心血管、肾脏保护及改善糖代谢的作用,优先选用的人群包括高血压合并左室肥厚、心功能不全、心房颤动(房颤)、冠心病、糖尿病肾病、微量白蛋白尿或蛋白尿、代谢综合征及不能耐受 ACEI 患者。国家卫计委合理用药专家委员会发布的关于《高血压合理用药指南》推荐噻嗪类利尿剂与 ACEI/ARB 及 CCB 所组成的联合方案是合理的,而前者应作为顽固性高血压的基础用药。厄贝沙坦妊娠哺乳期禁止使用,该患者已停止哺乳,因此给予厄贝沙坦 0.15g po qd,不能有效控制血压的患者,可将本品剂量增至 0.30 g,或者增加其它抗高血压药物。尤其是加用如双氢克尿噻类利尿剂已经显示出具有附加效应。

药物监护计划实施与调整

用药目的	药品/溶媒	用法用量		
降压	富马酸比索洛尔	2.5 mg	po	st
	厄贝沙坦片	2#	po	st

富马酸比索洛尔建议早晨空腹使用,其代谢时间长,一天给药一次即可,服药初期可能出现有轻度乏力、胸闷、头晕、心动过缓、嗜睡、心悸、头痛和下肢浮肿等,继续服药后均自动减轻或消失。在极少数情况下会出现胃肠紊乱(腹泻、便秘、恶心、腹疼)及皮肤反应。偶见血压明显下降,脉搏缓慢或房室传导失常。有时产生麻刺感或四肢冰凉,在极少情况下会导致肌肉无力,肌肉痛性痉挛及泪少。

厄贝沙坦片较常见不良反应有头晕头痛、恶心呕吐、体位性低血压、肌肉疼痛、皮疹等过敏反应;不太常见:胸痛、心动过速、皮肤潮红、咳嗽、腹痛腹泻、性功能障碍;较为罕见:血管神经性水肿、高血钾。建议患者遵医嘱规律服药一段时间,同时做好血压监测及血钾监测。

2022 年 02 月 22 日(D9)

主诉:无腰背部不适,无畏寒寒战,无恶心呕吐,无腹痛腹胀,无胸闷气促,无头痛头晕,双下肢无肿痛。肛门排气排便畅。

查体:昨日血压 135~160/87~106 mmHg,24 h 入量 2 780 mL,出量 2 050 mL,昨日及今晨体温正常,双乳不胀,腹软,切口敷料干燥,无红肿渗出;宫底脐下 3 指,质硬,无明显压痛,恶露量中,色红,无异味,双下肢无肿胀、压痛,肾区无叩痛。

辅助检查:超声检查示:右肾集合系统分离 1.0 cm 左肾小囊肿。

药物治疗方案调整

产妇昨日体温正常,无感染迹象,考虑抗炎有效,今足量用完头孢西丁钠/奥硝唑抗炎治疗后停抗生素治疗,继续乌拉地尔/厄贝沙坦/苯磺酸氨氯地平/吲达帕胺/比索洛尔降压治疗;继续那曲肝素钙注射液皮下注射预防血栓。注意患者血压体温情况。

药物治疗方案分析与评价

患者血压反复,该患者目前使用 5 种不同机制抗高血压药物,血压未降至正常,属于顽固性高血压,根据《高血压合理用药指南》,难治性高血压是指在改善生活方式的基础上,使用足够剂量且合理搭配的 3 种或 3 种以上抗高血压药物(包括利尿剂),血压仍不能控制为<140/90 mmHg,或服用 4 种或 4 种以上降压药物血压才能有效控制。现患者使用 5 种不同机制药物,应密切监测患者血压变化,观察药物相关的不良反应,当血压不可控或者不良反应发生时进行相应的药物调整。

药物监护计划实施与调整

患者体温正常,切口敷料干燥,无红肿渗出,腹部无压痛,停抗感染治疗。

2022 年 02 月 23 日(D11)

主诉:无腰背部不适,无畏寒寒战,无恶心呕吐,无腹痛腹胀,无胸闷气促,无头痛头晕,双下肢无肿痛。肛门排气排便畅。

查体:昨日血压 126~142/85~90 mmHg,昨日及今晨体温正常,双乳不胀,腹软,切口敷料干燥,无红肿渗出;宫底脐下 3 指,质硬,无明显压痛,恶露量中,色红,无异味,双下肢无肿胀、压痛,肾区无叩痛。

药物治疗方案调整

今停乌拉地尔注射液，厄贝沙坦/苯磺酸氨氯地平/吲达帕胺续服；比索洛尔片2.5mg qd 口服降压治疗,继续那曲肝素钙注射液皮下注射预防血栓。

药物治疗方案分析与评价

患者联用 5 种不同机制药物后,血压可控,为了降低药物联用引起的不良反应,现对患者的降压药物进行调整。盐酸乌拉地尔注射液主要用于高血压危象以及血压的急剧增加,患者昨日收缩压最高 142 mmHg,舒张压 90 mmHg,根据《高血压合理用药指南》中国人群血压目标值 140 mmHg/90 mmHg,现患者已趋于目标值,因此停乌拉地尔注射液,其他药物续服降压治疗,密切监测患者血压变化,观察药物相关的不良反应,当血压不可控或者不良反应发生时进行药物调整。

2022 年 02 月 23 日(D12)

主诉:胃纳食欲可,大小便正常,无腹痛,无发热,无双下肢酸胀肿痛,无胸闷气促等不适。

查体:体温正常,血压波动在 126-144/85-99 mmHg,双乳不胀,宫底脐下 3 指,质硬,无压痛,恶露量少,无异味,双下肢无肿胀,腓肠肌无压痛。

药物治疗方案调整

产妇恢复可,无明显感染及血栓形成征象,拟今日出院。出院后继续监测血压和预防血栓治疗,如血压控制不佳,及时就诊。

药物治疗方案分析与评价

用药目的	药品/溶媒	用法用量		
降压	吲达帕胺片	2.5 mg	Po	qd
	富马酸比索洛尔	2.5 mg	Po	qd
	苯磺酸左旋氨氯地平片	10 mg	Po	qd

药物监护计划实施与调整

1.吲达帕胺片属于利尿剂,夜间服用会增加排尿次数,影响睡眠质量。因此建议清晨服用。

2.产后血压仍需要关注,若出院后血压控制不佳,需到内科门诊就诊,考虑母乳喂养问题,需权衡能否继续母乳喂养或选用对母乳喂养影响不大的药物。

3.患者 VTE 7 分,根据《昆士兰临床指南:妊娠期和产褥期静脉血栓栓塞的预防2021》对于 VTE 大于 3 分患者,出院后继续使用低分子肝素预防血栓治疗至少 7 天。

4.监测血压,合理饮食及休息,如有异常随时就诊,血压平稳后,可到心血管专科医院进行药物的调整,选择药物时,尽量选择哺乳期安全药物。

四、小结

患者,41 岁,停经 31+周,测血压:167/107 mmHg,尿蛋白(+),结合病史及检查以"妊娠期高血压并发子痫前期,妊娠合并子宫瘢痕,G5P3,孕 31+周,高龄经产妇妊娠监督"入院。入院后给予促胎肺成熟、硫酸镁胎儿脑保护、降压治疗。血压控制不佳,综合考虑病情后于 2022-2-18 行子宫下段剖宫产术终止妊娠,分娩出一活男婴,术后患者体温升高,炎症指标上升,考虑头孢西丁不能完全覆盖厌氧菌,因此联合奥硝唑给予抗感染治疗。但该患者血压反复,并未降至正常,给予尼卡地平注射液静推+拉贝洛尔 100mg po q8h+苯磺酸左旋氨氯地平 5mg po q8h,血压仍波动。根据《高血压合理用药指南》对方案进行多次调整,血压趋于稳定。经综合评估患者一般情况好,无特殊不适主诉,腹部切口敷料干燥,切口换药未见明显硬结、红肿及渗出,恶露量少,复查血常规无异常,体温正常,考虑患者产科恢复好,血压控制尚可,予出院,建议继续监测血压。患者共住院 12 天,用药过程中无明显不良反应出现。

 作者感悟

"纸上得来终觉浅,绝知此事要躬行。"想要成为一名优秀的临床药师,需要学习很多的内容,如医学、临床检验学等方面的知识。药师所受的教育是药剂学、药动学、药效学、药理学等药学知识,思维方式是以药物为中心的药学思维,而临床实际工作中会遇到各种超说明书用法,这需要临床药师掌握询证学的依据辅助临床的用药,因此只有转变成以患者疗效为中心的临床思维才能适应临床药师的工作。

罕见并不孤单,关注罕见病儿童

——1例法布雷病并发足趾疼痛患儿的药学监护实践

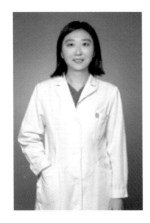

━━━ 作者简介 ━━━

杨梅

国家儿童医学中心,首都医科大学附属北京儿童医院

主任药师

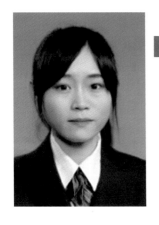

━━━ 作者简介 ━━━

高雪嫣

山西省运城市中心医院

主管药师

一、前言

法布雷病是一种由半乳糖苷酶 α 基因突变引起的全族性、X 连锁、多系统、进行性溶酶体储存障碍,需用酶替代疗法进行治疗的一种疾病,我国已于 2018 年 5 月将法布雷病列入首批罕见病目录(第 27 号)。患者多在青少年时期出现症状,并随病程进展而逐渐加重。男性新生儿中法布雷病的发病率为 1/117000~1/40000,随着新生儿基因

筛查技术在临床上的应用和普及，其患病率可能比过去预期的要高得多，据报道，中国台湾地区男性新生儿的发病率为 1/1 250，美国伊利诺伊州和华盛顿州新生儿分别为 1/3 000 和 1/10 000。

儿童法布雷病典型的早期表现包括出汗减少或无汗、角膜轮状突起、血管角化瘤、听力障碍和胃肠道不适等，最显著的症状是疼痛，表现为灼痛、刺痛或放射痛，以慢性神经性疼痛和间歇性严重疼痛危象为首发症状，疼痛危象的特点是令人难以忍受的痛苦，通常始于四肢远端，辐射至近端和身体其他部位。近年来，随着治疗药物阿加糖酶 β 和阿加糖酶 α 的先后获批上市，相关研究陆续报道，但目前尚无药师在患者治疗和监护中的研究报道。本病例为本院收治的首例法布雷病患者，结合该患儿的疾病特点及治疗方案，临床药师进行归纳总结，为今后治疗此类患者开展药学服务积累经验。

二、病史摘要

患儿为一青春期男孩，年龄 13 岁 11 月，身高 155 cm，体重 38.4 kg。隐匿起病，病史较长，因"间断足趾疼痛 5 年余"入院。

现病史：

患者于 5 年余前无明显诱因感双侧足趾疼痛，为针刺样或烧灼样疼痛，伴足背肿胀，皮温升高，疼痛剧烈不可耐受，持续数小时后可自行缓解，发作间隔约半年，发作间期无活动耐力下降，关节无活动受限，无腹泻、便秘，无恶心、呕吐。期间就诊于多家医院，完善血常规、肝肾功、尿便常规、自身抗体、各关节超声、泌尿系、腹部超声检查均未见异常，予热敷、放血、口服止痛药等治疗后均无好转（无纸质报告）。

入院前 2 年 9 月，完善尿常规、血常规均未见异常，风湿四项、自身抗体、骨穿、腹部超声、关节超声、胸部 CT 均未见异常，诊断为"幼年特发性关节炎"，先后予双氯芬酸二乙胺乳胶剂适量外涂，白芍总苷胶囊 0.6 g 口服 bid、骨化三醇胶丸 0.25 μg 口服 qd 治疗，患儿足趾疼痛仍间断出现，性质同前，持续 1~2 天，发作间隔约数月。

入院前 8 月，就诊于我院风湿免疫科门诊，完善三人全外显子检查，结果回报 GLA.hemi c.1025G>A（p.R342Q），变异来源母亲；FLG，het c.3321delA（p.G1109Efs*13），结合患儿症状、体征，诊断"法布雷病"，进一步完善法布雷病生物标记物 Lyso-GL-3：

94.31 ng·mL^{-1}↑(参考范围<1.11 ng·mL^{-1}),建议住院予酶替代疗法治疗。

入院前 1 天患儿再次出现足趾疼痛,为烧灼样疼痛,疼痛剧烈,持续约 4~5 h 自行缓解,今为进一步治疗门诊以"法布雷病"收入院。

患儿自发病以来,神清,精神易焦虑,体力情况良好,食欲食量良好,睡眠情况良好,体重正常。

既往史:

健康状况:从小出汗少。因左肾重度积水,于 2019 年 4 月 2 日在外院行左侧离断式肾盂输尿管成形术+筋膜组织瓣成形+左侧双 J 管内置术。

传染病接触史:否认肝炎、结核等传染病密切接触史。

个人史:

出生史:第 1 胎第 1 产,足月顺产,出生体重不详,生后无窒息复苏抢救史,母孕期未规律产检。

喂养史:生后人工喂养,9 月加辅食,饮食习惯正常,现正常饮食。

生长发育史:智力及体力发育同正常同龄儿。12 月会走,12 月会叫爸爸、妈妈。

预防接种史:按国家免疫规划接种疫苗。

家族史:父亲既往体健;母亲长期手指疼痛,诊断为"类风湿";患儿母亲和母亲妹妹有手指疼痛,外婆有脚痛,完善基因检测复核均为 GLA 基因突变。

既往用药史:

入院前 2 年 9 月,予双氯芬酸二乙胺乳胶剂适量外涂,白芍总苷胶囊 0.6 g 口服 bid、骨化三醇胶丸 0.25 μg 口服 qd(疗程不详)。

药物不良反应史:无

三、治疗过程与药学监护

2022 年 3 月 9 日(D1)

患者入院后精神反应可,无肢体及关节疼痛,无发热、头晕、腹痛等症状,监测体温 37.3 ℃,心率 117 次/分,呼吸 31 次/分,血压 127/84 mmHg,查体:

生命体征平稳,神志清,精神可,对答切题。全身皮肤未见皮疹、出血点。双肺呼吸音清,未闻及干湿啰音。心音有力,律齐,未闻及杂音。腹软无压痛,无反跳痛及肌紧张,肝脾肋下未触及。各关节无肿痛、无活动受限。眼科会诊意见:双角膜清,前房中深,晶体清。眼底照相示双眼视乳头色淡红,边界清,双眼视网膜血管走形可,黄斑区及后极部可见处未见出血、渗出。

辅助检查

纯音测听:未见明显异常。

初始药物治疗方案

用药目的	药品名称	用药剂量	用法
酶替代治疗	阿加糖酶α注射用浓溶/0.9%氯化钠注射液	7 mL 100 mL	ivgtt EOW

初始药物治疗方案分析与评价

患儿诊断为法布雷病,已出现神经痛及肾脏受累,根据法布雷病相关指南,符合酶替代治疗(enzyme replacement therapy,ERT)起始治疗指征。阿加糖酶α适用于被确诊为法布雷病患者的长期酶替代疗法,推荐剂量为 $0.2 \ \mathrm{mg \cdot kg^{-1}}$,每2周1次(every other week,EOW),静脉输注。药物选择适宜,用法用量合理。

知识点:根据 2021 年版《中国法布雷病诊疗专家共识》,法布雷病为因位于 Xq22.1 的 GLA 基因突变,导致其编码的 α 半乳糖苷酶 A(α-galactosidase A,α-Gal A)活性降低或完全缺乏,造成代谢底物三己糖酰基鞘脂醇(globotri-aosylceramides,GL-3)及其衍生物脱乙酰基 GL-3(globotriaosylsphingosi-ne,Lyso-GL-3)在肾脏、心脏、神经、皮肤等大量贮积,引起相应的多脏器病变。法布雷病症状出现在任何年龄的儿童患者,应考虑 ERT。目前国内获批上市的两种 ERT 药物分别为阿加糖酶 α 和阿加糖酶 β。经过查阅文献,临床药师对两种 ERT 药物进行了快速药品综合评价,为临床提供优选治疗方案。

(1)药物有效性评价 ERT 通过外源性补充基因重组的 α-Gal A,替代患者体内酶活性降低或完全缺乏的 α-Gal A,减少代谢底物 GL-3 及其衍生物 Lyso-GL-3 在器官组织的贮积,减轻患者疼痛程度,减少蛋白尿,并改善其他相应症状,阻止或延缓多系统病变发生。此外,由于患者溶酶体缺乏 α-Gal A 活性,ERT 可导致抗药抗体的形成(主要为 IgG 抗体),应进行抗药抗体滴度检测以评估疗效。因此可以通过生物标记物 GL-3 及 Lyso-GL-3 的水平、累及器官如皮肤、神经、心脏、肾脏等的临床不良事件发生率、抗药抗体滴度检测以及临床终点(患者生存率或死亡率)等评估 ERT 效果。一项加拿大法布里病倡议研究对 362 例使用 ERT 的法布雷病患者跟踪随访 5 年,研究表明阿加糖酶 α(0.2 mg·kg⁻¹,EOW)和阿加糖酶 β(1 mg·kg⁻¹·

EOW)治疗的临床终点无显著差异;一项 ERT 法布雷病的观察性研究显示,在经典型法布雷病男性患者中,与使用阿加糖酶 α(0.2 mg·kg⁻¹,EOW)相比,阿加糖酶 β(1 mg·kg⁻¹,EOW)降低 GL-3水平更优,但两者无显著性差异,阿加糖酶 β(1 mg·kg⁻¹,EOW)降低经典型患者血浆 Lyso-GL-3 水平更为显著(P=0.003)。德国开展的一项前瞻性多中心观察性队列研究中,评估了 112 例接受治疗超过 1 年的法布雷患者的终末器官损伤和临床症状,研究发现使用阿加糖酶 β(1 mg·kg⁻¹,EOW)治疗病史超过 1 年的法布雷病患者,估算肾小球滤过率(estimated glome-rular filtration rate,eGFR)保持稳定,使用阿加糖酶 α(0.2 mg·kg⁻¹,EOW)的患者 eGFR 则轻微下降。然而 2018 年一项欧洲多中心队列研究表明,接受阿加糖酶 β 治疗的患者产生抗体的风险更高。在左心室重量指数(left ventricular mass index,LVMI)<75g·m⁻²的法布雷病患者中,ERT 治疗 1 年,与阿加糖酶 α(0.2 mg·kg⁻¹,EOW)相比,应用阿加糖酶 β(1 mg·kg⁻¹,EOW)治疗的患者 LVMI 下降幅度更大但不显著,且 LVMI 降低的患者比例更高。综上所述,阿加糖酶 β 降低法布雷病贮积代谢底物及并发症的疗效可能略胜一筹,但优势并不显著。

(2)药物安全性评价 输液反应为 ERT 最常见的不良反应,大多是轻至中度,可自行缓解。阿加糖酶 α 的说明书提示,使用本品治疗的成年患者中有 13.7%出现了特异性输液相关反应。而在临床试验中,17 名年龄≥7 岁的儿童患者中有 4 名(23.5%)在 4.5 年的治疗期间(平均治疗持续时间约 4 年)出现至少一次输液反应。阿加糖酶 β 说明书中指出由于阿加糖酶 β 是一种重组蛋白,预计在残余酶活性较低或无活性的患者中会出现 IgG 抗体,67%的患者发生至少一次输液相关反应。从上述报道的不良反应发生率来看,阿加糖酶 β 由于其免疫原性导致输液反应的风险高于阿加糖酶 α。

(3)药物创新性评价 阿加糖酶 α 和阿加糖酶 β 两种药物的基因来源相同,结构和功能相似,具有与天然人类 α-Gal A 相同的氨基酸序列,但两者生产过程不同,宿主细胞分别为人源 HT-1080 细胞和中国仓鼠卵巢(Chinese hamster ovary,CHO)细胞。尽管 CHO 发展最为成熟,但仍存在一定的免疫原性风险,如 CHO 不能进行某些人源糖基化修饰,同时会进行一些非人源的糖基化修饰。

(4)药物经济性评价 2021 年 12 月 3 日,阿加糖酶 α 注射用浓溶液纳入我国国家医保目录,价格为 3.5 mg/3 100 元·支⁻¹;注射用阿加糖酶 β 为非医保目录内药品,价格为 5 mg/6 200 元·支⁻¹、35 mg/34 000 元·支⁻¹。阿加糖酶 α 儿童推荐剂量为 0.2 mg·kg⁻¹ EOW,本患儿目前用药剂量折合年治疗费用为 16.12 万元。阿加糖酶 β 儿童推荐剂量为 1 mg·kg⁻¹ EOW,

折合年治疗费用为 88.40 万~112.84 万元。ERT 需终生用药,治疗费用随患儿体重增加而增长,阿加糖酶 α 和阿加糖酶 β 的推荐剂量相差 5~7 倍。选择阿加糖酶 α 治疗费用更低且为医保目录内药品,患者的经济负担更小。

(5)药物可及性评价　法布雷病于 2018 年被我国列入首批罕见病目录,阿加糖酶 β 和阿加糖酶 α 也分别于 2019 年和 2020 年在我国上市,但阿加糖酶 β 在北京药品采购平台上无法采购,阿加糖酶 α 的可及性更佳。

(6)药物适宜性评价　阿加糖酶 α 和阿加糖酶 β 用于确诊为法布雷病患者的长期 ERT,阿加糖酶 α 说明书提及的适用人群为成人、儿童和青少年,但尚未确定在 0~6 岁儿童中的有效性和安全性。而阿加糖酶 β 适用于成人、8 岁以上的儿童和青少年。两者皆为静脉滴注、EOW,在适用人群和给药途径方面相似。

综上所述,阿加糖酶 α 是本患儿治疗的优选药物。医师药师讨论后,为患儿制定了阿加糖酶 α 注射用浓溶液 0.2 mg·kg^{-1}+0.9%氯化钠注射液 100 mL ivgtt EOW 的治疗方案。

初始药学监护计划

阿加糖酶 α 是治疗本例患儿的主要药物,但该药在我国上市时间较短,临床使用经验有限。建议医师按照阿加糖酶 α 注射用浓溶液说明书推荐用法用量给药,应用 0.9%氯化钠注射液 100 mL 作为溶媒;告知护士静脉滴注时需使用带有整体过滤器的静脉输液器,滴注时间应大于 40 分钟,输注后严密监测患儿生命体征,警惕任何输液反应的发生。最常见的症状是寒战、头痛、恶心、发热、潮红和疲乏,其他输液相关的症状包括头晕和多汗,大多是轻至中度,可自行缓解。

输液相关反应一般发生在本品开始治疗后的前 2~4 个月内,这些反应随着时间推移而降低。如果发生轻度或中度急性输液反应,可以暂时中断(5~10 分钟)输液,症状消退后重新开始输液,或减缓输注速度、给予非甾体抗炎药、抗组胺药和/或糖皮质激素对输液相关反应进行处理。结合患儿临床表现和实验室检查评估药物疗效。

2022 年 3 月 10 日(D2)

患儿生命体征稳定,纳食可,体温 36.6 ℃,心率 102 次/分,呼吸 22 次/分,血压 121/79 mmHg,精神反应可,对答切题,无肢体及关节疼痛,双下肢可见鳞屑。双耳听力粗测正常。余未见异常。昨日输注阿加糖酶 α 过程顺利,输注期间及输注后未见不良反应,患儿耐受良好。

辅助检查：

生化：钾 4.12 mmol·L⁻¹，钠 138.9 mmol·L⁻¹，氯 106.7 mmol·L⁻¹，白蛋白 41 g·L⁻¹，尿素 4.25 mmol·L⁻¹，肌酐 51.6 μmol·L⁻¹，天冬氨酸氨基转移酶 21.6 U·L⁻¹，丙氨酸氨基转移酶 14.1 U·L⁻¹，总胆红素 9.53 μmol·L⁻¹，肌酸激酶 63 U·L⁻¹，肌酸激酶同工酶 MB 11U·L⁻¹；均正常。

尿常规：未见异常。

心脏彩超：左房内径正常高限，主动脉窦部内径稍增宽，左心功能未见明显异常。

颈动脉超声：双侧颈总动脉、颈内外动脉起始处超声未见典型血管炎征象。

颈内静脉超声：双侧颈内静脉未见明显异常。

泌尿系超声：左肾积水术后，目前左肾盂前后径 1.5 cm，张力不高；肾实质未见受压变薄，左肾小囊肿，双肾实质回声稍强。

肌电图检查报告：未见特异性改变。

2022 年 3 月 11 日(D3)

患儿体温升高，最高 37.6 ℃，心率 90 次/分，呼吸 18 次/分，血压 182/123 mmHg，患儿精神可，情绪低落，诉双足脚趾疼痛，为烧灼样持续性疼痛，不能耐受，行走时活动受限，与上次疼痛间隔 3 天，触诊皮温升高，未见红肿。其余各关节无肿痛、无活动受限。

辅助检查：

简明疼痛评估量表(brief pain inventory，BPI)：疼痛程度——最严重程度 10，最轻微程度 3，平均程度 8，目前程度 10。

常规肺功能检查：肺容量及肺通气功能正常。

心电图：加速性房性心律不齐。

药物治疗方案调整：

用药目的	药品名称	用药剂量	用法
镇痛	奥卡西平片	0.3 g	po q12h

药物治疗方案分析与评价：

患儿出现足趾疼痛症状，经安慰剂(糖水)、布洛芬口服止痛后疼痛仍不能缓解，根据法布雷病相关指南中推荐法布雷病引发周围神经痛的一线药物中在本院具有可及性的是卡马西平。考虑到卡马西平使用的风险,临床药师建议更换为奥卡西平,我院奥卡西平有片剂和口服混悬液两种剂型,从药物经济性方面考虑,同等剂量的片剂价格(12 元/d)是混悬液价格的一半,选择片剂更优。药师建议初始治疗方案为奥卡西平片 0.3 g 饭后口服 q12h。

知识点:

(1)周围神经痛药物的选择:根据 2021 年版《中国法布雷病诊疗专家共识》建议,法布雷病引起周围神经痛可以通过改变生活方式避免引发疼痛(如注意保湿、避免极端温度等);神经痛一线治疗药物可使用抗惊厥药(如卡马西平、加巴喷丁、普瑞巴林等)、三环类抗抑郁药、5-羟色胺/去甲肾上腺素再摄取抑制剂(SNRI)类药物(如度洛西汀、文拉法辛);二线治疗药物可选择利多卡因贴片、曲马多等;三线治疗药物可考虑阿片类药物;疼痛危象:考虑使用阿片类激动剂。

(2)卡马西平使用的风险:2007 年 12 月,美国 FDA 发布关于卡马西平使用安全性的黑框警告,提示具有遗传性等位基因 HLA-B*1502 变异的患者服用卡马西平后,发生罕见且极为严重甚至致命的皮肤反应,如 Stevens-Johnson 综合征 (Stevens-Johnson syndrome,SJS)和中毒性表皮坏死松解症(toxic epidermal necrolysis,TEN)风险明显增高,而这些患者几乎完全属于亚洲血统。此外,《周围神经病理性疼痛诊疗中国专家共识》推荐奥卡西平和卡马西平均可作为一线治疗药物。从药物有效性和安全性角度分析,奥卡西平是卡马西平的10-酮基衍生物,两者结构相似。但与卡马西平相比,奥卡西平具有同等的疗效和更低的皮疹发生率。

药学监护计划实施与调整:

患儿为青春期男童,且因长期饱受病痛折磨而出现情绪障碍,在与患儿的交流中得知其自幼脾气容易急躁,父母因长期为其看病心理压力大、经济负担重,家庭关系紧张,患儿虽否认产生自伤、自杀观念及行为,但已有焦虑、抑郁情绪。罕见病儿童的心理健康在疾病的治疗中十分重要,药师意识到,有效的镇痛药物对于本患儿并不只是一种治疗方式,而会直接改善患儿的生活质量,提高用药依从性,更有助于其建立终身对抗病魔的信心。

协助医师制定法布雷病引发周围神经痛的治疗方案,是药师在本例患儿治疗过程中发挥的重要作用。选择奥卡西平并确定用药剂量参考指南推荐，结合患儿疼痛程度，并考虑药物吸收不受饮食影响、减少药物不良反应及降低治疗费用等因素，药师建议初始治疗方案为奥卡西平片 0.3 g 饭后口服 q 12h。我院奥卡西平有片剂和口服混悬液两种剂型，从治疗费用方面考虑，同等剂量的片剂价格是混悬液价格的一半。用药期间密切监测患儿疼痛缓解情况，根据应答和耐受性以 300 mg 的幅度增加日剂量，增量间隔时间至少为 3 日，最大日剂量为 1.8 g。患儿用药 30 min 后疼痛明显缓解，因此后续治疗未增加药物剂量，继续原方案治疗。

因奥卡西平与卡马西平仍有约 33.3% 的交叉过敏，常规剂量下，奥卡西平诱导的 SJS/TEN 通常在治疗的 1~8 周内出现，因此，在用药期间密切观察患儿有无发热、瘙痒、皮肤轻度红斑、胸闷及全身不适等药疹前期表现，及早发现，及时停药，避免严重不良反应的发生。

2022 年 3 月 12 日(D4)

患儿体温 37.3 ℃，心率 131 次/分，呼吸 23 次/分，血压 103/70 mmHg，患儿精神可，未诉双足疼痛，余各关节无肿痛、无活动受限。

辅助检查

BPI：疼痛程度——最严重程度 9，最轻微程度 1，平均程度 7，目前程度 1。

2022 年 3 月 13 日(D5)

患儿体温 36.7 ℃，心率 100 次/分，呼吸 20 次/分，血压 122/70 mmHg，患儿一般情况及精神良好，准予带药出院，出院 2 周后返院行第二次 ERT。

辅助检查

BPI：疼痛程度——最严重程度 2，最轻微程度 0，平均程度 0，目前程度 0。

24 h 尿蛋白定量：尿蛋白定量 119 mg·L⁻¹，24 h 尿量 0.4 L/24 h，24 h 尿蛋白定量 48 mg/24 h；各项基本正常。

出院用药教育

法布雷病需行长期 ERT，患儿出院后返回当地继续治疗。针对患儿后续治疗，嘱其注意如下事项：阿加糖酶 α 的输液相关反应一般发生在开始治疗后的前 2~4 个月内，随着时间推移而降低。因此，患儿输液期间仍应密切监测，防治输液反应；出院后继续奥卡西平片 0.3 g 饭后口服 q12h；若出现新发皮疹、恶心、呕吐、意识水平下降、视力模糊等,需及时就医。

四、小结

本例为本院收治的首例法布雷病患者,临床药师全程参与患儿的治疗,综合评价两种 ERT 药物,为并发症的药物治疗制定给药方案,并对患儿进行药学监护及出院教育,为罕见病患儿的长程治疗提供药学服务,保障患儿治疗的有效性和安全性。结合该患儿的疾病特点及治疗方案,临床药师进行归纳总结,为今后治疗此类患者,开展药学服务积累经验。

参考文献

[1] 中国法布雷病专家协作组.中国法布雷病诊疗专家共识(2021 年版)[J].中华内科杂志,2021,60(4):321-330.

[2] SIRRS S M,BICHET D G,CASEY R,et al.Outcomes of patients treated through the Canadian Fabry disease initiative[J]. Molecular genetics and metabolism,2014, 111(4):499-506.

[3] VAN BREEMEN MJ, ROMBACH SM, DEKKER N,et al. Reduction of elevated plasma globotriaosylsphingosine in patients with classic Fabry disease following enzyme replacement therapy[J]. Biochim Biophys Acta, 2011, 1812(1): 70-76.

[4] KRAMER J, LENDERS M, CANAAN-KUHL S,et al. Fabry disease under enzyme replacement therapy-new insights in efficacy of different dosages[J]. Nephrol Dial Transplant, 2018,33(8):1362-1372.

[5] ARENDS M, BIEGSTRAATEN M, WANNER C, et al. Agalsidase alfa versus agalsidase beta for the treatment of Fabry disease:an international cohort study [J]. J Med Genet, 2018,55(5):351-358.

[6] 周围神经病理性疼痛中国专家共识编委会.周围神经病理性疼痛诊疗中国专家共识[J].中国疼痛医学杂志,2020,26(5):321-328.

作者感悟

  罕见病的治疗之路道阻且长,每一个罕见病背后的孩子和家庭都承受着常人无法想象的煎熬和痛苦。罕见病患儿由于疾病影响到正常身体健康、生活秩序,常常面临心理、情绪、自我接纳、社会化等方面的诸多问题,而家长在罕见病儿童的长期照护过程中,也积累了难以排解的压力和焦虑情绪。病症虽罕见,关爱不罕见,药师与临床、护理、社工等多部门协作,对患儿及其家属进行科普宣教,让其了解疾病诊断和治疗过程,提供饮食及生活建议,并全程给予人文关怀,从单一医疗救治走向全生命周期呵护。

  临床药师一定不能做"离"床药师,不能做只拿着药品说明书说事儿的药师。如果脱离临床单独讨论药学,对患者治疗的意义并不大,我们也不会得到医生打从心底的认可。我们一定要敢于走向临床,走到患者身边,并与医生及护士建立良好的沟通关系。除了掌握所在科室常见疾病的治疗原则及药物应用,还需要预想到患者下一步甚至好几步的方案调整,当然,患者永远不是按照教科书生病的,我们还需要对每一个患者进行个体化的药学监护。这其中,儿童患者是一个特殊的用药群体,其不容忽视的用药安全性是我国儿科临床药师的关注点和切入点。由于循证依据的相对缺乏与滞后,临床药师需要不断"充电",丰富知识储备,为临床提供的每一条用药意见和建议往往都建立在临床药师查阅大量国内外文献的基础上。同时,更要提高实践技能,相比书本上生硬晦涩的知识点,在实践中积累的经验更加让人印象深刻。

  愿越来越多的临床药师可以在工作中找准定位、突出地位、拥有席位!

儿科药学监护案例
——1例儿童肾病综合征合并心衰及重度水肿的药学监护实践

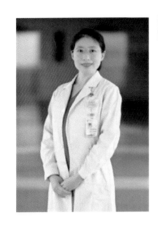

—作者简介—

闫美玲,天津市第一中心医院副主任药师

小儿用药专业临床药师

卫健委临床药师培训基地小儿用药专业带教药师

社会任职:

《中国医院用药评价与分析》青年编委会副主编、第四届编委会编委

中国妇幼保健协会妇幼药事管理专业委员会委员

天津市医疗健康学会第一届儿科专业委员会委员

天津市医学会临床药学分会秘书

培训经历:

2017.3~2018.3:北京大学人民医院进修小儿用药专业临床药师

2019.5~2019.6:解放军总医院进修小儿用药专业带教师资

一、前言

肾病综合征(nephrotic syndrome,NS)是由于肾小球滤过膜对血浆蛋白透过性增高、大量血浆蛋白自尿中丢失而导致一系列病理生理改变的一种临床综合征。NS 的主要临床特点是大量蛋白尿、低蛋白血症、高脂血症和水肿,可分为原发性、继发性和先天性 3 种类型。儿童原发性肾病综合征(primary nephrotic syndrome,PNS)是常见的肾小

球疾病,约占小儿时期 NS 总数的 90%,近年来其发病率有增高的趋势。据国外统计儿童 PNS 的发病率为(2~4)/10 万,患病率为 16/10 万。

儿童肾病综合征的药物治疗首选糖皮质激素治疗,PNS 患儿初治激素治疗 4 周能使 90% 以上的患儿病情得到缓解,称为激素敏感型 NS(steroid sensitive NS,SSNS);其中 57% 的病例表现为:频繁复发肾病综合征(frequently relapsing NS,FRNS)和激素依赖型肾病综合征(steroid dependent NS,SDNS)。在 PNS 中 10%~15% 的儿童出现原发或迟发型激素耐药 NS (steroid resistant NS,SRNS),SDNS/FRNS 和 SRNS 统称为难治性 NS(refractory NS,RNS),需要免疫抑制剂治疗来减少复发或维持缓解。常用的免疫抑制剂包括:环磷酰胺、吗替麦考酚酯和钙调磷酸酶抑制剂(他克莫司或环孢素 A)等。近年来发现,生物制剂在治疗儿童 PNS 中取得良好的效果,可以提高 PNS 患儿生存质量,减少激素和免疫抑制剂的用量,减少复发,延长缓解期。本文将介绍 1 例合并心衰及重度水肿的儿童难治性 NS,重点对其治疗中的药学监护过程进行详细阐述。

二、病史摘要

患儿,女,12 岁,身高 157 cm,体重 69.5 kg,体重指数 28.2。

(1)现病史

患儿入院前 4 月余因"浮肿半月余,发现尿检异常 2 h"就诊于外院,经进一步检查与化验考虑诊断"肾病综合征",应用曲安西龙片 24 mg bid 口服治疗 4 周,仍水肿、大量蛋白尿,入院前 3 月再次于外院住院治疗,经肾穿病理检查,提示局灶节段性肾小球硬化型 (NOS 型),基因检测存在 TRPC6、COL4A4、VPS33B、SOX18 基因突变,予大剂量激素冲击(甲泼尼龙 750 mg·d^{-1},连用 3 d),序贯泼尼松片 60 mg qd 口服,并先后联合他克莫司、吗替麦考酚酯,但尿量逐渐减少,水肿明显,行血浆滤过治疗 4 次,床旁连续血液净化治疗 2 次,输注白蛋白和红细胞纠正低蛋白血症和贫血,应用硝苯地平控释片等降压治疗。入院前 7 日出现发热,予头孢他啶抗感染治疗后体温正常。入院前 3 日再次发热,予头孢他啶联合利奈唑胺抗感染治疗,患儿食欲不佳、腹泻、呕吐、尿量少(50 mL·d^{-1})、精神欠佳,入院当日出现抽搐 1 次,持续约 40 s,表现为双眼右上斜视,双上肢抖动,无面色发绀,予苯巴比妥肌肉注射,患儿停止抽搐。

（2）既往史

否认传染病史,否认手术史,否认外伤史,有输血史。

（3）个人史及发育史

母孕期健康,孕龄足月,顺产娩出,否认产伤及缺氧窒息史。出生时体重 2.6 kg,2 个月会抬头,3 个月会翻身,6 个月会坐,1 岁会行走,1 岁会说话,5 个月出牙。

（4）既往用药史

药品名称	给药剂量	给药途径	用药日期
曲安西龙片	24 mg bid	po	5.14~6.23
注射用甲泼尼龙	24 mg bid	ivgtt	6.14~6.15、6.23~6.25
	48 mg qd		6.25~6.27
	750 mg qd		6.27~7.01
	40 mg q12h		7.16~7.17
	30 mg q12h		7.17~7.21
	25 mg q12h		7.21~7.23
	20 mg q12h		7.23~7.24
	500 mg qd		7.26~7.29
泼尼松片	60 mg qod	po	7.01~7.10、7.25~7.26、7.29~8.02、8.11~8.18、8.21~9.25
呋塞米注射液	40~100 mg st	ivgtt	6.15~8.31
氯化钾缓释片	2~8 g·d⁻¹	po	6.16、9.14
氢氯噻嗪片	25 mg q12h	po	7.22~7.25、8.14~8.16、9.04~9.14
硝苯地平片	10 mg q8h	po	6.23~7.13
苯磺酸氨氯地平片	5~10 mg qd	po	7.13~9.14
厄贝沙坦片	150~225 mg qd	po	8.16~9.04
他克莫司胶囊	2.5 mg q12h	po	6.20~6.22
	0.5 mg q12h		7.21~7.26、9.02~9.06
	1 mg q12h		9.06~9.14
吗替麦考酚酯分散片	0.5 g bid	po	7.16~7.31
	0.625 g bid		7.31~9.02
骨化三醇胶丸	0.25 μg qod	po	6.27~9.14
碳酸钙 D₃ 片	600 mg qd	po	6.27~9.14
白蛋白注射液	5 g qd	ivgtt	6.20、7.01、8.06、8.27、9.02、9.09
注射用头孢他啶	1 g q8h	ivgtt	9.17~9.25
利奈唑胺葡萄糖注射液	0.6 g q12h	ivgtt	9.17~9.25

(5)药物不良反应史

抗生素相关性腹泻,考虑与应用头孢他啶、利奈唑胺等有关。

三、治疗过程与药学监护

9月25日(D1)

患者主诉及查体情况

患者主诉"确诊肾病综合征4月,尿量进行性减少1月,抽搐1次"。查体情况:发育正常,库欣面容,意识不清,无睁眼,无发音,无自主活动,对疼痛刺激有反应,查体不合作。呼吸平稳,无鼻搧及口周发绀,无三凹征。口唇黏膜苍白,全身皮肤无黄染,周身重度水肿,可见较多紫纹,颈部、双侧上臂、右大腿大片瘀紫,腹部及腹股沟可见水泡样皮损,部分结痂。PICC置管和CVC置管周围皮肤大片瘀紫。肺部听诊:双肺呼吸音粗,未闻及干湿性啰音。心脏查体:心率110次/分,律齐、心音正常,未闻及病理性杂音。腹部查体:腹部膨隆,无胃肠型及蠕动波。神经系统:生理反射存在,颈强直阴性,双侧克氏征阴性,双侧布氏征阴性,双侧巴氏征阴性。其他体格检查无特殊。

化验检查结果

检查、检验项目	报告结果
血常规	WBC 5.21×10^9 L^{-1}、Hb 78 g·L^{-1}、PLT 90×10^9 L^{-1}、N% 71.1%、L% 20.2%、M% 8.1%、CRP 9.81 mg·L^{-1}
血生化	ALT 5 U·L^{-1}、AST 26.3 U·L^{-1}、TBIL 3.75 μmol·L^{-1}、DBIL 1.83 μmol·L^{-1}、ALP 80 U·L^{-1}、GGT 14 U·L^{-1}、TP 29.5 g·L^{-1}、ALB 15.9 g·L^{-1}、GLU 4.61 mmol·L^{-1}、UREA 16.04 mmol·L^{-1}、CREA 239 μmol·L^{-1}、UA 392.3 μmol·L^{-1}、K 2.89 mmol·L^{-1}、Na 144.9 mmol·L^{-1}、CL 117.1 mmol·L^{-1}、Ca 2.01 mmol·L^{-1}、Mg 0.71 mmol·L^{-1}
BNP	21458 pg·mL^{-1}

初始药物治疗方案

注射用美罗培南 0.5 g +0.9% NS 100 mL ivgtt q8h

利奈唑胺葡萄糖注射液 0.6 g ivgtt q12h

白蛋白注射液 10 g ivgtt st

呋塞米注射液 20 mg ivgtt st

注射用苯巴比妥钠 200 mg im st

泼尼松片 60 mg po qod

初始药物治疗方案分析与评价

①激素治疗　患儿诊断肾病综合征 4 月余，应用曲安西龙或甲泼尼龙 48 mg·d^{-1}（相当于泼尼松 60 mg·d^{-1}），共诱导 6 周，经足量、足疗程激素诱导后，患儿尿蛋白并未转阴，随后应用甲泼尼龙冲击治疗 2 次（750 mg qd×4 d，500 mg qd×3 d），8 月 21 日开始应用泼尼松片 60 mg qod，可继续维持 60 mg qod 至 6 周。综合分析，患儿对激素治疗的反应不佳，但激素治疗的不良反应明显，库欣面容明显、水钠潴留严重，药师分析后建议激素可逐渐减量。

②抗感染治疗　患儿入院前 3 日再次出现发热、食欲不佳、腹泻、呕吐、精神欠佳，血常规结果显示 N% 71.1%，白细胞以中性粒细胞为主（6~13 岁儿童 N% 参考区间：32%~71%），入院当日出现抽搐 1 次，查体患儿双侧瞳孔等大等圆，颈软，Kernig 征和 Brudzinski 征阴性，但患儿意识模糊，未行腰椎穿刺脑脊液和头颅核磁等检查，尚不能排除颅内感染可能。入院前 7 日患儿曾在外院接受头孢他啶抗感染治疗，随后体温恢复正常，入院前 3 日患儿曾接受头孢他啶联合利奈唑胺抗感染治疗。结合外院抗感染治疗方案，经验性给予美罗培南联合利奈唑胺抗感染治疗。美罗培南治疗中枢神经系统感染的剂量为 80~120 mg·(kg·d)$^{-1}$，该患儿肌酐清除率约 38.85 mL·min^{-1}，美罗培南的剂量应调整为 2 g q12h，目前的给药剂量为 0.5 g q8h，剂量偏低。患儿入院前出现了抽搐，应慎用美罗培南。因此经验性抗感染方案需要进行调整。药师建议将美罗培南换为头孢曲松，剂量为 80~100 mg·(kg·d)$^{-1}$，肾功能不全的患儿无须调整剂量。利奈唑胺在肾功能不全的患者中无须调整剂量。

③对症治疗　患儿入院前出现抽搐 1 次，持续约 40 s，表现为双眼右上斜视，双上肢抖动，无面色发绀。患儿无癫痫病史，考虑本次惊厥与发热和中枢神经系统感染有关，但也应排除中毒性脑病、代谢紊乱等其他病因，因此应进一步进行脑脊液、脑电图和神经影像学检查。该患儿发作时予苯巴比妥 200 mg im st 止惊治疗是合理的。患儿入院当日查血生化提示 TP 29.5 g·L^{-1}、ALB 15.9 g·L^{-1}，存在严重低蛋白血症，且患儿周身重度水肿，予白蛋白纠正低蛋白血症，呋塞米注射液利尿亦是合理的。

知识点：①依据《儿童激素敏感、复发/依赖肾病综合征诊治循证指南（2016）》和目前国际上通用的儿童肾病综合征指南《Clinical practice guideline for pediatric idiopathic nephrotic syndrome 2013: medical therapy》、《Management of congenital nephrotic syndrome: consensus recommendations of the ERKNet-ESPN Working Group》，对于初发肾病综合征的患儿，诱导缓解阶段建议足量泼尼松 2 mg·(kg·d)$^{-1}$，最大剂量 60 mg·d^{-1}，维持 4~6 周；巩固维持阶段建议予泼尼松 2 mg·kg^{-1}，最大剂量 60 mg·d^{-1}，隔日晨顿服，维持 4~6 周，然后逐渐减量，总疗程 9~12 个月。②颅内感染常见的病原体主要为肺炎链球菌及脑膜炎奈瑟菌，较少可能为流感嗜血杆菌、无乳链球菌、单核细胞增多性李斯特菌和肠球菌。③根据《尼尔森儿科学 2007 年第七版》和《临床诊疗指南–癫痫病分册》，儿童惊厥发作可给予苯二氮卓类药物、水合氯醛和苯巴比妥止惊治疗。

药学监护计划实施与调整

①监护分级　患儿存在严重肾功能不全，周身重度水肿，意识模糊，曾出现抽搐 1 次，因此依据患儿当前特殊病生理状态，应实施一级药学监护。

②监护计划　a.患儿已先后应用激素治疗 4 月余，明显的库欣面容，周身重度水肿，继续激素维持治疗，应警惕糖皮质激素的不良反应，注意监护患儿血糖、血压、胃肠道副作用、电解质水平；b.患儿目前不能除外中枢神经系统感染，应进一步进行脑脊液、脑电图和神经影像学检查，协助临床医生查找病原体，密切监测患儿的生命体征和感染控制情况，包括体温、血气、血常规、CRP 和 PCT 等指标及病原学结果。患儿目前应用美罗培南抗感染治疗，应与临床医生沟通调整剂量或更换抗菌药物治疗。同时应密切关注美罗培南可能导致的中枢神经系统不良反应，亦需密切关注利奈唑胺可能出现的血液系统的不良反应；c.患儿对症治疗后，应注意监测白蛋白水平、尿量和水肿程度，密切关注患儿抽搐发作情况。

9 月 26 日（D2）

患者主诉及查体情况

患儿 T 37.5–38.4 ℃，脉搏 108 次/分，呼吸 28 次/分，血压 143/107 mmHg，经皮血氧饱和度 100%，浅昏迷状态。患儿发热时无寒战，未再抽搐，偶咳、无痰、无喘息、气促及呼吸困难，双肺呼吸音粗，未闻及干湿啰音。PICC 置管周围皮肤大片瘀紫。患儿目前禁食水状态,呕吐 1 次,非喷射性,少量白黏液,自入院至 9 月 26 日 6 时总入量 1 402 mL,未排尿,排便频繁,为黄绿色稀水便,量 364 mL。

化验检查结果

检查、检验项目	报告结果
PCT	1.41 ng·mL^{-1}
肾功能	UREA 18.93 mmol·L^{-1}、CREA 258 μmol·L^{-1}、UA 405.1 μmol·L^{-1}
便常规	棕黄色粘稀便,白细胞 0/HP,红细胞 0/HP,脓细胞 0/HP,虫卵 0,便潜血(−)

药物治疗方案调整

停用:利奈唑胺

加用:

替考拉宁针 400 mg+5% GS 100 mL ivgtt q12h

乌拉地尔注射液 125 mg +5% GS 25 mL ivgtt(1.86 mg·min^{-1})st

氯化钾注射液 3.0 g、1.5 g ivgtt st

5%葡萄糖注射液 300 mL

0.9%氯化钠注射液 100 mL　　ivgtt(200 mL·h^{-1})st

氯化钾注射液 1.2 g

甲泼尼龙琥珀酸钠针 40 mg+5% GS 100 mL ivgtt st

奥美拉唑针 20 mg+0.9% NS 100 mL ivgtt qd

蒙脱石散 3.0 g 灌肠 st

双歧杆菌乳杆菌三联活菌片 500 mg 灌肠 st

氯化钾注射液 6 g

葡萄糖酸钙注射液 11 g　　血液净化

抗凝血用枸橼酸钠溶液 1 800 mL

药物治疗方案分析与评价

①抗感染方案调整　患儿 PCT 检测结果为 1.41 ng·mL^{-1},提示有感染的可能。患儿入院之前已应用利奈唑胺治疗,血常规提示 WBC 5.21×10^9 L^{-1}、Hb 78 g·L^{-1}、PLT 90×10^9 L^{-1},且患儿皮肤出现大片瘀紫,考虑血小板减少可能与利奈唑胺的应用有关,同时利奈唑

胺引起的血小板减少在严重肾功能不全的患者中更常见。因此，将利奈唑胺换为替考拉宁，患儿肌酐清除率约 38.85 mL·min^{-1}，替考拉宁给药方案为负荷剂量为 400 mg q12h 连续给药 3 次，维持剂量为 400 mg q72h。

②降压治疗　患儿存在 2 期高血压，BNP 达到 21 458 pg·mL^{-1}，考虑合并急性心力衰竭，因此予乌拉地尔静脉滴注治疗重度高血压，单次剂量 125 mg，剂量合理。

③血液净化治疗　患儿慢性肾脏病 4-5 期，目前仍意识不清，全身重度水肿无好转，尿量少，复查肾功能 UREA 18.93 mmol·L^{-1}、CREA 258 μmol·L^{-1}、UA 405.1 μmol·L^{-1}，较前升高。患儿血压明显升高，考虑合并急性心力衰竭，行床旁血液滤过治疗(治疗方式 CVVHF)。在抗凝药的选择方面，枸橼酸钠与肝素、低分子肝素相比，出血风险小，适用于高危出血患者。目前该患儿皮肤大片瘀紫，PLT 90×10^9 L^{-1}，有一定出血风险，因此选择枸橼酸钠抗凝。

④抗炎治疗　中枢神经系统感染时致病菌可释放大量内毒素，可能促进细胞因子介导的炎症反应，加重脑水肿和中性粒细胞浸润，使病情加重，尤其在应用抗菌药物杀死致病菌后，内毒素释放尤为严重，此时应用糖皮质激素可抑制多种炎症因子的产生，降低血管通透性，减轻脑水肿和颅内高压。该患儿可短期应用甲泼尼龙抗炎治疗，但时间不宜过长，建议连用 2~3 d。

⑤其他治疗　患儿浅昏迷状态，入院前 3 天出现呕吐，且存在消化道出血的高危因素(大剂量激素应用、肾功能衰竭、心理应激等)，予奥美拉唑静脉滴注。患儿血钾 2.89 mmol/L，可诊断低钾血症，属于中度低钾血症，予氯化钾注射液对症补钾治疗，患儿目前无法进食，应考虑在上述基础上添加约 6 g 氯化钾。患儿排便频繁，予蒙脱石散灌肠止泻，双歧杆菌乳杆菌三联活菌调整肠道菌群。

知识点：①儿童高血压的诊断和管理可依据美国儿科学会《Clinical Practice Guideline for Screening and Management of High Blood Pressure in Children and Adolescents 2017》，患儿血压 143/107，可诊断为 2 期高血压。②床旁血液滤过治疗，可以清除体内多余水分及代谢产物，维持酸碱平衡，改善患儿心功能。床旁血液滤过治疗血流动力学稳定、溶质清除率高、能部分清除炎症因子，因此适用于该患儿的血液净化治疗。

药学监护计划实施与调整

①该患儿应用乌拉地尔注射液静脉滴注控制血压,应注意滴注液的浓度不要高于 4 mg·mL^{-1},滴注速度应根据血压酌情调整,推荐初始速度为 2 mg·min^{-1}。该患儿初始滴注速度为 1.86 mg·min^{-1},应密切监测血压变化。

②患儿炎性指标仍然较高,关注患儿临床症状和感染指标变化。患儿先后应用过头孢他啶、利奈唑胺和美罗培南治疗,结合长期糖皮质激素应用史,目前出现排便频繁,提醒临床警惕肠道感染和抗生素相关腹泻,建议继续监测便常规,完善菌群分布检查、艰难梭菌 A/B 毒素鉴定和培养。

③建议临床医生进行替考拉宁血药浓度监测,在第 5 次给药前抽取静脉血检测替考拉宁血药浓度。

④患儿行床旁血液滤过治疗中应用枸橼酸钠抗凝,应注意监测血气分析和血钙水平。

9月27日(D3)

患者主诉及查体情况

患儿 T 37.1–37.7 ℃,脉搏 128 次/分,呼吸 21 次/分,血压 152/107 mmHg,浅昏迷状态。患儿昨晚再次出现抽搐,表现为双眼凝视,四肢抖动,持续约 30 s。神经内科会诊,颈软,Kernig 征(−)、Brudzinski 征(−)。患儿目前禁食、持续胃肠减压状态,共见 69 mL 墨绿色液体,内含少量咖色絮状物,呕吐 1 次,为少量咖色黏液,排尿 150 mL,排黄绿色稀水便 1 038 mL,查体腹软、脐周轻压痛,肠鸣音减弱。

化验检查结果

检查、检验项目	报告结果
血常规+CRP	WBC 3.38×10^9 L^{-1}、RBC 2.60×10^{12} L^{-1}、Hb 76 g·L^{-1}、PLT 87×10^9 L^{-1}、N% 84%、L% 13%、M% 2.7%、CRP 6.33 mg·L^{-1}
血生化	UREA 11.15 mmol·L^{-1}、CREA 178 μmol·L^{-1}、UA 248.6 μmol·L^{-1}、K 3.20 mmol·L^{-1}、Na 141.3 mmol·L^{-1}、Cl 108.4 mmol·L^{-1}、Ca 2.27 mmol·L^{-1}、Mg 0.71 mmol·L^{-1}、P 0.42 mmol·L^{-1}、ALB 22.8 g·L^{-1}
BNP	26 749 pg·mL^{-1}
呕吐物潜血	弱阳性
便常规及粪菌群分布	褐色稀软便,白细胞 0-2/HP,红细胞 0/HP,脓细胞 0/HP,虫卵 0,便潜血(−);粪菌群分布:杆菌 90%、球菌 10%、全菌群量明显减少

检查、检验项目	报告结果
头 CT	双侧额叶、顶叶、左侧颞叶可见片状低密度影,建议 MRI+SWI 详查;蝶窦炎症
胸 CT	双侧胸腔积液伴双肺膨胀不全
上腹部+盆腔 CT	双肾饱满,右肾周少量积液;腹盆腔积液;双侧腹壁皮下水肿

药物治疗方案调整

加用:

白蛋白注射液 10 g ivgtt st(透析前和透析中)

利福昔明片 200 mg 胃管注入 q6h

药物治疗方案分析与评价

患儿排便频繁,为黄绿色稀水便,伴低热。便常规白细胞 0-2/HP,余项正常。PCT1.41 ng·mL^{-1},结合发病后长期抗生素及激素应用,临床考虑存在肠道感染可能,因此予利福昔明治疗。

药学监护计划实施与调整

①患儿再次出现抽搐,应进一步完善头 MRI 和脑电图检查,条件允许可行腰椎穿刺脑脊液检查。同时,药师提醒医生由于美罗培南与中枢神经系统 γ-氨基丁酸受体具有一定的亲和性,可引起惊厥等中枢神经系统症状,尤其是在肾功能不全患者中该不良反应的发生率明显增加,建议将美罗培南更换为头孢曲松抗感染治疗。

②应警惕抗生素相关腹泻,建议继续监测便常规,等待艰难梭菌 A/B 毒素鉴定和培养结果。

③利福昔明片在儿童用药时间不宜超过 7 d,且注意肠粘膜有损伤时,利福昔明可有极少量被吸收,会导致尿液呈粉红色。

9月28日(d4)

患者主诉及查体情况

患儿 T 37.0 ℃,脉搏 118 次/分,呼吸 23 次/分,血压 151/109 mmHg,意识状态较前好转,间断清醒。周身水肿较前有所减轻。患儿 16 时再次出现惊厥发作,表现为意识丧失、双眼向左侧凝视,双上肢强直。24 h 总入量 1 720 mL,尿量 198 mL,排便频繁,黄绿色稀便 454 mL。

化验检查结果

检查、检验项目	报告结果
血常规+CRP	WBC 3.61×10^9 L^{-1}、RBC 2.52×10^{12} L^{-1}、Hb 75 g·L^{-1}、PLT 95×10^9 L^{-1}、N% 59.3%、L% 31%、M% 8.3%、CRP 3.32 mg·L^{-1}
血生化	UREA 6.48 mmol·L^{-1}、CREA 139 μmol·L^{-1}、UA 165 μmol·L^{-1}、K 2.93 mmol·L^{-1}、Na 141.7 mmol·L^{-1}、Cl 104.0 mmol·L^{-1}、Ca 2.4 mmol·L^{-1}、Mg 0.66 mmol·L^{-1}、P 0.27 mmol·L^{-1}、ALB 25.0 g·L^{-1}、TP 34.4 g·L^{-1}
PCT	1.03 ng·m·L^{-1}
BNP	21 033 pg·mL^{-1}
DIC 全项	APTT 30.3 s、TT 19.4 s、PT 12.1 s、FIB 1.81 g·L^{-1}、D-dimer 867.18 μg·L^{-1}
艰难梭菌培养+鉴定	A/B 毒素（−）、未检出艰难梭菌
便培养	鲍曼不动杆菌复合菌（ABC），该菌耐碳青霉烯鲍曼不动杆菌

药物治疗方案调整

停用：美罗培南、替考拉宁

加用：

头孢曲松针 4 g +100 mL 5% GS ivgtt qd

咪达唑仑注射液 10 mg iv st

药物治疗方案分析与评价

①抗感染方案调整　患儿已应用美罗培南治疗 3 日，患儿体温有所下降，意识逐渐好转，N% 和 PCT 较前下降。但治疗期间发生 2 次惊厥发作，考虑与中枢神经系统感染、脑水肿、美罗培南中枢神经系统不良反应有关，因此停用美罗培南，改为头孢曲松治疗。头孢曲松治疗中枢神经系统感染的剂量为 4 g qd，肾功能不全及 CRRT 时无需调整剂量。

患儿目前排便频繁，艰难梭菌培养和 A/B 毒素鉴定均阴性。便培养为鲍曼不动杆菌复合菌，无明确的临床意义，可能与肠道定植或污染有关。患儿腹泻可能与长期广谱抗生素应用引起的肠道菌群失调有关。患儿目前除神经系统症状外无其它感染表现，且 MRSA 和肠球菌感染的风险较低，应避免长期多种抗菌药物联合应用，因此，停用替考拉宁。

②抗惊厥方案调整　根据《尼尔森儿科学 2007 年第七版》和《临床诊疗指南–癫痫病分册》，惊厥发作可给予苯二氮卓类、水合氯醛和苯巴比妥。静脉注射苯二氮卓类

较为安全有效,是一线止惊剂。因此患儿惊厥发作时,予咪达唑仑注射液 10 mg 缓慢静脉推注。

药学监护计划实施与调整

①患儿近 3 日出现 2 次抽搐,应进一步完善检查,明确惊厥发作原因,及时给予止惊治疗。

②警惕抗生素相关腹泻,建议继续应用利福昔明和肠道菌群调节剂,监测便常规。

9 月 29 日(D5)

患者主诉及查体情况

患儿 T 36.8–37.7 ℃,脉搏 109 次/分,呼吸 20 次/分,血压 139~166/101~115 mmHg,神志清楚,可进行语言交流,未见抽搐,周身水肿较前有所减轻。偶咳、无痰、无喘息、气促及呼吸困难,禁食状态。24 h 总入量 1 206 mL,胃肠减压共见 100 mL 绿色液体,尿量 108 mL,排便次数减少,共 9 次,排黄绿色及棕黑色稀便 221 mL。

化验检查结果

检查、检验项目	报告结果
心功能全项	hsTNI 29.9 pg·mL^{-1}、MYO 39.1 ng·mL^{-1}、CK 17.8 U·L^{-1}、LDH 465.6 U·L^{-1}、CKMB 1.60 ng·mL^{-1}、HBDH 426.9 U·L^{-1}
血生化	ALB 25.5 g·L^{-1}、UREA 4.78 mmol·L^{-1}、CREA 129 μmol·L^{-1}、UA 125.1 μmol·L^{-1}、K 3.19 mmol·L^{-1}、Na 140.2 mmol·L^{-1}、Cl 101.1 mmol·L^{-1}、Ca 2.37 mmol·L^{-1}、Mg 0.65 mmol·L^{-1}
便常规	棕黄色稀软便,白细胞 0–1/HP,红细胞 0/HP,脓细胞 0/HP,虫卵 0,便潜血(–)
24 h 尿蛋白	9.48 g/24 h
心电图	窦性心律,心律 107 次/分,前壁 T 波异常
心脏超声	左房轻大,二尖瓣返流(轻度)

药物治疗方案调整

停用:甲泼尼龙

加用:

苯磺酸氨氯地平片 5 mg po qd

磷酸肌酸钠粉针剂 1 g + 5% GS 50 mL ivgtt st

药物治疗方案分析与评价

①降压治疗　患儿最近监测血压一直偏高,波动在 139~166/101~115 mmHg,间断予乌拉地尔静脉滴注治疗,但血压仍偏高。血管紧张素转化酶抑制剂(angiotensin converting enzyme inhibitors, ACEI)类降压药可抑制慢性肾病的进展,结合患儿合并急性心力衰竭,选择 ACEI 类药物更为合理,因此药师建议选择肝肾双通道代谢的福辛普利 10 mg qd 降压治疗。但临床考虑患儿慢性肾脏病 4–5 期,GFR (Schwartz 公式计算)为 22.21 mL·(min×1.73 m²)⁻¹,ACEI 慎用于重度肾功能不全患儿,而钙离子通道阻滞剂(calcium channel blocker, CCB)类降压疗效强,主要由肝脏排泄,治疗肾性高血压没有绝对禁忌症,尤其适用于有明显肾功能异常的高血压患者。因此,临床选择苯磺酸氨氯地平片,初始剂量从 5 mg qd 开始,CRRT 时无需进行剂量调整。

②其他治疗　患儿 BNP 显著高于正常,边界性心电图,诊断为心功能不全,结合患儿无尿、全身水肿,考虑以容量负荷(前负荷)为主,患儿入院后即予利尿和血液净化治疗。同时,予磷酸肌酸钠营养心肌,减轻心功能不全过程中因能量供给不足而导致的心肌细胞损伤。

知识点:根据美国儿科学会《Clinical Practice Guideline for Screening and Management of High Blood Pressure in Children and Adolescents 2017》,可诊断为 2 期高血压,属肾性高血压。根据《中国肾性高血压管理指南 2016》,CKD 患儿,尤其存在蛋白尿者,建议血压控制在 P50(按患儿年龄和身高检索 P50 为 107/64 mmHg)以下。根据美国儿科学会《Clinical Practice Guideline for Screening and Management of High Blood Pressure in Children and Adolescents 2017》建议,儿童初始降压治疗首选 ACEI、ARB、长效 CCB 或噻嗪类利尿剂,同时推荐合并 CKD 的高血压患儿首选 ACEI 或 ARB,除非有绝对禁忌症。

药学监护计划实施与调整

患儿应用苯磺酸氨氯地平降压治疗期间,应密切监测血压和心率。

9 月 30 日(d6)

患者主诉及查体情况

患儿 T 37.0–37.4 ℃,脉搏 127 次/分,呼吸 26 次/分,血压 157/106 mmHg,意识清醒,未见抽搐,周身重度水肿较前有所减轻。胃肠减压中,呕吐 4 次,非喷射性,呕吐黄色清亮黏液,20~50 mL/次,诉腹部不适。腹部查体,腹软,不张,无明显压痛,肠鸣音稍弱,3 次/分。

化验检查结果

检查、检验项目	报告结果
血常规+CRP	WBC 5.93×10⁹ L⁻¹、RBC 2.68×10¹² L⁻¹、Hb 79 g·L⁻¹、PLT 111×10⁹ L⁻¹、N% 65.7%、L% 25.3%、M% 7.3%、CRP 1.43 mg·L⁻¹
PCT	0.22 ng·mL⁻¹
腹部超声	肝胰脾未见明显异常,胆囊充盈差

药物治疗方案调整

无调整。

10 月 1 日(D7)

患者主诉及查体情况

患儿 T 36.5–37.7 ℃,脉搏 109 次/分,呼吸 19 次/分,血压 135/101 mmHg,神志清楚,有言语交流,未见抽搐。偶咳、无痰,无喘息、气促及呼吸困难,禁食状态。胃肠减压共见 485 mL 黄黏液,排茶色尿 100 mL,排稀便 13 次,量 213 g。

化验检查结果

检查、检验项目	报告结果
血培养(9.25 日送检)	5 天无需氧菌生长

药物治疗方案调整

停用:利福昔明

加用:

注射用替考拉宁 100 mg 胃管注入 q12h

药物治疗方案分析与评价

患儿从入院前开始腹泻,监测便常规无明显异常,9.28 日回报艰难梭菌培养+鉴定:A/B 毒素(−)、未检出艰难梭菌。利福昔明已应用 4 日,但患儿仍腹泻频繁,昨日排稀便 13 次。我国 2017 年发表的一项 Meta 分析显示,腹泻患者中艰难梭菌合并感染率为 19%,抗菌药物相关腹泻患者的艰难梭菌感染率为 19%,尤其是应用过第三代头孢菌素。ABX 指南指出艰难梭菌毒素测定的假阴性率约为 30%。因此,患儿仍有艰难梭菌感染的可能。目前患儿慢性肾脏病 4−5 期,腹泻频繁导致肠粘膜屏障破坏,考虑到万古霉素口服吸收率可能增加,为避免万古霉素的肾毒性,选择替考拉宁口服治疗艰难梭菌感染相关的腹泻。替考拉宁口服治疗艰难梭菌感染的方案为 100~200 mg bid,连用 7~14 日,因此给予患儿替考拉宁 100 mg q12h。

药学监护计划实施与调整

①患儿目前仍腹泻频繁,建议在开始替考拉宁治疗前,留取便常规和便培养,同时进行艰难梭菌 A/B 毒素鉴定。

②患儿目前神志清楚,无再抽搐,感染情况已趋于稳定,规律行 CRRT 治疗。因此,患儿的药学监护分级调整为二级。

10 月 3 日(D9)

患者主诉及查体情况

患儿 T 37.1 ℃,脉搏 106 次/分,呼吸 17 次/分,血压 141/93 mmHg,神志清楚,有言语交流,未抽搐。偶咳、无痰,无喘息、气促及呼吸困难,禁食状态。昨日总入量 1 125 mL,呕吐 3 次,非喷射性,为少量胃内容物,量 135 mL。胃肠减压共见 68 mL 墨绿色黏液,排茶色尿 110 mL,排黄糊状便 10 次,共 70 g。患儿今日行床旁血液滤过治疗 1 次(治疗方式 CVVHF)。

化验检查结果

检查、检验项目	报告结果
血常规+CRP	WBC 5.49×10⁹ L⁻¹、RBC 2.32×10¹² L⁻¹、Hb 68 g·L⁻¹、HCT 20.7%、PLT 126×10⁹ L⁻¹、N% 75.4%、L% 19.1%、M% 4.4%
血生化	ALT 3.8 U·L⁻¹、AST 60.1 U·L⁻¹、ALP 97.0 U·L⁻¹、GGT 32.0 U·L⁻¹、TBIL 4.09 μmol·L⁻¹、DBIL 2.17 μmol·L⁻¹、ALB 20.7 g·L⁻¹、UREA 6.70 mmol·L⁻¹、CREA 196 μmol·L⁻¹、UA 186.2 μmol·L⁻¹、K 3.54 mmol·L⁻¹、Na 140.3 mmol·L⁻¹、Ca 1.86 mmol·L⁻¹、Mg 0.66 mmol·L⁻¹
BNP	15 738 pg·mL⁻¹

药物治疗方案调整

停用:替考拉宁。

加用:

人促红素注射液 3 000 IU ivgtt st

白蛋白注射液 10 g ivgtt st(透析中)

10%葡萄糖注射液 290 mL

50%葡萄糖注射液 10 mL ⎫

0.9%氯化钠注射液 100 mL ⎬ ivgtt(40 mL/h)st

氯化钾注射液 1.2 g ⎭

药物治疗方案分析与评价

①昨日患儿胃管注入替考拉宁后呕吐,考虑患儿无法耐受,遂停用替考拉宁,观察患儿的呕吐和排便情况。同时,继续应用益生菌补充肠道菌群。

②患儿目前 RBC $2.32×10^{12}$ L^{-1}、Hb 68 $g·L^{-1}$、HCT 20.7%,属中度贫血,考虑为肾性贫血,因此予人促红素治疗来改善贫血状况。建议人促红素 3000 IU ivgtt tiw,待贫血状况改善后调整剂量和给药次数。

药学监护计划实施与调整

①患儿无法耐受胃管注入替考拉宁,建议密切观察患儿的呕吐和排便情况,待便培养和艰难梭菌 A/B 毒素鉴定结果回报后调整给药方案。

②人促红素给药后可能会出现血压上升,建议临床给药过程中密切监测患儿血压。同时,给药后应注意监测红细胞、血红蛋白、红细胞压积水平和血钾水平。

10月5日(D11)

患者主诉及查体情况

患儿 T 37.3 ℃,脉搏 94 次/分,呼吸 17 次/分,血压 136/96 mmHg,神志清楚,有言语交流,未抽搐。偶咳、无痰,无喘息、气促及呼吸困难,禁食状态,试停吸氧后呼吸及血氧饱和度稳定。昨日总入量 1 266.5 mL,胃肠减压共见 69 mL 绿色黏液,排茶色尿 40 mL,排黄糊状便 4 次,共 39 g。

化验检查结果

检查、检验项目	报告结果
血常规+CRP	WBC 4.57×10^9 L^{-1}、RBC 2.53×10^{12} L^{-1}、Hb 75 $g\cdot L^{-1}$、HCT 22.2%、PLT 102×10^9 L^{-1}、N% 59.7%、L% 31.1%、M% 7.2%、CRP 1.79 $mg\cdot L^{-1}$
血生化	ALT 4.2 $U\cdot L^{-1}$、AST 52.5 $U\cdot L^{-1}$、ALP 99.0 $U\cdot L^{-1}$、GGT 29.0 $U\cdot L^{-1}$、TBIL 4.10 $\mu mol\cdot L^{-1}$、DBIL 1.55 $\mu mol\cdot L^{-1}$、ALB 23.8 $g\cdot L^{-1}$、UREA 2.91 $mmol\cdot L^{-1}$、CREA 187 $\mu mol\cdot L^{-1}$、UA 131.1 $\mu mol\cdot L^{-1}$、K 3.31 $mmol\cdot L^{-1}$、Na 137.8 $mmol\cdot L^{-1}$、Ca 2.16 $mmol\cdot L^{-1}$、Mg 0.57 $mmol\cdot L^{-1}$
BNP	15 738 $pg\cdot mL^{-1}$
淀粉酶	45.0 $U\cdot L^{-1}$
脂肪酶	126.0 $U\cdot L^{-1}$
艰难梭菌培养+鉴定	未检出艰难梭菌、A/B 毒素(−)

药物治疗方案调整

加用:

肠内营养制剂(营养科自制)

药物治疗方案分析与评价

患儿目前存在慢性疾病相关性营养不良,属于混合型营养不良,同时存在低蛋白血症、贫血、电解质紊乱。患儿目前精神明显好转,未再抽搐,感染控制稳定,且腹泻明显好转,在规律血液滤过治疗下病情稳定,接下来的治疗以加强营养支持,改善营养状态为主。经营养科会诊建议根据患儿能量测定结果确定患儿每日能量摄入量,经计算蛋白质摄入按 0.6 $g\cdot kg^{-1}$+24 h 尿蛋白定量随时调整。建议患儿应用肠内营养+肠外营养,如果肠内营养耐受,可逐步过渡到肠内营养。

药学监护计划实施与调整

患儿目前腹泻明显好转,考虑患儿腹泻和肠道菌群失调有关,建议继续补充益生菌制剂。目前患儿尝试经口进食,应注意观察喂养耐受情况及腹部体征变化。

10月7日(D13)

患者主诉及查体情况

患儿 T 36.6 ℃,脉搏 89 次/分,呼吸 14 次/分,血压 122/88 mmHg,神志清楚。昨日口服肠内营养制剂未见呕吐,今晨服用后出现多次呕吐,呕吐物为浅黄色清亮黏液。昨日总入量 1 142 mL,排茶色尿 30 mL,排黄糊状便 3 次,共 58 g。患儿今日行床旁血液滤过治疗 1 次(治疗方式 CVVHF)。

化验检查结果

检查、检验项目	报告结果
血生化	ALT 2.5 U·L⁻¹、AST 45.3 U·L⁻¹、ALP 100.0 U·L⁻¹、GGT 30.0 U·L⁻¹、TBIL 3.08 μmol·L⁻¹、DBIL 1.52 μmol·L⁻¹、ALB 25.2 g·L⁻¹、UREA 3.74 mmol·L⁻¹、CREA 282 μmol·L⁻¹、UA 162.0 μmol·L⁻¹、K 3.73 mmol·L⁻¹、Na 136.6 mmol·L⁻¹、Ca 2.03 mmol·L⁻¹、Mg 0.64 mmol·L⁻¹
BNP	3 508 pg·mL⁻¹

药物治疗方案调整

停用：

肠内营养制剂（营养科自制）

药物治疗方案分析与评价

患儿应用了营养科自制的肠内营养制剂，昨日口服后未见呕吐，耐受良好，但今晨服用后出现多次呕吐，且患儿拒绝服用肠内营养制剂，因此今日暂停，嘱家属尝试喂养患儿喜爱且易于消化的食物。

10月9日（D15）

患者主诉及查体情况

患儿 T 37.5 ℃，脉搏 86 次/分，呼吸 16 次/分，血压 126/87 mmHg，神志清楚，卧床状态。昨日呕吐 3 次，非喷射性，呕吐物为黄绿色澄清液体。昨日总入量 1 226 mL，排尿 50 mL，排黄糊状便 2 次。患儿今日继予床旁血液滤过治疗 1 次（治疗方式 CVVHF）。

化验检查结果

检查、检验项目	报告结果
血常规+CRP	WBC 6.51×10⁹ L⁻¹、RBC 2.59×10¹² L⁻¹、Hb 77 g·L⁻¹、HCT 24.1%、PLT 112×10⁹ L⁻¹、N% 62.5%、L% 28.6%、M% 8.6%、CRP <0.8 mg·L⁻¹
25 羟基维生素 D	<3.00 ng·mL⁻¹
血细胞簇分化抗原（CD）系列检测	总 T 淋巴细胞（CD3⁺CD19⁻）77.93%、B 淋巴细胞（CD3⁻CD19⁺）5.47%、自然杀伤细胞[CD3⁻CD(16+56)⁺]13.16%、辅助性/诱导性 T 细胞（CD3⁺CD4⁺ CD8⁻）42.55%、抑制性/细胞毒性 T 细胞（CD3⁺CD4⁻ CD8⁺）35.18%、辅助性/抑制性 T 淋巴细胞比值（CD3⁺CD4⁺CD8⁻/CD3⁺CD4⁻CD8⁺）1.21、CD3⁺CD4⁺ CD8⁺1.01%

药物治疗方案调整

加用：

维生素 D 滴剂 800 U po qd

马来酸曲美布汀片 100 mg po tid

药物治疗方案分析与评价

患儿目前维生素 D 严重缺乏，考虑与患儿基础疾病、长期不能经口进食、缺乏紫外线照射等综合因素有关，因此予口服维生素 D 补充，推荐剂量为维生素 D_3 800 U qd。患儿目前食欲缺乏、呕吐，考虑与长时间不能经口进食引起的胃肠道功能紊乱有关，因此予马来酸曲美布汀片调节胃肠道运动功能。

药学监护计划实施与调整

注意监测 25 羟基维生素 D 水平变化，鼓励患儿经口进食，注意观察患儿的喂养耐受情况及腹部体征变化。

10 月 11 日（D17）

患者主诉及查体情况

患儿 T 37.2 ℃，脉搏 95 次/分，呼吸 12 次/分，血压 120/74 mmHg，神志清楚，卧床状态。昨日呕吐 6 次，非喷射性，呕吐物为黄色黏液。昨日总入量 1 032 mL，未见排尿，排黄糊状便 7 次，共 161 g。

化验检查结果

检查、检验项目	报告结果
血生化	ALT 4.2 U·L^{-1}、AST 36.1 U·L^{-1}、ALP 93.0 U·L^{-1}、GGT 26.0 U·L^{-1}、TBIL 2.28 μmol·L^{-1}、DBIL 1.61 μmo·L^{-1}、ALB 27.9 g·L^{-1}、UREA 4.35 mmol·L^{-1}、CREA 328 μmol·L^{-1}、UA 173.6 μmol·L^{-1}、K 3.65 mmol·L^{-1}、Na 130.6 mmol·L^{-1}、Ca 1.95 mmol·L^{-1}、Mg 0.48 mmol·L^{-1}

药物治疗方案调整

加用：

脂肪乳氨基酸(17)葡萄糖(11%)注射液 1 440 mL ivgtt(25 mL/h)qd

多种微量元素注射液 10 mL

维生素 B_6 注射液 50 mg ivgtt st

药物治疗方案分析与评价

患儿多日喂养无好转,进食后呕吐频繁。因此,今日予静脉营养支持治疗。予脂肪乳氨基酸(17)葡萄糖(11%)注射液,24 h共输入600 mL,其中折合氨基酸14 g、氮2.2 g、脂肪21.1 g、碳水化合物(无水葡萄糖)40.1 g、总能量约413.8 kcal,同时添加多种微量元素满足患儿的全部营养需求。临床予患儿静脉滴注维生素B_6注射液以缓解呕吐症状,但维生素B_6的适应证是缓解妊娠、放射病及抗癌药所致的呕吐,对胃肠道喂养不耐受引起的呕吐无循证证据支持,建议临床停用维生素B_6注射液。

药学监护计划实施与调整

脂肪乳氨基酸(17)葡萄糖(11%)注射液的输注速率按患儿体重不宜超过3.7 mL·$(kg·h)^{-1}$,混合液在25 ℃条件下可放置24 h,因此推荐输注时间为12~24 h。同时,输注脂肪乳的过程中应注意监测患儿体温和胃肠道反应。同时,药师建议如能耐受可经鼻饲管泵入肠内营养制剂。

10月13日(D19)

患者主诉及查体情况

患儿 T 37.3 ℃,脉搏101次/分,呼吸16次/分,血压136/86 mmHg,神志清楚,卧床状态。经鼻饲管泵入肠内营养制剂可耐受,无呕吐。昨日总入量1 204 mL,未见排尿,排黄糊状便2次,共32 g。患儿昨日行床旁血液滤过治疗1次(治疗方式CVVHF)。

化验检查结果

检查、检验项目	报告结果
BNP	2 627 pg·mL^{-1}
甲状旁腺激素测定	44.1 pg·mL^{-1}

药物治疗方案调整

停用:

维生素B_6注射液 50 mg ivgtt st

药物治疗方案分析与评价

患儿对激素治疗的反应不佳,但激素治疗的不良反应明显,库欣面容明显、水钠潴留严重,药师分析后建议激素可逐渐减量。目前患儿eGFR 17.5 mL·$(min·1.73 m^2)^{-1}$,

不建议他克莫司、环孢素治疗,可选择吗替麦考酚酯联合小剂量激素,若疗效不明显,再次评估病情后可考虑利妥昔单抗治疗(一周 375 mg·m^{-2},共 4 周)。

10 月 15 日(D21)

患者主诉及查体情况

患儿 T 36.3 ℃,脉搏 72 次/分,呼吸 13 次/分,血压 119/74 mmHg,神志清楚,卧床状态。经鼻饲管泵入肠内营养制剂可耐受,无呕吐。昨日总入量 979.5 mL,未见排尿,排黄糊状便 3 次,共 98 g。

化验检查结果

无。

药物治疗方案调整

泼尼松片减量至 40 mg qod。

停用:

曲美布汀

药物治疗方案分析与评价

患儿对激素治疗的反应不佳,但激素治疗的不良反应明显,库欣面容明显、水钠潴留严重,激素应逐渐减量。

药学监护计划实施与调整

①注意监测感染指标,慢性肾病患者长期应用糖皮质激素,有卡氏肺囊虫感染的风险,药师建议应用复方磺胺甲噁唑[以 TMP 计算 5 mg·(kg·d)$^{-1}$,最大剂量 320 mg·d^{-1},tiw]预防卡氏肺囊虫感染。

②头孢曲松已应用 17 日,已达脑膜炎治疗的疗程,患儿目前感染情况稳定,CRP<0.8 mg·L^{-1},PCT 为 0.22 ng·mL^{-1}(09.30),建议停用头孢曲松。

10 月 17 日(D23)

(1)患者主诉及查体情况

患儿 T 37.1 ℃,脉搏 80 次/分,呼吸 15 次/分,血压 123/73 mmHg,神志清楚,卧床状态。经鼻饲管泵入肠内营养制剂可耐受,无呕吐。昨日总液入量 891.5 mL,胃管入量 277 mL,尿量 40 mL,排黄糊状便 3 次,共 89 g。患儿今日行床旁血液滤过治疗 1 次(治疗方式 CVVHF)。

化验检查结果

检查、检验项目	报告结果
血常规+CRP	WBC 6.72×10^9 L^{-1}、RBC 2.51×10^{12} L^{-1}、Hb 74 g·L^{-1}、HCT 23.3%、PLT 105×10^9 L^{-1}、N% 59.4%、L% 28.6%、M% 11.5%、CRP 0.98 mg·L^{-1}
血生化	ALT 7.8 U·L^{-1}、AST 30.0 U·L^{-1}、ALP 100.0 U·L^{-1}、GGT 32.0 U·L^{-1}、TBIL 2.36 μmol·L^{-1}、DBIL 1.29 μmol·L^{-1}、ALB 27.4 g·L^{-1}、UREA 5.54 mmol·L^{-1}、CREA 388 μmol·L^{-1}、UA 222.8 μmol·L^{-1}、K 4.07 mmol·L^{-1}、Na 129.7 mmol·L^{-1}、Ca 2.10 mmol·L^{-1}、Mg 0.48 mmol·L^{-1}
24 h 尿蛋白定量	3.04 g/24 h,蛋白(M–TP)7 610.40 mg·dL^{-1}
BNP	2 001 pg·mL^{-1}

药物治疗方案调整

停用：

脂肪乳氨基酸(17)葡萄糖(11%)注射液 1 440 mL ⎫
多种微量元素注射液 10 mL ⎭ ivgtt qd

加用：

10%葡萄糖注射液 66 mL ⎫
50%葡萄糖注射液 60 mL ｜
0.9%氯化钠注射液 150 mL ｜
氯化钾注射液 1.4 g ⎬ ivgtt(25 mL/h)st
小儿复方氨基酸注射液 19AA 160 mL ｜
20%脂肪乳注射液 50 mL ⎭

药物治疗方案分析与评价

患儿目前肠内营养和外周静脉营养(氨基酸 9.6 g、脂肪乳 10 g),建议补充微量元素和维生素以满足患儿的全部营养需求。

药学监护计划实施与调整

静脉营养应用过程中建议密切监测血清甘油三酯、肝功能和氧饱和度等指标。目前患儿肠道耐受良好,建议尽量尝试经口进食。

10月19日(D25)

患者主诉及查体情况

患儿 T 37.2 ℃,脉搏 97 次/分,呼吸 13 次/分,血压 119/82 mmHg,神志清楚,卧床状态。经鼻饲管泵入肠内营养制剂可耐受,无呕吐。昨日总液入量 1 550 mL,胃管入量 515 mL,尿量 12 mL,排黄糊状便 2 次,共 64 g。患儿今日行床旁血液滤过治疗 1 次(治疗方式 CVVHF)。

化验检查结果

无。

药物治疗方案调整

停用:头孢曲松。

加用:10%葡萄糖注射液 100 mL

50%葡萄糖注射液 30 mL

0.9%氯化钠注射液 150 mL

氯化钾注射液　　 1.5 g　　　　　　　　　　ivgtt(35 mL/h)st

小儿复方氨基酸注射液 19AA　160 mL

20%脂肪乳注射液 50 mL

水溶性维生素针 467 mg

药物治疗方案分析与评价

①头孢曲松已应用 21 日,已达脑膜炎治疗的疗程(一般 10~14 日,金黄色葡萄球菌和革兰阴性杆菌脑膜炎可适当延长至 21 日以上),患儿目前神志清楚,未再抽搐,无中枢神经系统感染症状和体征,CRP 0.98 mg·L⁻¹,PCT 为 0.22 ng·mL⁻¹(9.30),因此,可以停用头孢曲松。

②患儿目前肠内营养和外周静脉营养(氨基酸 9.6 g、脂肪乳 10 g),并补充了水溶性维生素 467 mg。

药学监护计划实施与调整

继续观察患儿的临床表现,如有体温升高或其它感染表现,继续监测感染指标。

10 月 21 日(D27)

患者主诉及查体情况

患儿 T 36.7 ℃,脉搏 80 次/分,呼吸 15 次/分,血压 117/75 mmHg,神志清楚。经鼻饲管泵入肠内营养制剂耐受,经口进食量增多(330 g),无呕吐。昨日总液入量 1 555 mL,胃管入量 500 mL,未排尿,排黄糊状便 1 次,共 45 g。患儿今日行床旁血液滤过治疗 1 次 (治疗方式 CVVHF)。

化验检查结果

检查、检验项目	报告结果
血常规+CRP	WBC 4.37×10^9 L^{-1}、RBC 2.02×10^{12} L^{-1}、Hb 61 g·L^{-1}、HCT 18.8%、PLT 109×10^9 L^{-1}、N% 58.1%、L% 30.9%、M% 9.8%、CRP 1.74 mg·L^{-1}
血生化	ALT 9.8 U·L^{-1}、AST 38.0 U·L^{-1}、ALP 110.0 U·L^{-1}、GGT 37.0 U·L^{-1}、TBIL 3.69 μmol·L^{-1}、DBIL 1.99 μmol·L^{-1}、ALB 26.5 g·L^{-1}、UREA 5.20 mmol·L^{-1}、CREA 338 μmol·L^{-1}、UA 256.2 μmol·L^{-1}、K 4.29 mmol·L^{-1}、Na 135.5 mmol·L^{-1}、Ca 2.12 mmol·L^{-1}、Mg 0.59 mmol·L^{-1}
PCT	0.44 ng·mL^{-1}

药物治疗方案调整

无调整。

10 月 23 日(D29)

患者主诉及查体情况

患儿 T 37.2 ℃,脉搏 106 次/分,呼吸 16 次/分,血压 134/92 mmHg,神志清楚。昨日总液入量 1 115 mL,胃管入量 330 mL,尿量 20 mL,排黄糊状便 2 次,共 125 g。患儿今日行床旁血液滤过治疗 1 次(治疗方式 CVVHF)。

化验检查结果

无。

药物治疗方案调整

静脉营养停止。

药物治疗方案分析与评价

患儿目前经鼻饲管泵入肠内营养制剂可耐受,经口进食量增多,无呕吐、腹胀、腹泻等表现,停用静脉营养,同时鼓励患儿经口进食,待患儿可完全经口进食后酌情停用肠内营养。

药学监护计划实施与调整

继续观察患儿的消化系统症状和表现,监测患儿进食量。

10月25日（D31）

患者主诉及查体情况

患儿 T 37.5 ℃，脉搏 118 次/分，呼吸 17 次/分，血压 141/97 mmHg，神志清楚，可短暂扶站，水肿较前明显减轻，目前患儿体重 53 kg，较前减轻 16.5 kg。三餐规律进食，食欲可，无呕吐。昨日尿量 40 mL，排黄色稀软便 2 次，共 128 g。昨日输注悬浮红细胞纠正贫血。

化验检查结果

检查、检验项目	报告结果
泌尿系统超声	双肾肿大，双肾实性损害（请结合肾功），右肾被膜下积液（少量），左肾集合系统分离
超声心动	二、三尖瓣反流（轻度）、肺动脉高压（轻度）

药物治疗方案调整

泼尼松片减量至 20 mg qod。

肠内营养停止。

10月27日（D33）

患者主诉及查体情况

患儿 T 37.1 ℃，脉搏 95 次/分，呼吸 20 次/分，血压 129/92 mmHg，神志清楚，进食可，无恶心、呕吐、腹胀等不适。患儿目前完全经口进食，食欲可，无呕吐。昨日尿量50 mL，排黄色稀软便 3 次，共 86 g。计划于明日出院。

化验检查结果

检查、检验项目	报告结果
血生化	ALT 11.4 U·L^{-1}、AST 33.0 U·L^{-1}、ALP 111.0 U·L^{-1}、GGT 33.0 U·L^{-1}、TBIL 2.81 μmol·L^{-1}、DBIL 1.70 μmol·L^{-1}、ALB 26.0 g·L^{-1}、UREA 9.34 mmol·L^{-1}、CREA 455 μmol·L^{-1}、UA 391.6 μmol·L^{-1}、K 4.11 mmol·L^{-1}、Na 146.6 mmol·L^{-1}、Ca 2.08 mmol·L^{-1}、Mg 0.84 mmol·L^{-1}
BNP	3 501 pg·mL^{-1}
腹部超声	胆囊充满型结石

药物治疗方案调整

无调整。

出院带药

泼尼松片 20 mg po qod

维生素 D 滴剂 800 U po qd

出院带药指导

①服药时间:晨起顿服。

②用药疗程:1 周,1 周后于儿科门诊就诊,评估病情并调整剂量。

③注意事项:

a.为避免泼尼松对胃肠道的刺激作用,可以与食物或牛奶同服。

b.用药期间注意监测体温,如果有发热、寒战、严重喉咙痛、耳痛、咳嗽、小便疼痛等请立即就诊。

④生活方式的教育:

a.出院后应定期来院规律透析治疗(暂定每周 3 次),儿科门诊定期复查(暂定每周 1 次)。

b.肾病饮食:①限制钠盐摄入:应进行低盐饮食,以免加重水肿,建议每日食盐量不超过 2 g;②蛋白质摄入:建议摄入较少量优质蛋白饮食(0.7~1 g·(kg·d)$^{-1}$);③脂肪摄入:应限制动物内脏、肥肉、海产品等富含胆固醇及脂肪的食物摄入;④微量元素的补充:建议补充钙、铁、锌、镁等微量元素。

c.加强护理,避免感染。

⑤需要监测的指标:建议定期监测血常规、尿常规、血生化和尿蛋白定量。

⑥如病情发生变化,随时就诊。

四、小结

患儿,女,12 岁,确诊肾病综合征 4 月余,尿量进行性减少 1 月余。入院前 3 日再次出现发热,食欲不佳、腹泻、呕吐、精神欠佳,抽搐 1 次入院。现将患儿整个治疗过程总结如下:

(1)肾病综合征的治疗

患儿在外院确诊后,应用曲安西龙或甲泼尼龙 48 mg·d^{-1}(相当于泼尼松 60 mg·d^{-1}),共诱导 6 周,经足量、足疗程激素诱导后,患儿尿蛋白并未转阴,随后应用甲泼尼龙冲击治疗 2 次(750 mg qd×4 d,500 mg qd×3 d),且应用他克莫司与吗替麦考酚酯治疗近 3 月,但疾病并未缓解。此次入院后继续应用泼尼松片 60 mg qod 维持治疗至7 周余。但患儿对激素治疗的反应不佳,尿量进行性减少,而激素治疗的不良反应明显,库欣面容明显、水钠潴留严重,因此激素逐渐减量,至出院时减至 20 mg qod。

(2)抗感染治疗

患儿入院前 3 日再次出现发热,血常规结果显示 N%升高,入院当日出现抽搐 1 次,意识模糊,患儿无癫痫病史,考虑本次惊厥可能与发热和中枢神经系统感染有关。结合外院抗感染治疗方案,经验性给予美罗培南联合利奈唑胺抗感染治疗。9.25 日血常规示 PLT $90×10^9·L^{-1}$,且患儿皮肤出现大片瘀紫,考虑血小板减少可能与利奈唑胺的应用有关,同时利奈唑胺引起的血小板减少在严重肾功能不全的患者中更常见。因此,将利奈唑胺换为替考拉宁。患儿应用美罗培南治疗 3 日后,患儿体温有所下降,意识逐渐好转,N%和 PCT 较前下降。但治疗期间发生 2 次惊厥发作,考虑与中枢神经系统感染、脑水肿、美罗培南中枢神经系统不良反应有关,因此停用美罗培南,改为头孢曲松治疗。患儿入院后排便频繁,艰难梭菌培养和 A/B 毒素鉴定均阴性。患儿腹泻可能与长期广谱抗生素应用引起的肠道菌群失调有关,患儿 MRSA 和肠球菌感染的风险较低,停用替考拉宁,予利福昔明治疗。更换抗感染方案后,患儿未再抽搐,但患儿仍腹泻频繁,考虑到腹泻患者中艰难梭菌合并感染率较高,因此给予患儿替考拉宁胃管注入,同时应用益生菌补充肠道菌群。患儿应用替考拉宁 2 天出现呕吐,考虑患儿无法耐受,遂停用替考拉宁。应用替考拉宁后患儿腹泻明显好转。应用头孢曲松治疗后患儿未再抽搐,精神意识逐渐好转。应用 21 日后,患儿神志清楚,无中枢神经系统感染症状和体征,CRP 0.98 mg·L^{-1},PCT 为 0.22 ng·mL^{-1}(09.30),已达脑膜炎治疗的疗程,停用头孢曲松。

(3)抗炎治疗

患儿入院早期考虑存在中枢神经系统感染,由于中枢神经系统感染时致病菌可释放大量内毒素,可能促进细胞因子介导的炎症反应,加重脑水肿和中性粒细胞浸润,使病情加重,尤其在应用抗菌药物杀死致病菌后,内毒素释放尤为严重。患儿在 9.26~9.28 应用甲泼尼龙抗炎治疗 3 日。

(4)对症支持治疗

①血液滤过治疗:患儿入院后 9.26 日复查肾功能 UREA 18.93 mmol·L^{-1}、CREA

258 μmol·L^{-1}、UA 405.1 μmol·L^{-1},较前升高。BNP 21 458 pg·mL^{-1},考虑急性心力衰竭。因此,行床旁血液滤过治疗(治疗方式 CVVHF),同时予静脉补液纠正电解质紊乱。②止惊治疗:患儿入院时抽搐,入院后再次抽搐 3 次,予苯巴比妥或咪达唑仑止惊治疗。③纠正低蛋白血症:患儿入院时周身重度水肿,ALB 15.9 g·L^{-1},存在严重低蛋白血症,予白蛋白纠正低蛋白血症。④降压治疗:患儿入院时血压明显升高,诊断为 2 期高血压,予乌拉地尔静脉滴注治疗重度高血压。间断予乌拉地尔治疗后,但血压仍偏高,波动在 139~166/101~115 mmHg。患儿慢性肾脏病 4-5 期,GFR 22.21 mL·(min×1.73 m^2)$^{-1}$,选择苯磺酸氨氯地平降压治疗。⑤改善贫血:患儿 10.03 查血常规示RBC 2.32×10^{12} L^{-1}、Hb 68 g·L^{-1}、HCT 20.7%,属中度贫血,考虑为肾性贫血,因此予人促红素治疗来改善贫血状况。⑥营养支持:患儿入院期间存在慢性疾病相关性营养不良,属于混合型营养不良,经营养科会诊建议蛋白质摄入按 0.6 g·kg^{-1}+24 h 尿蛋白定量随时调整,建议患儿应用肠内营养+肠外营养,肠内营养耐受可,逐步过渡到肠内营养。⑦纠正电解质紊乱:患儿住院期间,出现电解质紊乱,存在低钾、低钠、低镁、低磷,予静脉补液纠正电解质紊乱。除以上治疗外,患儿住院期间另予维生素和微量元素补充。

(5)药师在本次治疗过程中参与药物治疗工作的总结

药师在本次治疗过程中参与的药物治疗工作主要有药物治疗方案的制定与调整、药学监护、药学会诊、用药指导等,现将药师在本次治疗过程中的主要工作总结如下:

①药物治疗方案的制定与调整

患儿确诊肾病综合征 4 月余,慢性肾脏病 4-5 期,入院前 3 日再次出现发热,食欲不佳、腹泻、呕吐、精神欠佳,抽搐 1 次入院。入院后药师首先关注患儿的感染情况,参与整个抗感染治疗过程。药师关注抗感染药物的选择及其在肾功能不全患者中的剂量调整方案。由于患儿有中枢神经系统症状,建议临床更换美罗培南为头孢曲松治疗。同时,患儿腹泻严重,菌群失调,提醒临床尽量减少长期多种抗菌药物联合应用,同时建议临床警惕艰难梭菌感染。患儿肾病综合征(局灶节段性肾小球硬化型),经足量足疗程激素诱导、甲泼尼龙冲击治疗、他克莫司与吗替麦考酚酯治疗后并未缓解,入院后继续应用泼尼松维持治疗至 7 周余。药师再次评估后建议激素可逐渐减量,目前患儿 eGFR17.5 mL·(min·1.73 m^2)$^{-1}$,不建议他克莫司、环孢素治疗,可选择吗替麦考酚酯联合小剂量激素,若疗效不明显,再次评估病情后可考虑利妥昔单抗治疗(一周 375 mg·m^{-2},共 4 周)。

②药学监护

患儿入院时,存在严重肾功能不全,周身重度水肿,意识模糊,抽搐,因此依据患儿当时特殊病生理状态,实施了一级药学监护。药师每日记录患者的症状体征、实验室指标等指标,评估药物疗效;同时针对患儿的抗感染方案,根据不同抗菌药物的特点关注可能的不良反应,如提醒临床关注美罗培南可能引起的中枢神经系统不良反应和利奈唑胺可能引起的血小板减少不良反应。针对患儿肾病综合征的治疗,药师注意监护激素的不良反应。同时,针对患儿所应用的对症支持治疗,药师注意监护患儿行床旁血液滤过治疗过程中的抗凝方案,注意监测血气分析和血钙水平,注意监护患儿的降压治疗情况、电解质紊乱的纠正情况和贫血状况。

③药学会诊

患儿本次入院治疗过程中,药师除了日常监护和用药建议外,针对本患儿的治疗情况,参与院内组织的多学科会诊一次,完成药学会诊一次,并给出正式的会诊意见。

④用药指导

临床药师在患儿住院期间针对患儿的用药情况进行用药宣教,出院时进行出院用药宣教,包括依从性教育、药品的用法用量、注意事项、不良反应及措施、保存方法,饮食与生活方式改善等。

(6)患者出院后继续治疗方案和用药指导

①继续治疗方案

患儿出院后继续服用泼尼松片 20 mg qod,定期儿科门诊就诊评估病情,建议激素逐渐减量。继续补充维生素 D 滴剂 800 U qd,以改善患儿维生素 D 缺乏。继续应用苯磺酸氨氯地平片 5 mg qd 降压治疗。

患儿肾病综合征,属于局灶节段性肾小球硬化型(focal segmental glomerulosclerosis, FSGS),目前慢性肾脏病 4-5 期,且属于激素耐药型 FSGS(激素治疗效果不佳)。目前患儿 eGFR17.5 mL·(min·1.73 m²)⁻¹,不建议他克莫司、环孢素治疗,药师建议可选择吗替麦考酚酯[1000 mg·(1.73 m²·d)⁻¹)]联合小剂量激素,若疗效不明显,再次评估病情后可考虑利妥昔单抗治疗(一周 375 mg·m⁻²,共 4 周)。若应用利妥昔单抗治疗应注意输液反应、感染、进行性多灶性脑白质病的发生风险。患儿继续规律行透析治疗。

②用药指导

针对患儿目前的用药情况,建议泼尼松片晨起顿服,为避免泼尼松对胃肠道的刺激作用,可以与食物或牛奶同服。苯磺酸氨氯地平片晨起服用,与或不与食物同服均可,但应固定在每天同一时间服药。用药期间注意监测体温、血压、心率,如果有发热、寒战、严重喉咙痛、耳痛、咳嗽、小便疼痛等请立即就诊。

(7)治疗需要的随访计划和应自行检测的指标

①随访计划

患儿继续来院行透析治疗,暂定每周3次。建议每周于儿科门诊就诊,评估病情并调整药物治疗方案。

②自行检测的指标

建议居家注意监测体温、血压、心率、血糖,注意记录大小便情况和尿量;建议定期来院监测血常规、尿常规、肝肾功能、白蛋白或前白蛋白水平、电解质水平、尿蛋白定量、BNP、甲状腺功能和25羟基维生素D水平。

参考文献:

1. Ishikura K, Matsumoto S, Sako M, et al. Japanese Society for Pediatric Nephrology; Japanese Society for Pediatric Nephrology. Clinical practice guideline for pediatric idiopathic nephrotic syndrome 2013: medical therapy [J]. Clin Exp Nephrol, 2015, 19(1):6-33.

2. Trautmann A, Vivarelli M, Samuel S, et al. International Pediatric Nephrology Association. IPNA clinical practice recommendations for the diagnosis and management of children with steroid-resistant nephrotic syndrome [J]. Pediatr Nephrol, 2020, 35(8):1529-1561.

3. Boyer O, Schaefer F, Haffner D, et al. Management of congenital nephrotic syndrome: consensus recommendations of the ERKNet-ESPN Working Group [J]. Nat Rev Nephrol, 2021, 17(4):277-289.

4. Flynn JT, Kaelber DC, Baker-Smith CM, et al. Clinical Practice Guideline for Screening and Management of High Blood Pressure in Children and Adolescents. Pediatrics [J]. Pediatrics, 2017, 140(3):e20171904.

5. 中华医学会儿科学会肾脏学组.儿童激素敏感、复发/依赖肾病综合征诊治循证指南

(2016)[J]. 中华儿科杂志, 2017, 55(10):729–734.

 作者感悟

  书写这例难治性肾病综合征患儿的药学监护过程中,笔者时常会想起患儿在儿科住院时的各个片段。最初见到患儿时,只见她周身重度水肿,皮肤上一片片瘀紫和撑开的皮纹,整个人都是昏睡状态,很难想象这是一个活泼可爱的花季女孩,她本应该在这美好的年纪快乐地学习和玩耍。幸运的是,她遇到了有爱心和责任心的儿科团队。儿科张主任立刻召集肾内科、血透室、感染科、ICU、肾移植科、营养科的医生和临床药师组成了多学科诊疗团队,大家齐心协力下孩子脱离了危险,这一阶段的治疗总算是成功了,尽管她面临的求医之路还很漫长。在整个的治疗中,能体会到医疗团队对临床药师的认可和临床药师的重要作用。儿科药师需要怀揣爱心、耐心和责任心去呵护孩子。孩子是我们的未来,不让孩子受到伤害,关乎我们灵魂的纯良,在对待儿童用药上,多一些小题大做,不是坏事;多一些举轻若重,大有裨益。

腔隙积液的威力

——1例甲氨蝶呤排泄延迟骨肉瘤患者的药学监护实践

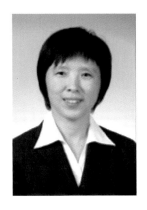

━━作者简介━━

方英立,山东大学齐鲁医院,副主任药师

抗肿瘤药物专业临床药师

2006年3月至今承担国家卫生健康委临床药师培训药学带教

山东省医师协会临床药学专业委员会常务委员

山东省研究型医院协会肿瘤化疗分会常务委员

山东省抗癌协会肿瘤药学专业委员会委员

2011年获第一届"领航之星"全国临床药物治疗典型案例三等奖

2016年获中国医院协会药事管理专业委员会授予"带教之星"

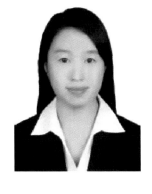

━━作者简介━━

王淑廷,山东省东营市人民医院,主管药师

抗肿瘤药物专业临床药师

2022年参加山东大学齐鲁医院抗肿瘤药物专业临床药师培训

山东省药学会抗肿瘤药物专业委员会委员

一、前言

甲氨蝶呤(methotrexate, MTX)可竞争性抑制二氢叶酸还原酶,阻止二氢叶酸还原为四氢叶酸,导致胸腺嘧啶核苷和嘌呤核苷酸合成中的一碳单位转移受阻,抑制肿瘤细胞 DNA 和 RNA 的合成,从而抑制肿瘤细胞的增殖,属于抗代谢类抗肿瘤药。大剂量 MTX(high dose methotrexate,HD-MTX)可以达到血运不佳的实体肿瘤,也可以透过血脑屏障,用于治疗中枢性淋巴瘤、骨肉瘤等。HD-MTX 治疗指数窄,个体差异大,在提高患者生存期的同时,可能导致严重不良反应,包括骨髓抑制、肝肾功能损害、黏膜损伤等,有时甚至威胁患者的生命安全,因此使用 HD-MTX 应进行治疗药物监测(therapeutic drug monitoring,TDM),以保障患者用药安全、有效。MAP(大剂量甲氨蝶呤,多柔比星,顺铂)和 AP 方案(多柔比星,顺铂)是 2020 CSCO 经典型骨肉瘤诊疗指南推荐新辅助化疗方案,MAP 方案具有高级别循证医学证据且共识度高,为 1A 类证据 I 级专家推荐;对于不能进行 MTX 血浓度检测的单位,或患者顾虑大、依从性差,可以给予患者 AP 方案治疗。现介绍 1 例应用 HD-MTX 术后辅助治疗骨肉瘤患者的药学监护,临床药师与医护人员一道制定详细的监护计划,对患者进行用药指导,密切监测 MTX 血药浓度、尿液 pH 值等,并参考 MTX 血药浓度结果调整亚叶酸钙应用剂量及频次,在保障患者安全用药方面发挥了重要作用。

二、病史摘要

现病史:患者,男,40 岁,2021 年 10 月无意中发现左下肢小腿内侧一肿物,约 2 cm×3 cm 大小,肿物周围疼痛肿胀,疼痛时牵涉至左下肢疼痛,无肢体感觉异常。曾就诊于当地医院,行 X 线检查未见明显异常,未予特殊治疗。后因疼痛逐渐加重,2022 年 1 月 20 日行 CT 及磁共振(MRI)检查,均提示:左胫骨近端异常信号,考虑肿瘤病变可能性大,其他部位未见异常。第 2 天,患者在局麻下接受左胫骨病变部位活检术。术后病理示:(左胫骨近端)恶性肿瘤,伴部分坏死,符合骨肉瘤。免疫组化:SATB2(+),CK(-),EMA(-),Ki-67 热点区阳性率约 60%。2022 年 1 月 27 日患者来我院就诊,行血常规、肝肾功能、碱性磷酸酶(AKP)、乳酸脱氢酶(LDH)等检查,结果示:AKP、LDH 等指标均未见异常。排除化疗禁忌后,第 2 天始给予患者表柔比星+顺铂治疗 2 周期,主要治疗药物为:表柔比星 150 mg D1+顺铂 60 mg D1-D3,每 3 周重复。参考 CTC AE 标准,化疗期间患者出现 1 度恶心、3 度脱发,未出现其他明显不良反应。2022 年 3 月 12 日患者复查 MRI,结果示:左胫骨骨肉瘤化疗后所见,较 1 月前病灶范围稍增大,其他未见明显异常。2022年3月24日排除手术禁忌,在全麻下患者接受三维医学影像计划、医用3D打印成形假体、左胫骨骨肉瘤广泛切除、髌韧带重建、深筋膜瓣重建髌旁韧带、组配假体重建、自体带蒂肌瓣植皮vsd石膏术。手术过程顺利,但患者术后出现手术部位局部肿胀,肌张力增高,皮温降低,左足背动脉搏动弱,考虑为术后血肿。第2天行血肿清除引流、vsd覆盖术。术后给予患者抗凝、镇痛等药物治疗。术后病理:(左胫骨)骨肉瘤,切面积6 cm×5 cm,肿瘤大部坏死(约70%),破坏骨皮质,切缘未查见肿瘤。免疫组化:SATB2(+)、P16 (+)、CK (−)、EMA(−)、SMA(−)、Ki−67阳性率60%。临床诊断:左胫骨近端骨肉瘤术后(pT2N0M0 IB期)。2022年4月11日患者为进一步诊治收入院。患者自发病以来,神志清,精神可,食欲正常,睡眠一般,大小便正常,体重无明显变化。

既往史:否认高血压、冠心病、糖尿病病史;否认肝炎、结核等传染病史;否认重大外伤及其他手术史,无输血史,否认药物、食物过敏史,预防接种随当地。

个人史:生于原籍,无疫区接触史及外地久居史,偶尔吸烟、饮酒,无其他不良嗜好。

既往用药史:2022年1月28日始患者应用表柔比星、顺铂治疗2周期,同时应用帕洛诺司琼、阿瑞匹坦、地塞米松止吐,化疗结束后48 h应用聚乙二醇化重组人粒细胞刺激因子6 mg ih预防中性粒细胞减少。

药物不良反应史:参考CTC AE标准,患者应用表柔比星+顺铂治疗2周期期间,出现1度恶心、3度脱发,未出现其他明显不适。

三、治疗过程与药学监护

4月11日(D1)

主诉:骨肉瘤2周期化疗后术后半月余。

查体情况:中年男性,神志清,精神可,发育正常,营养良好,查体合作。全身皮肤黏膜无黄染,浅表淋巴结未触及肿大。头颅、五官端正,口唇无紫绀,咽部无充血,扁桃体无肿大。颈软,气管居中,甲状腺无肿大。胸廓无畸形,双肺呼吸动度相等,双肺呼吸音清,未闻及干湿性啰音。心浊音界不大,心率87次/分,律齐,心音有力,各瓣膜听诊区未闻及病理性杂音。腹平软,无压痛及反跳痛,肝脾肋下未及,移动性浊音(−),肠鸣音正常。四肢无畸形,左下肢小腿内侧术后状态,局部轻度肿胀,未见其他阳性体征。

T:36.0 ℃	P:87 次/分	R:19 次/分	BP:137/81 mmHg
W:80 kg	H:180 cm	S:2.0 m²	KPS:90 分

今日患者行血常规、肝肾功能、尿常规等检查,其中存在轻度贫血,乳酸脱氢酶稍高于正常值上限,其他指标未见明显异常。部分检查结果见表1。

表1 患者部分血液检查结果

化验项目	化验结果	参考值	单位
白细胞计数(WBC)	8.95	3.5–9.5	×10⁹ L⁻¹
中性粒细胞计数(NEU)	7.11↑	1.8–6.3	×10⁹ L⁻¹
血红蛋白(HGB)	104↓	115–150L	g·L⁻¹
血小板计数(PLT)	292	125–350	×10⁹ L⁻¹
丙氨酸氨基转移酶(ALT)	18	9–50	U·L⁻¹
天冬氨酸氨基转移酶(AST)	19	15–40	U·L⁻¹
碱性磷酸酶(AKP)	107	45–125	U·L⁻¹
乳酸脱氢酶(LDH)	257↑	120–230	U·L⁻¹
肌酐(Cr)	60	62–115	μmol·L⁻¹
尿液 pH	6.0	7–8(用 MTX 期间)	

患者无化疗禁忌,药师以及医疗组专家讨论,考虑患者对前期药物治疗敏感性差,定于明日给予患者 HD-MTX 治疗。已告知患者及其家属化疗的必要性、风险、可能出现的不良反应等情况,均表示同意,并签署知情同意书。药师与医护人员一道制定详细监护计划,对用药医嘱进行适宜性审核,告知患者用药注意事项等。药师特别提醒主管医师:今日始应给予患者 3 000 mL 以上静脉输液,并嘱患者服用碳酸氢钠片(1 g q8h);同时提醒患者自今日始每日口入液体量 3 000 mL 以上,以水化并碱化尿液。建议被采纳。

患者用药过程顺利,未述不适。

表2 4月11日用药明细

用药目的	药物名称	用量	稀释液名称	稀释液体积	途径	频次
水化	0.9%氯化钠注射液(NS)	1 000 mL	——	——	ivdrip	qd
碱化尿液	5%碳酸氢钠注射液	100 mL	——	——	ivdrip	qd
水化	5%葡萄糖氯化钠注射液(5%GNS)	1 000 mL	——	——	ivdrip	qd
水化并补充维生素	维生素 B6 注射液	0.2 g	5%GNS	500 mL	ivdrip	qd
水化	钠钾镁钙葡萄糖注射液	500 mL	——	——	ivdrip	qd
碱化尿液	碳酸氢钠片	1.0 g	——	——	po	q8h

初始药物治疗方案分析与评价

(1)治疗方案选择的合理性

目前,治疗骨肉瘤通常采用术前化疗–外科手术–术后化疗的综合治疗模式,使患者的5年生存率达到70%~80%。参考《2020 CSCO经典型骨肉瘤诊疗指南》,对于骨肉瘤,单药有效率大于20%的四种药物是多柔比星、顺铂、异环磷酰胺和大剂量甲氨蝶呤,并且被列入骨肉瘤的一线治疗推荐药物,其中单药应用推荐剂量:甲氨蝶呤8~12 g·m^{-2},多柔比星75~90 mg·m^{-2},顺铂120~140 mg·m^{-2},异环磷酰胺12~15 g·m^{-2},若联合用药则需酌情减量。选择三药联合方案(如MAP)较两药联合方案(如AP)在无事件生存率(event–free survival, EFS)及总生存率(overall survival, OS)上更有优势,5年EFS率分别为58%及48%,5年OS率分别为70%及62%;但三药联合方案导致严重不良反应的发生率高,患者耐受性差。MAPI四药联合与MAP三药联合方案在EFS及OS上的差异没有统计学意义。但对MAP方案组织学反应差的四肢非转移性骨肉瘤患者推荐联合异环磷酰胺治疗。因此应根据患者治疗的目的、身体状况、对药物的反应率等个体化选择治疗药物。

对于骨肉瘤,患者年龄是影响化疗效果的因素之一。随着年龄增加,化疗后肿瘤坏死率逐渐降低,影响预后。通过术前新辅助化疗,大部分原发灶内的肿瘤细胞坏死,将极大地减少术中肿瘤细胞扩散以及播散的机会。此外,新辅助化疗可使肿瘤周围炎性水肿反应区和肿瘤新生血管消失,瘤体缩小,以获得相对安全的外科切缘,保留更多的肌肉,提高保肢手术的成功率。术前化疗的疗效影响术后化疗方案的选择。骨肉瘤术前化疗疗效评估包括以下几点:①症状与体征;②实验室检查;③影像学;④肿瘤坏死率的评估。在手术前,可对前三者进行评估,有时候会出现三者不一致的情况,需要具体分析判断。肿瘤坏死率的评估只能在术后进行,目前作为术前化疗疗效评估的金标准。Huvos评级系统是至今应用最为广泛的评价方法。肿瘤坏死率是预测患者预后的重要指标,5年无病生存率(disease free survival, DFS)和OS与肿瘤坏死率显著相关。化疗反应好者(肿瘤坏死率≥90%)和化疗反应差者(肿瘤坏死率<90%)的5年DFS和OS分别为67.9%与51.3%($P<0.000\ 1$)和78.4%与63.7%($P<0.000\ 1$)。

肿瘤根治术后化疗又称为术后辅助化疗。术后化疗方案的制定,需要参考术前化疗的疗效、患者的耐受性,以及术后患者身体状况,参考骨肉瘤诊疗指南推荐个体化选择治疗方案。

表柔比星为多柔比星的同分异构体,二者对于多种肿瘤的治疗疗效相近,且前者对心脏的毒性小,本例患者应用表柔比星替代多柔比星。考虑患者的耐受性,本例患者术前应用 AP 方案治疗 2 周期,其中表柔比星 75 mg·m^{-2}、顺铂 80 mg·m^{-2},符合指南推荐。2 周期治疗后,患者复查下肢 MRI 未见病灶缩小。2022 年 3 月 24 日排除手术禁忌,患者接受三维医学影像计划、医用 3D 打印成形假体、左胫骨骨肉瘤广泛切除、髌韧带重建、深筋膜瓣重建髌旁韧带、组配假体重建、自体带蒂肌瓣植皮 vsd 石膏术。术后病理:肿瘤坏死约 70%,肿瘤坏死率 II 级。提示患者对前期治疗反应差,属于组织学反应不良类型, 远期预后差, 术后应提高剂量强度或修改化疗方案。患者年龄为 40 岁,体力状况好,结合患者术后病理结果,经药师及临床专家讨论,治疗计划调整为 MAPI 方案,即 HD-MTX、异环磷酰胺、表柔比星联合顺铂序贯治疗。患者应用药物符合指南推荐。

(2)抗肿瘤药物剂量选择的合理性

足够的剂量强度是保障骨肉瘤治疗疗效的基础。大剂量甲氨蝶呤用于骨肉瘤推荐剂量为 8~12 g·m^{-2},该患者体表面积为 2.0 m²,理论剂量为 16~24 g。该患者实际甲氨蝶呤用量为 16 g,剂量适宜。

(3)止吐措施的合理性

甲氨蝶呤主要的毒性反应发生在增殖旺盛的组织或器官,特别是骨髓和胃肠道系统。胃肠道不良反应包括黏膜炎、恶心、呕吐、食欲减退(厌食症)、腹泻等。根据 2019 CSCO 抗肿瘤治疗相关恶心呕吐预防及治疗指南, 该患者静脉滴注大剂量甲氨蝶呤,致吐风险为中度,部分患者可能会出现严重恶心、呕吐。推荐应用 5-羟色胺 3 受体拮抗剂(5-HT3RA)+地塞米松±NK-1 受体拮抗剂(NK-1RA)(I 级推荐)。该患者应用昂丹司琼 8 mg iv bid D1-D2,阿瑞匹坦 125 mg po D1、80 mg po D2-D3、地塞米松 12 mg iv D1、8 mg iv D2-D3 预防恶心、呕吐,止吐措施适宜。

(4)水化、碱化尿液

大剂量甲氨蝶呤循证用药指南推荐在输注 HD-MTX 开始前 12 h 或更早,开始静脉水化 2.5~3 L·m^{-2}·d^{-1},同时给予碳酸氢钠碱化尿液。在 HD-MTX 给药前、给药期间及给药后(持续 72 h 或以上),直到甲氨蝶呤浓度低于 0.1 μmol·L^{-1},应持续给予标准水化、尿液碱化。该患者在给予 HD-MTX 前 12 h 至甲氨蝶呤血浓度低于 0.1 μmol·L⁻¹ 均给予水化、碱化尿液,并嘱患者每日饮用水至少 3 000 mL。综合评估,给予患者水化、碱化尿液时间及剂量合理。

> 知识点:HD-MTX 在体内存在部分代谢,其清除符合三相模式,第一相可能是分布入器官中;第二相为肾脏排泄,第三相是将 MTX 排泄入肠肝循环。该药主要是通过肾脏排泄,大约 24 h 内为 90%;少部分可能经由胆道,最后由粪便排出。HD-MTX 用于治疗骨肉瘤时会引起肾功能损伤而导致急性肾功能衰竭,主要是由于 MTX 和 7-羟基甲氨蝶呤在肾小管内的沉积,因此保持大小便通畅,尤其是保证足够的尿量对于MTX 及其代谢物的排泄至关重要。

MTX 呈弱酸性,当尿液 pH 值低于 6 时,MTX 解离减少易于产生沉淀。此外,MTX 在尿中溶解度大于水中,在补液量不足、尿量不足或尿 pH 值 < 7 的情况下,MTX 及其代谢物 7-羟基甲氨蝶呤易达到超饱和状态,形成结晶沉积在肾小管内阻塞肾小管,可能引发急性肾功能损伤,故应用甲氨蝶呤化疗前及化疗中须进行水化、碱化措施,加速 MTX 及其代谢物随尿液排泄。HD-MTX 治疗骨肉瘤时须密切关注患者的尿液 pH 值,根据其数值动态调整碳酸氢钠的剂量及频次;同时注意充分水化,关注患者的出入量保持平衡。

(5)AKP、LDH 检测的意义

AKP、LDH 与骨肉瘤诊断与预后相关。40%~80%的骨肉瘤患者碱性磷酸酶升高,伴有转移骨肉瘤患者的碱性磷酸酶和乳酸脱氢酶水平升高更为显著。Bacci 等报道了有转移的骨肉瘤患者 LDH 水平较无转移患者高(36.6% vs 18.8%, $P<0.0001$)。5 年无病生存率亦与 LDH 水平相关(LDH 升高者为 39.5%,LDH 正常者为 60%)。Bacci 等也报道了 AKP 水平对于无事件生存率有显著影响。对于 AKP 水平升高 4 倍以上的患者 5 年无事件生存率为 24%, 而 AKP 低于此水平的患者 5 年无事件生存率为 46%($P<$ 0.001)。需要注意的是,AKP 和 LDH 的升高可能缺乏特异性,但是 AKP、LDH 指标的测定在一定程度上可以反映骨肉瘤患者治疗的效果。本患者此次复查,AKP 在正常范围,但 LDH 略高于正常值上限,应注意该患者 AKP、LDH 水平的动态变化。

初始药学监护计划

(1)注意甲氨蝶呤应用剂量及血药浓度监测。

（2）大剂量甲氨蝶呤为中度致吐风险药物，建议采用三联或两联止吐方案。

（3）注意水化、碱化尿液治疗，并保持尿液 pH 值在 7~8；由于治疗期间患者输注液体量及口服液体量明显增加，注意记录患者液体出入量，保持出入量基本平衡。

（4）亚叶酸钙（CF）解救的剂量及时间。

（5）注意监测患者血常规、肝肾功能。

（6）注意患者口腔黏膜炎的防治。

监护明细单

（1）甲氨蝶呤 16 g，用 5% 葡萄糖注射液 1 000 mL 为溶媒，维持静脉用药 6 h。

（2）化疗首日，患者应用 HD-MTX 之前 1 h 服用 125 mg 阿瑞匹坦；再 0.5h 后静脉缓慢推注 8 mg 昂丹司琼、12 mg 地塞米松。

（3）化疗首日 10:00，患者开始静脉滴注 MTX；用药 6 h（峰浓度）、12 h（CF 解救前血浓度）、24 h、48 h、72 h 分别检测其血浓度；MTX 静脉滴注结束 6 h 开始给予 30 mg 亚叶酸钙解救；根据 24 h 血浓度情况调整亚叶酸钙（CF）解救剂量。

（4）若应用 HD-MTX 24 h 血药浓度>10 $\mu mol \cdot L^{-1}$，亚叶酸钙改为 50 mg iv q6h；否则，继续原亚叶酸钙解救剂量及间隔时间。

（5）若应用 HD-MTX 48 h 血药浓度>1 $\mu mol \cdot L^{-1}$，亚叶酸钙改为 50 mg iv q4h；否则，继续前期亚叶酸钙解救剂量及时间间隔；

（6）若应用 MTX 72 h 血药浓度<0.1 $\mu mol \cdot L^{-1}$，停止亚叶酸钙解救；否则继续 CF 解救，直至血药浓度<0.1 $\mu mol \cdot L^{-1}$。

（7）每日早晚至少 2 次检测患者尿液 pH 值（保持在 7~8），并参考其结果，调整碳酸氢钠应用剂量及间隔时间。

（8）考虑 HD-MTX 导致肝细胞损伤的可能性大，可以在应用 MTX 的首日开始至 MTX 血浓度<0.1 $\mu mol \cdot L^{-1}$ 期间，给予患者 1~2 种保护肝细胞药物治疗。

（9）应用 HD-MTX 第 3 天开始，至少每 2 日监测一次患者血常规、肝肾功能，发现异常给予相应治疗。

（10）应用 HD-MTX 第 2 天开始至 MTX 血浓度<0.1 $\mu mol \cdot L^{-1}$，给予患者亚叶酸钙液漱口（100 mg CF+生理盐水 250 mL）q4h。

4月12日(D2)

患者精神好,体温正常,饮食、睡眠可,大小便正常,左下肢稍有肿胀。患者应用甲氨蝶呤过程顺利,出现轻度恶心,呕吐1次,未出现其他明显不适。

化验检查结果:

尿液 pH 6.5(6:00),尿液 pH 6.0(16:00)。

[MTX] 6 h 640 μmol·L⁻¹(峰浓度);12 h 120 μmol·L⁻¹。

今日 6:00 始给予患者水化、碱化尿液药物治疗,药师提醒患者继续服用碳酸氢钠片 1.0g q8h,并适当增加饮水量,至少 3 000 mL;10:00 开始静脉滴注 HD-MTX,16:00 结束(维持 6 h),并应用阿瑞匹坦 125 mg、昂丹司琼 8 mg 以及地塞米松 12 mg 联合预防呕吐。应用异甘草酸镁注射液 150 mg 预防肝损伤。22:00 开始亚叶酸钙解救,用法用量为 30 mg iv q6h。

下午 16:00 患者尿液 pH 6.0,给予 5%碳酸氢钠注射液 125 mL 碱化尿液。

患者入量(3 575 mL+3 000 mL),出量 5 800 mL。

表3 4月12日治疗药物明细

用药目的	药物名称	用量	稀释液名称	稀释液用量	途径	频次
治疗肿瘤	甲氨蝶呤	16.0 g	5% GS	1 000 mL	ivdrip	st(维持 6 h)
水化	5%GNS	500 mL	——	——	ivdrip	qd
碱化	5%碳酸氢钠注射液	200 mL	——	——	ivdrip	qd
碱化	5%碳酸氢钠注射液	125 mL	——	——	ivdrip	st (16:00)
碱化	碳酸氢钠片	1 g			po	q8h
水化(补钾)	10%氯化钾注射液	10 mL	5%GNS	500 mL	ivdrip	qd
水化(补钾)	10%氯化钾注射液	20 mL	NS	1 000 mL	ivdrip	qd
止吐	阿瑞匹坦	125 mg	——	——	po	qd
止吐	昂丹司琼	8 mg	——	——	iv	bid
辅助止吐	地塞米松	12 mg	——	——	iv	st
辅助止吐	苯海拉明	20 mg	——	——	im	qd
抗炎保肝	异甘草酸镁注射液	150 mg	5% GS	250 mL	iv drip	qd
解救	亚叶酸钙	30 mg			iv	q6h(22:00)

药物治疗方案分析与评价

(1)亚叶酸钙解救剂量、给药时间、给药频次

该患者在 HD-MTX 输注开始后 12 h 应用亚叶酸钙解救，患者体表面积为 2 m²，给予其亚叶酸钙解救剂量 30 mg iv q6h,评价合理。

> 知识点:HD-MTX 治疗骨肉瘤的推荐剂量为 8~12 g·m⁻²。MTX 导致的不良反应与体内药物浓度及持续时间呈正相关。此外,MTX 治疗指数低,个体差异大。因此,必须有严格的水化、尿液碱化、MTX 血浓度监测、亚叶酸钙解救及不良反应处理等措施,其中亚叶酸钙解救是保证患者生命安全的重要措施之一。常规监测应用 MTX 后峰浓度,以及 24 h、48 h、72 h 的 MTX 血浓度,其中后者反映 MTX 在体内消除情况。
>
> 应用 HD-MTX 12~24 h 需要给予患者亚叶酸钙解救。外源给予亚叶酸钙可以越过 MTX 所阻断的二氢叶酸还原为四氢叶酸的过程,使正常细胞的 DNA 及蛋白质生化反应继续进行,从而起到解救细胞的作用。正常细胞利用外源性亚叶酸钙的能力远超肿瘤细胞,15 mg·m⁻² 亚叶酸钙浓度水平足以满足正常细胞的需求。此外,解救后正常细胞恢复合成 DNA 的能力也比肿瘤细胞快,故一般不会出现肿瘤细胞的解救。
>
> 过早应用亚叶酸钙解救可能会拮抗 MTX 治疗效果,而过晚解救则可能发生严重的不良事件。大剂量甲氨蝶呤循证用药指南推荐应用 HD-MTX 治疗骨肉瘤时,在 HD-MTX 输注开始后 12~24 小时给予第一剂亚叶酸钙解救;当发生严重不良反应时,应调整亚叶酸钙解救剂量及时间;推荐初始亚叶酸钙解救剂量为 15 mg·m⁻² q6h 静脉注射或肌内注射,避免口服。

(2)预防肝功能损伤

HD-MTX 导致的急性肝损伤通常在用药后 1~3 天出现,表现为 ALT 不同程度升高,发生率高达 60%。其中甘草酸制剂、多烯磷脂酰胆碱、还原型谷胱甘肽等为常用的抗炎、保护肝细胞膜、解毒药物。为预防肝功能损伤的发生,提前给予本例患者异甘草酸镁注射液行抗炎保肝治疗合理。

(3)预防口腔黏膜炎

口腔黏膜炎是应用 HD-MTX 后常见的不良反应,严重影响患者的生活质量及用药依从性,除告知患者用药期间注意口腔卫生外,应积极采取预防措施,以降低口腔黏膜炎发生的风险。患者应用 HD-MTX 24 h 后,给予其亚叶酸钙稀释液漱口合理。

> 知识点:应用 HD-MTX 后易损伤口腔黏膜,出现溃疡性黏膜炎。若 MTX 血药浓度超标、亚叶酸钙解救不及时,溃疡性黏膜炎发生率会明显升高。应用亚叶酸钙漱口是常见的防治措施。

(4)MTX 的消除延迟

大剂量甲氨蝶呤循证用药指南将 MTX 的消除延迟定义为:[MTX]24 h ≥10.0 μmol·L^{-1}、[MTX]48 h≥1.0 μmol·L^{-1}、[MTX]72 h≥0.1 μmol·L^{-1}。而美国 FDA 对于消除延迟的定义是 [MTX]72 h ≥0.2 μmol·L^{-1}。

(5)药学监护计划实施与调整

① 6:00 患者尿液 pH 值为 6.5,低于推荐范围,静脉给予碳酸氢钠注射液;下午尿液 pH 值为 6.0,低于推荐范围,临时给予碳酸氢钠注射液 125 mL 合理。

② 患者今日饮水量为 3 000 mL,静脉输注液体量约 3 575 mL,尿量约 5 800 mL,患者出入液体量基本保持平衡。

③ 患者大小便通畅。

④ MTX 的峰浓度为 640 μmol·L^{-1}。HD-MTX 治疗骨肉瘤时,期望 MTX 血药浓度峰值 C$_{max}$ 在 700~1 000 μmol·L^{-1},患者 MTX 峰值血药浓度为 640 μmol·L^{-1},略小于期望值。

⑤ 患者滴注 MTX 过程中出现轻微恶心,呕吐 1 次。提醒患者清淡饮食,注意适当休息及运动,不食用过热或过冷的食物。

⑥ 口腔黏膜炎通常是应用 HD-MTX 后表现的早期症状。为预防口腔黏膜炎的发生,在滴注 HD-MTX 之后 24 h 开始,患者应用稀释的亚叶酸钙漱口。

4月13日(D3)

今日继续给予患者水化、碱化尿液、抗炎保肝治疗,并给予昂丹司琼、阿瑞匹坦、地塞米松预防恶心、呕吐。患者精神可,食欲减退,呕吐 1 次,大小便正常,下肢稍有肿胀感,未述其他明显不适。

化验检查结果:尿液 pH 7.5,24 h [MTX] 12.50 μmol·L^{-1}(目标值:<10 μmol·L^{-1})。

药物治疗方案调整

患者 24 h MTX 血浓度高于 10 μmol·L^{-1}。表明患者存在 MTX 清除延迟,嘱患者 10:00 开始应用亚叶酸钙稀释液漱口,每 4 h 一次,以预防口腔黏膜炎;12:00 追加 20

mg 亚叶酸钙,缓慢静脉注射;16:00 开始亚叶酸钙解救剂量调整为 50 mg iv q6h。

药物监护计划实施与调整

(1)患者尿液 pH 值为 7.5,在目标范围。

(2)患者 24 h [MTX]为 12.50 μmol$\cdot$L^{-1},大于 10 μmol$\cdot$L^{-1}(最大目标值)。临床药师嘱患者应用亚叶酸钙稀释液每 4 小时漱口一次,以预防口腔黏膜炎;并提醒其按时服用碳酸氢钠片,适当增加饮水量,每日至少 3 000 mL。

(3)今日患者入量(2 450 mL+3 500 mL),尿量约 5 300 mL。

4月14日(D4)

患者精神可,食欲稍改善,轻度恶心,未呕吐,饮食尚可,体温正常,大小便正常,左下肢仍有肿胀感。今日清晨患者抽空腹血行血常规、肝肾功能等检查,血红蛋白较前稍有降低(可能与其应用 HD-MTX 有关),其他各项指标基本正常,部分检查结果见表4。

表 4　部分血液检查结果

化验项目	化验结果	参考值	单位
WBC	7.91	3.5~9.5	×10^9 L^{-1}
NEU	7.24	1.8~6.3	×10^9 L^{-1}
HGB	92↓	115~150	g$\cdot$L^{-1}
PLT	249	125~350	×10^9 L^{-1}
ALT	41	9~50	U$\cdot$L^{-1}
AST	19	15~40	U$\cdot$L^{-1}
Cr	74	62~115	μmol$\cdot$L^{-1}
尿液 pH(晨起)	7.0	7~8	
[MTX]48h	1.01	<1	μmol$\cdot$L^{-1}

今日继续给予患者水化、碱化尿液,应用昂丹司琼、阿瑞匹坦、地塞米松预防恶心、呕吐,继续亚叶酸钙解救,异甘草酸镁注射液预防肝损伤。16:00 患者皮下注射聚乙二醇化重组人粒细胞刺激因子 6 mg(预防骨髓抑制)。

今日患者手术部位(左下肢胫骨近端)换药,并抽出手术部位腔隙积液 150 mL。患者肿胀感明显减轻。积液送细菌培养,结果示:无细菌生长。患者用药过程顺利,无其他明显不适。

治疗方案调整:16:00 给予患者聚乙二醇化重组人粒细胞刺激因子 6 mg ih。

药物治疗方案分析与评价

HD-MTX 致严重血液学毒性发生率较高,主要表现在白细胞、中性粒细胞降低,使粒缺性发热的风险增加。聚乙二醇化重组人粒细胞刺激因子为长效升白药物,其主要作用机制为:药物进入机体后缓慢释放粒细胞刺激因子,后者与造血细胞的表面受体结合后作用于粒细胞/巨噬细胞系集落形成单位,从而刺激增殖、分化、定型与成熟细胞功能活化。推荐使用剂量 6 mg,皮下注射。本品也可按患者体重,以 100 $\mu g \cdot kg^{-1}$ 进行个体化治疗。该药推荐在化疗药物应用结束 48 小时后使用。请勿在使用细胞毒性化疗药物前 14 d 到化疗后 24 h 内注射。应用该药后可能出现的主要不良反应:骨骼肌肉痛,恶心,呕吐,乏力,体温升高,头晕,失眠及心律失常等。

患者应用 HD-MTX 48 h 后皮下注射聚乙二醇化重组人粒细胞刺激因子 6 mg,预防粒细胞减少性发热。上述药物应用时间、剂量适宜。

药物监护计划实施与调整

(1)6:00 患者尿液 pH 值为 7.0,在目标范围。

(2)48h [MTX] 1.01 $\mu mol \cdot L^{-1}$ 在安全范围上限,仍需亚叶酸钙解救。

(3)今日患者按时服用碳酸氢钠片 1.0 g po q8h,尿量约 6 000 mL。

(4)患者应用聚乙二醇化重组人粒细胞刺激因子后未出现骨骼肌肉痛、乏力、体温升高等不适。

4月15日(D5)

患者精神可,食欲、饮食可,体温正常,大小便正常,下肢仍有肿胀感。

化验检查结果:尿液 pH 值8.5(6:00),72 h [MTX] 0.35 $\mu mol \cdot L^{-1}$(目标值 <0.1 $\mu mol \cdot L^{-1}$)。

药师建议:考虑患者应用 MTX 72 h 血药浓度为 0.35 $\mu mol \cdot L^{-1}$,高于目标值,存在 MTX 清除延迟。建议:①调整亚叶酸钙解救频次,由之前 50 mg q6h 改为 50 mg q4h;亚叶酸钙稀释液漱口调整为每 2 h 一次;早 6:00 患者尿液 pH 略高,建议早上暂停服用碳酸氢钠片。(均采纳)

今日患者继续应用亚叶酸钙解救,异甘草酸镁注射液预防肝损伤。患者用药过程顺利,无其他明显不适。

药物监护计划实施与调整

(1)患者 72 h [MTX]为 0.35 $\mu mol \cdot L^{-1}$,血药浓度高于安全范围(<0.1 $\mu mol \cdot L^{-1}$),需

要继续给予亚叶酸钙解救,且亚叶酸钙用药频次调整为:50 mg q4h。明日 10:00 再次检测甲氨蝶呤血浓度。

(2)患者尿液 pH 值 8.5,高于目标值,建议患者暂停服用一次碳酸氢钠(采纳)。嘱患者明晨抽空腹血复查血常规、肝肾功能。

(3)患者消化道不适症状已缓解,嘱明日停用地塞米松、昂丹司琼。

(4)今日患者入量(2 450 mL+3 500 mL)尿量约 5 500 mL。

4月16日(D6)

患者精神可,饮食可,体温正常,大小便正常,下肢稍有肿胀。今晨已抽空腹血,其中白细胞、中性粒细胞计数明显升高,血红蛋白与 2 天前结果相近,其他指标基本正常;患者 96h [MTX]血药浓度为 0.31 $\mu mol \cdot L^{-1}$,具体情况见表 5。

表 5　部分血液检查结果

化验项目	化验结果	参考值	单位
WBC	22.39 ↑	3.5–9.5	$\times 10^9 \, L^{-1}$
NEU	21.29 ↑	1.8–6.3	$\times 10^9 \, L^{-1}$
HGB	97 ↓	115–150	$g \cdot L^{-1}$
PLT	184	125–350	$\times 10^9 \, L^{-1}$
ALT	24	9–50	$U \cdot L^{-1}$
AST	11 ↓	15–40	$U \cdot L^{-1}$
Cr	89	62–115	$\mu mol \cdot L^{-1}$
尿液 pH	7.5	7–8	
[MTX]96 h	0.31 ↑	<0.1	$\mu mol \cdot L^{-1}$

药师建议:①考虑患者应用 MTX 96 h 血药浓度为 0.31 $\mu mol \cdot L^{-1}$,且与 72 h 血药浓度相近,建议继续监测患者 MTX 血浓度(采纳);②为明确患者是否存在 MTX 异常代谢及排泄,建议行 MTX 相关基因多态性检测,主要包括 MTHFR C677T、MTHFR A1298C、ABCB1 C3435T。但因经济原因,患者拒绝检测;③考虑患者存在 MTX 清除延迟,建议:调整亚叶酸钙静脉应用剂量 50 mg iv q4h→100 mg iv q4h,并建议患者吞咽漱口用亚叶酸钙(采纳)。

知识点：HD-MTX 不推荐用于肾功能不全或有第三间隙积液患者,如腹水或大量胸腔积液的患者,以防影响 MTX 的清除。

MTX 清除延迟可导致严重不良反应,如严重骨髓抑制、肝肾功能损伤、腹泻、黏膜溃疡等,应根据 MTX 血药浓度结果调整亚叶酸钙解救剂量和/或频次,同时应给予患者充分水化、尿液碱化,增加 MTX 血药浓度的监测频次。

MTX 排泄延迟存在基因相关多态性,主要为 MTHFR C677T、MTHFR A1298C、ABCB1 C3435T 等。亚甲基四氢叶酸还原酶(MTHFR)作为叶酸代谢过程中的关键酶,将 5,10-亚甲基四氢叶酸转化为具有生物学功能的 5-甲基四氢叶酸,从而参与蛋氨酸代谢循环和 DNA 的甲基化。ABCB1 又称为多药耐药基因(MDR1),其编码的蛋白质称为 P-糖蛋白(P-gp),参与多种药物的转运和排泄。有研究显示,MTHFR 及 ABCB1 基因多态性与大剂量甲氨蝶呤严重毒性反应及排泄延迟具有相关性,可能的机制是 ABCB1 发生基因突变,使 MTX 泵出细胞受阻,MTX 排泄减慢,导致排泄延迟;MTHFR 发生突变,使 MTHFR 酶活性降低,一碳基团的转移作用受阻,出现严重不良反应的风险增加。Abdel-Hameed 等报道,ABCB1 (3435) C > T 基因多态性与 HD-MTX 输注 72 h 后排泄延迟存在显著相关性,携带 T 等位基因者 HD-MTX 排泄延迟的风险约为该基因野生型者的 10 倍。

本例患者 MTX 排泄延迟相关因素分析

甲氨蝶呤在体内的吸收、分布、代谢、排泄过程受到多种因素影响,如年龄、性别、身高、体重、肝肾功能、合并用药、代谢酶等。本例患者男性,40 岁,体重 80 kg,身高 180 cm,身体状况好,无慢性病史,未服用医嘱之外其他药物;应用 HD-MTX 期间,患者肝肾功能均正常,可以排除脏器功能异常导致的排泄延迟。患者治疗期间应用阿瑞匹坦为 CYP3A 中效抑制剂,未见与甲氨蝶呤间相互作用的报道;地塞米松为 ABCB1 的底物及诱导剂,也为 CYP3A 的诱导剂,可能对 MTX 代谢及排泄有一定的影响。患者应用 MTX 后体内峰浓度为 640 μmol·L^{-1}(未达目标值),但 24 h MTX 血浓度为 12.1 μmol·L^{-1}(高于目标值),可能与其同时应用地塞米松、阿瑞匹坦有一定的关系。另外,患者应用 MTX 24 h 内尿液 pH 值未达标,可能影响 MTX 的清除,是导致 MTX 清除延迟的原因之一。

本例患者应用 HD-MTX 治疗前手术部位(左下肢胫骨近端)有少许腔隙积液,虽行抽液治疗,但局部仍存在肿胀,尤其在给予充分水化后,患者左下肢肿胀感加重,提示患者局部存在腔隙积液,这可能在一定程度上延缓了 MTX 的清除。

药物监护计划实施与调整

(1)患者 96 h [MTX] 0.31 μmol·L^{-1} 高于安全范围,且与 72 h 血药浓度相近,考虑与其存在下肢手术部位腔隙积液可能有关。药师建议提高患者亚叶酸钙解救剂量,并建议患者将漱口用亚叶酸钙吞咽(采纳)。

(2)患者今日继续按时服用碳酸氢钠片,每日 3 次,每次 2 片(1.0 g)。

(3)患者血常规指标白细胞、中性粒细胞计数高于正常值上限,与其应用聚乙二醇化重组人粒细胞刺激因子有关;血红蛋白与 2 d 前结果相近;肝肾功能正常。

(4)患者尿液 pH 值 7.5 在目标值范围。

(5)患者未出现口腔黏膜炎,提示前期预防性应用亚叶酸钙稀释液漱口有效。

用药教育

(1)患者已住院 6 日,因 MTX 浓度未降至安全范围,出现焦虑情绪。临床药师安慰其勿急躁,目前[MTX]高于安全范围,可能与其存在下肢手术部位腔隙积液和/或基因多态性有关;提醒其只要积极配合治疗,就能很快转危为安。

(2)再次提醒患者继续服用碳酸氢钠片,每 8 h 服用一次,每次 2 片(1.0g),并适当增加饮水量,保持大小便通畅。

(3)提醒患者每日继续亚叶酸钙稀释液漱口,每 2 h 一次,且建议吞咽。

4 月 17 日(D7)

患者精神好,饮食可,焦虑情绪缓解,下肢仍有肿胀感。

化验检查结果:尿液值 pH 8.0,120 h [MTX] 0.21 μmol·L^{-1}。

今日患者继续水化、碱化尿液,继续应用亚叶酸钙 100 mg iv q4h 解救,应用异甘草酸镁注射液预防肝损伤。今日患者晨起尿液 pH 值 8.0,嘱患者按时服用碳酸氢钠片。

药物监护计划实施与调整

(1)患者 120 h [MTX] 0.21 μmol·L^{-1} 仍然高于安全范围,密切观察患者用药后可能出现的不良反应。

(2)患者尿液 pH 值 8.0,嘱继续按时服用碳酸氢钠片,每 8 h 服用一次,每次 2 片

（1.0 g）。

（3）药学查房获悉：患者用于漱口的亚叶酸钙稀释液并未吞咽，表示其口感差，难以下咽。药师提醒其吞咽亚叶酸钙稀释液是为了避免 MTX 导致的不良反应，请遵医嘱执行。

4月18日(D8)

患者精神尚可，体温正常，饮食量稍有减少。下午 14:20 开始，患者出现 2 度腹泻（6 次糊状便）。医嘱患者应用蒙脱石散冲服（3 g tid）。

化验检查结果：144 h [MTX] 0.15 μmol·L^{-1}。

药物治疗方案分析与评价

患者出现 2 度腹泻（糊状），可能与其前期应用 MTX 有关；给予其蒙脱石散治疗（3 g tid），药物选择适宜。

知识点：蒙脱石散为天然蒙脱石微粒粉剂，具有层纹状结构及非均匀性电荷分布，对消化道内的病毒、病菌及其产生的毒素、气体等有极强的固定、抑制作用，使其失去致病作用；此外对消化道黏膜还具有很强的覆盖保护能力，修复、提高黏膜屏障对攻击因子的防御功能，具有平衡正常菌群和局部止痛作用。对于化疗药物引起的腹泻有较好的疗效。一般用法为成人每次 1 袋（3 g），一日 3 次。服用时将本品倒入约 50 mL 温开水中混匀快速服完。治疗急性腹泻时首次剂量应加倍，但少数人可能产生轻度便秘。

药物监护计划实施与调整

（1）患者今日 MTX 血药浓度仍然高于安全范围，密切观察患者腹泻情况，以及可能出现的其他不良反应。

（2）患者出现 2 度腹泻，嘱其勿服用生冷食物，按时服用蒙脱石散；建议患者服用蒙脱石散前后 1 h 避免口服食物及其他药物，且服用蒙脱石散后 1 h 内避免饮水，以最大程度发挥蒙脱石散吸附止泻效果。

4月19日(D9)

患者精神好，饮食可，腹泻症状减轻（2 次），小便正常，左侧下肢肿胀感稍减轻。患者清晨抽空腹血行血常规、肝肾功能、血生化检查，各项指标未见明显异常，其中部分结果见表 6。

表 6 部分血液检查结果

化验项目	化验结果	参考值	单位
WBC	3.4↓	3.5–9.5	×10^9 L^{-1}
NEU	2.2	1.8–6.3	×10^9 L^{-1}
HGB	98↓	115–150	g·L^{-1}
PLT	146	125–350	×10^9 L^{-1}
ALT	36	9–50	U·L^{-1}
AST	34	15–40	U·L^{-1}
Cr	78	62–115	μmol·L^{-1}
AKP	128↑	45–125	U·L^{-1}
[MTX]168 h	0.16↑	<0.1	μmol·L^{-1}

患者应用甲氨蝶呤 168 h 血浓度为 0.16 μmol·L^{-1}（高于安全范围）。患者继续应用亚叶酸钙 100 mg iv q4h 解救。

4月20日（D10）

患者精神好，饮食可，大小便正常，体温正常，下肢肿胀感减轻，无其他明显不适。

化验检查结果：192 h [MTX] 0.12 μmol·L^{-1}。

今日患者 MTX 血药浓度降至 0.12 μmol·L^{-1}，但仍高于安全范围。考虑患者应用 HD-MTX 并解救 8 日，血常规、肝肾功能未见明显异常。目前患者无明显不适，嘱其输液结束后出院，同时医嘱其 5 日后返院检测甲氨蝶呤血浓度。

患者首次应用甲氨蝶呤后血浓度检测结果见表 7。2022 年 4 月 12 日–20 日患者用药明细见表 8。

出院指导

（1）嘱患者近期注意休息及营养均衡，每日饮水量在 3 000 mL 以上；提醒其出院后继续应用亚叶酸钙稀释液漱口（200 mg CF 加入 250 mL 生理盐水），并吞服，每 2 h 一次（夜间可以 4 h 一次），5 日后返院检测甲氨蝶呤血浓度。

（2）定期复查血常规（每 5 日左右）、肝肾功能（每 2 周复查），以便及时发现异常并给予治疗。

（3）继续按原剂量服用碳酸氢钠片 5 d（每日 3 次，每次 1.0 g），并保持大小便通畅。

（4）明日始停用蒙脱石散。

（5）2 周后按时返院接受下周期治疗。

表7 首次应用 MTX 血浓度结果

时间	MTX(μmol·L^{-1})	备注
6 h	640	峰浓度
12 h	120	解救前 MTX 浓度
24 h	12.5	排泄延迟
48 h	1.01	稍高
72 h	0.35	排泄延迟
96 h	0.31	排泄延迟
120 h	0.21	排泄延迟
144 h	0.15	排泄延迟
168 h	0.16	排泄延迟
192 h	0.12	排泄延迟
336 h	0.07	低于安全范围

表8 2022 年 4 月 12 日–20 日用药明细单

用药目的	药物名称	用量	稀释液名称	稀释液用量	途径	频次	用药时间
治疗肿瘤	甲氨蝶呤	16.0 g	5% GS	1 000 mL	ivdrip	st(维持 6 h)	2022.04.12
水化	5%GNS	500 mL	--	--	ivdrip	qd	2022.04.12–20
碱化	5%碳酸氢钠注射液	200 mL	--	--	ivdrip	qd	2022.04.12–18
碱化	5%碳酸氢钠注射液	125 mL	--	--	ivdrip	st	2022.04.12(16:00)
碱化	碳酸氢钠片	1 g	--	--	po	q8h	2022.04.11–20
水化（补钾）	10%氯化钾注射液	10 mL	5%GNS	500 mL	ivdrip	qd	2022.04.12–20
水化（补钾）	10%氯化钾注射液	20 mL	NS	1 000 mL	ivdrip	qd	2022.04.12–20
止吐	阿瑞匹坦	125mg	--	--	po	qd	2022.04.12
		80 mg	--	--	po	qd	2022.04.13–14
止吐	昂丹司琼	8 mg	--	--	iv	bid	2022.04.12–15
辅助止吐	地塞米松	12 mg	--	--	iv	qd	2022.04.12
		8 mg	--	--	iv	qd	2022.04.13–15
辅助止吐	苯海拉明	20 mg	--	--	im	qd	2022.04.12–20
抗炎保肝	异甘草酸镁注射液	150 mg	5% GS	250 mL	ivdrip	qd	2022.04.12–20
预防性升白	聚乙二醇化重组人粒细胞集落刺激因子	6 mg	--	--	ih	st	2022.04.14
预防黏膜炎	亚叶酸钙	0.1 g	NS	250 mL	漱口	q4h	2022.04.13–15(10:00)
		0.1 g	NS	250 mL	漱口	q2h	2022.04.15(12:00)–20
		0.2 g	NS	250 mL	漱口后吞咽	q2h(每日 0.2 g)	2022.04.20(18:00)–26

续表

		30 mg	--	--	iv	q6h	2022.04.12(22:00)-13(10:00)
解救	亚叶酸钙	20 mg	--	--	iv	st	2022.04.13(12:00)
		50 mg	--	--	iv	q6h	2022.04.13(16:00)-15(10:00)
		50 mg	--	--	iv	q4h	2022.04.15(14:00)-16(10:00)
		100 mg	--	--	iv	q4h	2022.04.16(14:00)-20
止泻	蒙脱石散	3 g	--	--	po	tid	2022.04.18-20

四、随访

(1)4月21日-4月26日期间,患者每2 h(夜间4 h一次)持续应用亚叶酸钙溶液漱口,并吞服上述液体。患者精神好,饮食可,大小便正常,体温正常,下肢肿胀减轻,未出现口腔溃疡等明显不适。4月26日10:00之后停止应用亚叶酸钙。

4月26日10:00 [MTX]检查结果: 0.07 μmol·L^{-1}。

(2)5月10日患者下肢肿胀基本缓解,行血常规、肝肾功能等检查,未见明显异常。排除化疗禁忌后,给予患者异环磷酰胺3.5 g D1-D5治疗,并同时应用昂丹司琼、阿瑞匹坦、地塞米松联合止吐,应用美司钠预防泌尿道刺激。患者化疗期间出现轻度恶心,未出现其他明显不适。5月16日患者预防性应用聚乙二醇化重组人粒细胞刺激因子6 mg ih。

(3)5月31日患者下肢肿胀完全缓解,排除化疗禁忌,应用AP方案治疗,其中表柔比星150 mg D1,顺铂80 mg D1-D3,并同时应用昂丹司琼、阿瑞匹坦、地塞米松联合止吐。患者化疗期间出现中度恶心,未出现其他明显不适。6月4日患者预防性应用聚乙二醇化重组人粒细胞刺激因子6 mg ih。

(4)6月21日排除化疗禁忌,患者第二次应用甲氨蝶呤16 g,并同时应用昂丹司琼、阿瑞匹坦、地塞米松联合止吐。患者化疗期间出现轻度恶心,未出现呕吐、腹泻等明显不适。甲氨蝶呤维持静脉滴注6 h,再6 h开始应用亚叶酸钙50 mg q6h解救。应用MTX不同时间点血浓度情况见表9。6月23日患者预防性应用聚乙二醇化重组人粒细胞刺激因子6 mg ih。

表 9　再次应用 MTX 血浓度结果

时间	MTX(μmol·L^{-1})	备注
6 h	550	峰浓度
24 h	4.55	未见排泄延迟
48 h	0.16	未见排泄延迟
72 h	0.07	低于安全范围

本例患者首次应用甲氨蝶呤排泄延迟的原因分析

患者首次应用 HD-MTX 出现排泄延迟，即使增加亚叶酸钙的剂量及应用频次，MTX 应用 72-120 h 血浓度均大于 0.2 μmol·L^{-1}；再次应用同等剂量的甲氨蝶呤之前，患者手术部位腔隙积液完全缓解，临床药师及医护人员对患者均加强了监护力度，患者治疗依从性明显提高(包括按时服用碳酸氢钠片、保证每日饮水量等)，用药 12 h 后应用亚叶酸钙 50 mg iv q6h 解救，患者应用 MTX 72 h 血浓度降至安全范围以下。结论：患者首次应用 HD-MTX 出现排泄延迟很可能与其手术部位存在腔隙积液有关；另外，也可能与其治疗首日尿液碱化未达标有一定的关系；暂不考虑患者存在甲氨蝶呤相关基因多态性致其异常代谢及排泄。

五、小结

临床药师参与肿瘤患者的药学监护，利用药学专业知识特长，为医护人员及患者提供全方位药学服务，可以避免或减轻药物致不良事件的发生，保障患者用药安全、有效、经济、规范；另外，在临床工作中，结合患者的实际情况及用药后反应，临床药师可以更全面系统地掌握药物的作用特点，更好地服务于临床医护人员及患者，逐渐成长为临床治疗团队中不可或缺的一员。

本病例特别提示：临床医药护人员不仅应重视存在腹水或胸腔积液的患者避免应用 HD-MTX，而且对于存在轻度组织水肿或关节腔积液患者均应避免应用，以免影响 MTX 的体内清除，保障患者用药安全。对于因存在第三腔隙积液导致甲氨蝶呤排泄延迟的患者，单纯增加亚叶酸钙解救剂量及缩短解救间隔时间不能加快 MTX 在体内的清除；需要密切监测 MTX 血浓度，并重视黏膜炎、腹泻、骨髓抑制、肝损伤等不良反应的防治，保障患者用药安全。

参考文献

[1] Zhang B, Zhang Y, Li R, et al. The efficacy and safety comparison of first-line chemotherapeutic agents (high-dose methotrexate, doxorubicin, cisplatin, and ifosfamide) for osteosarcoma: a network meta-analysis[J]. J Orthop Surg Res, 2020, 15(1): 51.

[2] 郭卫, 牛晓辉, 肖建如, 蔡郑东. 骨肉瘤临床循证诊疗指南[J]. 中华骨与关节外科杂志, 2018, 11(04): 288-301.

[3] 王玉名, 商冠宁, 孙平. 大剂量甲氨蝶呤治疗骨肉瘤的毒性分析[J]. 实用肿瘤杂志, 2015, 30(01): 69-72.

[4] 大剂量甲氨蝶呤亚叶酸钙解救疗法治疗恶性肿瘤专家共识[J]. 中国肿瘤临床, 2019, 46(15): 761-767.

[5] 杨柯美, 卢卫明, 廖巧芬. 比较两种漱口水对预防大剂量甲氨蝶呤化疗致口腔黏膜炎的效果[J]. 当代护士, 2022, 29(03): 116-118.

[6] Ebid AIM, Hossam A, El Gammal MM, et al. High dose methotrexate in adult Egyptian patients with hematological malignancies: impact of ABCB1 3435C > T rs1045642 and MTHFR 677C > T rs1801133 polymorphisms on toxicities and delayed elimination[J]. J Chemother, 2021:1-10.

作者感悟

　　笔者作为一名长期工作在临床一线的药师,经历了从迷茫到准确定位的过程,通过逐步实施对医护人员、患者及其家属的各项药学服务,得到了大家的认可与信任。肿瘤患者对应用抗肿瘤药物充满恐惧与担心,特别是首次接受化疗或因疾病进展更改治疗药物的患者。临床药师从药物作用特点、可能出现的不良反应及治疗措施等,多角度对患者和/或其家属进行用药指导,提醒其用药注意事项,提高其对药物治疗的认知度及用药依从性;另外,应重视对患者进行定期随访。临床药师参考药品说明书、国内外肿瘤治疗指南及研究进展,对抗肿瘤药及其他辅助治疗药物进行全方位医嘱审核,及时提醒主管医师修正医嘱中存在的问题;借助药物浓度及基因多态性检测,积极参与疑难危重症病例讨论,以及不良反应相关性分析,为临床医护人员提供药学技术支持。

　　合格的临床药师应始终坚持以患者为中心,有无私奉献的精神,积极向上的求知欲,并耐得住寂寞,潜心学习,紧跟疾病治疗进展,逐渐融入临床治疗团队,成为不可或缺的一员。作为一名优秀的临床药师,除了掌握渊博的药学及临床知识之外,还应积极参与药事管理,在安全、有效、经济、规范应用药物方面发挥重要作用。

1例CD19嵌合抗原受体T细胞治疗难治性急性B淋巴细胞白血病患者药学监护实践

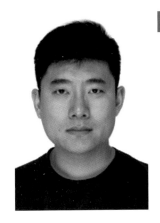

作者简介

魏晓晨,天津市第一中心医院,副主任药师

国家卫健委临床药师及师资带教老师

中国研究型医院学会药物评价专业委员会委员

中国药理学会药源性疾病专业委员会肿瘤学分委会委员

天津市药学会青委会委员兼秘书

天津市医学会医学鉴定分会临床药学组委员兼秘书

一、前言

难治/复发急性淋巴细胞白血病(acute lymphoblastic leukemia, ALL)预后差、生存期短。儿童难治/复发ALL的5年生存率为21%,而成人难治/复发ALL的5年生存率低于7%。虽然近年来新型化疗药物、靶向药物及造血干细胞移植技术取得了很大的进展,但并未从根本改善难治/复发ALL的预后。嵌合抗原受体(chimeric antigen receptor, CAR)T细胞(CAR-T细胞)是肿瘤治疗的新兴技术,通过基因工程将针对肿瘤抗原的单链可变区与共刺激分子的基因片段(CAR)整合至T细胞基因组并在T细胞上表达,CAR蛋白的胞外结构特异识别肿瘤抗原,并启动下游信号通路,使CAR-T细胞增殖、活化,发挥靶向肿瘤杀伤效应。目前以靶向CD19的CAR-T细胞(CD19-CART)治疗难治/复发急性B淋巴细胞白血病(B-ALL)最为显著。儿童及年轻成人难治/复发B-ALL完全缓解(complete response, CR)率达85%,1年总体生存率及无病生存率分别达 72% 及 51%。本文系临床药师参与 1 例初治 ALL 患者诱导治疗失败后应用 CD19-CART 进行挽救治疗的药学监护实践。

二、病史摘要

(1) 基本信息:患者,女,17 岁,身高 163 cm,体重 46 kg,主诉:间断发热伴周身疼痛 2 周。

(2) 现病史:患者入院前 2 周无明显诱因出现间断发热,体温最高 38.5 ℃,伴周身疼痛,伴呕吐,无畏寒、咳嗽咳痰,无鼻衄、血尿及黑便,在当地医院予以抗生素、止吐药物(具体用药不清),效果欠佳。后患者因发热伴周身疼痛,就诊于外院,查血常规:WBC $5.9×10^9·L^{-1}$,HGB 105 $g·L^{-1}$,PLT $38×10^9·L^{-1}$;生化:ALT 161.5 $U·L^{-1}$,AST 18.4 $U·L^{-1}$;腹盆 CT 示脾大、右侧附件可疑密度改变。骨髓涂片:考虑 ALL;流式:有核细胞可见 52.38% 异常 B 系原始细胞,考虑为 ALL(Pre-B);骨髓活检:考虑急性白血病骨髓象,予以抗感染及保肝治疗。现为求进一步诊治就诊于我院。

(3)既往病史:平素身体状况良好,否认"高血压、糖尿病、冠心病"等慢性病史,否认"肝炎、结核"等传染病史,否认手术史,否认外伤史,有输血史。

(4)家族史:否认传染病及遗传病家族史。

(5)个人史:生于中国黑龙江,长期居住天津市,否认疫区旅居史;否认聚集性发病或与新型冠状病毒感染者有流行病学关联。否认药物及食物过敏史。

(6)既往用药史:无。

(7)药物不良反应史:无。

(8)入院诊断:①急性 B 淋巴细胞白血病(Pre-B);②肝损害。

三、治疗过程与药学监护

7月25日(D1)

主诉及查体情况

患者主诉周身疼痛不适,一般情况尚可,体温 36.2 ℃。查体:胸骨下段压痛明显,全身浅表淋巴结未触及肿大,未见皮下出血点及瘀斑。

化验和检查情况

血常规:WBC 4.80×10⁹ L⁻¹,RBC 2.26×10¹² L⁻¹,HGB 65.00 g·L⁻¹,PLT 35.00×10⁹ L⁻¹,NEUT 0.55×10⁹ L⁻¹;出凝血:PT 13.1 s,INR 1.17;生化全项:ALB 34.1 g·L⁻¹,ALT 12.2 U·L⁻¹,AST 79.6 U·L⁻¹,TBIL 10.74 μmol·L⁻¹,DBIL 4.82 μmol·L⁻¹,IBIL 5.92 μmol·L⁻¹,GGT 58.0 U·L⁻¹,hs−CRP 51.7 mg·L⁻¹,LDH 6 662.7 U·L⁻¹;上腹部+盆腔 CT:脾大盆腔积液。

初始药物治疗方案

用药目的	药品名称	用药剂量	用法
预化疗(COP 方案)	注射用甲泼尼龙琥珀酸钠针	80 mg	iv qd d1~d5
	环磷酰胺粉针剂+0.9%氯化钠注射液	1 g 50 mL	iv st d1
	注射用硫酸长春新碱 0.9%氯化钠注射液	2 mg 20 mL	iv st d1
预防肿瘤溶解综合征	别嘌醇缓释胶囊	0.25 g	po qd
保肝	注射用还原型谷胱甘肽 0.9%氯化钠注射液	1.8 g 100 mL	po qd
止吐	托烷司琼粉针 0.9%氯化钠注射液	5 mg 100 mL	iv qd
护胃	注射用泮托拉唑 0.9%氯化钠注射液	40 mg 100 mL	iv qd

初始药物治疗方案分析与评价

(1)降低肿瘤负荷:患者 ALL 诊断明确,目前肢体疼痛、胸骨下段压痛显著且脾大明显,提示肿瘤负荷较高,给予 COP 方案进行预治疗,降低肿瘤负荷。

(2)预防肿瘤溶解综合征:淋巴系肿瘤对化疗敏感,在肿瘤高负荷时更容易合并肿瘤细胞溶解综合征,需积极预防和处理。肿瘤溶解综合征可给予别嘌呤醇预防,50~100 mg·m⁻²,2~3 次·d⁻¹,直到确认肿瘤负荷明显下降,因此该患者口服别嘌醇缓释胶囊 0.25 g qd 预防肿瘤溶解综合征。

(3) 患者入院肝功能异常,予以谷胱甘肽保肝;拟 COP 方案预化疗,辅以托烷司琼止吐、泮托拉唑护胃等对症支持治疗。

知识点:参考《NCCN 临床实践指南:急性淋巴细胞白血病(2022.V1)》和《儿童急性淋巴细胞白血病诊疗规范(2018 年版)》。

初始药物治疗监护计划

(1)密切监测生命体征:患者入院前无明显诱因间断发热,除原发病引起之外,可能还存在感染的高风险,密切关注患者的体温、呼吸、脉搏、血压及心率等生命体征,发生异常时及时给予处理。

(2)监测电解质、尿酸、肌酐等生化指标:患者肿瘤负荷较高,预治疗后大量肿瘤细胞溶解坏死,易引起急性肿瘤溶解综合征,导致高尿酸血症、高磷血症、低钙血症、低镁血症及尿酸结晶堵塞肾小管等,密切关注患者电解质水平,及时给予对症支持治疗。

(3)监测血常规:患者入院血常规显示三系均减少,此次预化疗方案中环磷酰胺及长春新碱均有不同程度的骨髓抑制毒性,可引起三系进一步降低。需规律对患者进行血象及体温监测,及时给予对症支持治疗。

(4)注意神经系统毒性的发生:长春碱类化疗药物主要的剂量限制性毒性为神经系统毒性。周围神经损伤是最常见的神经毒性表现,包括腱反射减弱/消失和肢端感觉异常。最常见的是手指和脚趾的感觉异常,少数病例可发生自主神经损伤,表现为腹痛、便秘、排尿障碍,严重者发展为麻痹性肠梗阻等。

(5)监测血糖:中–大剂量外源性糖皮质激素的应用会增加新发糖尿病风险的发生。该患者应用甲泼尼龙每天 80 mg,用药期间应注意监测患者血糖变化。

(6)注意出血性膀胱炎的发生:环磷酰胺单次用药后即可出现,注意监护患者排尿情况,若治疗过程中出现膀胱炎伴镜下血尿或肉眼血尿,则应立即停药,直到恢复正常。使用足量美司钠和强化补液促进利尿可显著降低膀胱毒性的发生率和严重性。

(7)监测肝功能:患者此次入院生化显示肝功能异常,预化疗后密切监测肝功能变化,及时调整用药方案。

知识点:参考《长春碱类药物治疗恶性淋巴瘤中国专家共识(2017 年)》

7月26日(D2)

主诉及查体情况

患者主诉周身疼痛不适较前好转,体温 36.6 ℃。查体较前无明显变化。

化验和检查情况

血常规:WBC $2.35×10^9$ L^{-1},RBC $2.90×10^{12}$ L^{-1},HGB 83.00 g·L^{-1},PLT $39.00×10^9$ L^{-1},NEUT $0.44×10^9$ L^{-1};生化全项:ALB 32.1 g·L^{-1},ALT 12.7 U·L^{-1},AST 28.5 U·L^{-1},TBIL 10.50 μmol·L^{-1},DBIL 4.99 μmol·L^{-1},IBIL 5.51 μmol·L^{-1},GGT 52.0 U·L^{-1},CREA 33.00 μmol·L^{-1},hs-CRP 25.09 mg·L^{-1},LDH 3757.4 U·L^{-1},GLU 5.48 mmol·L^{-1},K^+ 4.12 mmol·L^{-1},P 1.42 mmol·L^{-1},Ca 1.82 mmol·L^{-1},UA 206.2 μmol·L^{-1}。

药物治疗方案调整

+泊沙康唑口服混悬液 200 mg po q8h

- 托烷司琼粉针 5 mg + 0.9%氯化钠注射液 100 ml iv qd

药物治疗方案分析与评价

根据《血液病/恶性肿瘤患者侵袭性真菌病的诊断标准与治疗原则（第六次修订版）》,具有侵袭性真菌病(invasive fungal disease, IFD)高危因素的患者应行抗真菌预防治疗,如异基因造血干细胞移植患者、急性白血病初次诱导或挽救化疗患者、预计粒缺持续大于 10 d 的患者、伴有严重粒缺或接受抗胸腺球蛋白治疗或造血干细胞移植治疗的重症再生障碍性贫血患者等,应接受抗真菌预防。该患者 ALL 诊断明确,预化疗后粒细胞缺乏,既往没有真菌感染病史,属于初级预防,因此给予泊沙康唑预防性抗真菌治疗。

药物监护计划实施与调整

(1) 患者目前仍处于粒缺状态,密切监测患者血象及体温变化。

(2) 嘱患者泊沙康唑混悬液必须随餐服用。

(3) 泊沙康唑具有肝毒性,患者入院前肝功能异常,因此在开始泊沙康唑治疗和治疗期间,必须密切监测患者肝功能。

知识点:参考《血液病/恶性肿瘤患者侵袭性真菌病的诊断标准与治疗原则(第六次修订版)》

7月29日(D5)

主诉及查体情况

患者未诉特殊不适,一般情况尚可,体温 37.6 ℃。查体较前无明显变化。

化验和检查情况

血常规：WBC 1.35×10^9 L^{-1}，RBC 3.01×10^{12} L^{-1}，HGB 86.00 g·L^{-1}，PLT 33.00×10^9 L^{-1}，NEUT 0.43×10^9 L^{-1}；生化全项：ALB 33.7 g·L^{-1}，ALT 7.9 U·L^{-1}，AST 13.3 U·L^{-1}，TBIL 12.79 μmol·L^{-1}，DBIL 6.37 μmol·L^{-1}，IBIL 6.42 μmol·L^{-1}，GGT 48.0 U·L^{-1}，hs-CRP 8.48 mg·L^{-1}，CREA 32 μmol·L^{-1}，GLU 4.67 mmol·L^{-1}，LDH 1 725.2 U·L^{-1}；完善血培养。白血病基因突变及融合基因结果阴性。

药物治疗方案调整

用药目的	药品名称	用药剂量	用法
诱导化疗（VDCLP方案）	注射用甲泼尼龙琥珀酸钠针	60 mg	iv qd d1~d14, d15~d28 天递减至停
	环磷酰胺粉针剂+0.9%氯化钠注射液	1 g 50 mL	iv st d1
	硫酸长春地辛针 0.9%氯化钠注射液	4 mg 20 mL	iv st d1,d8,d15,d22
	注射用盐酸柔红霉素 0.9%氯化钠注射液	60 mg 40 mg 50 mL	iv st d1；iv qd d2~3
	培门冬酶注射液	3 000 IU	im st d8,d15
保护心脏	注射用右雷佐生 0.9%氯化钠注射液	0.5 g 250 mL	iv qd d1~d3
止吐	托烷司琼粉针 0.9%氯化钠注射液	5 mg 100 mL	iv qd
抗感染	亚胺培南/西司他丁针 0.9%氯化钠注射液	2 g 250 mL	iv q8h

停用：注射用甲泼尼龙琥珀酸钠 80 mg iv qd

调整药物治疗方案评价

(1)患者白血病基因突变及融合基因结果阴性，诊断为 Ph^--ALL，根据《中国成人急性淋巴细胞白血病诊断与治疗指南（2021年版）》，对于年轻成人和青少年患者(<40岁)，Ph^--ALL 治疗原则：①临床试验；②儿童特点联合化疗方案(优先选择)；③多药联合化疗方案。根据《儿童急性淋巴细胞白血病诊疗规范(2018年版)》，Ph^--ALL 的诱导治疗：一般以 4 周方案为基础。至少应予长春新碱或长春地辛、蒽环/蒽醌类药物(如柔红霉素、去甲氧柔红霉素、阿霉素、米托蒽醌等)、糖皮质激素(如泼尼松、地塞米松等)为基础的方案(VDP)诱导治疗。推荐采用 VDP 方案联合环磷酰胺和左旋门冬酰胺酶或培门冬酶组成的 VDCLP 方案。因此该患者拟给予 VDCLP 方案诱导化疗。

(2)目前患者粒细胞缺乏伴发热，既往反复住院使用广谱抗生素，具备耐药细菌感染的危险因素。根据《中国中性粒细胞缺乏伴发热患者抗菌药物临床应用指南(2020

年版)》,对于病情较为危重患者的初始经验性抗菌治疗应采取降阶梯的策略,必须是能覆盖铜绿假单胞菌和其他严重革兰阴性菌的广谱抗菌药物,推荐碳青霉烯类(亚胺培南-西司他丁、美罗培南)。该患者初诊 ALL、间断发热,且肿瘤负荷较高、病情较重,因此给予亚胺培南/西司他丁 2 g iv q8h 经验性抗感染治疗。

知识点:参考《儿童急性淋巴细胞白血病诊疗规范(2018年版)》、《中国成人急性淋巴细胞白血病诊断与治疗指南(2021年版)》及《中国中性粒细胞缺乏伴发热患者抗菌药物临床应用指南(2020年版)》。

药学监护的调整

(1)患者目前粒缺伴发热,已送血培养,根据培养结果及药敏结果及时调整抗菌药物,密切监测患者血象及体温变化。

(2)亚胺培南-西司他丁与其他 β-内酰胺类抗生素一样,可产生中枢神经系统的副作用,如肌肉痉挛、精神错乱或癫痫发作,注意监护患者神经系统不良症状。

(3)心脏毒性是蒽环类药物最为严重的不良反应,蒽环类药物导致的心脏毒性多数呈进展性和不可逆性,特别是初次使用蒽环类药物就易造成心脏损伤。急性心脏毒性在给药后的几小时或几天内发生,常表现为心脏传导紊乱和心律失常,密切观察患者有无心慌、心悸、胸闷等症状。

知识点:参考《蒽环类药物心脏毒性防治指南(2013年版)》。

8月1日(D7)

主诉及查体情况

患者未诉特殊不适,一般情况尚可,体温 36.8 ℃。查体较前无明显变化。

化验和检查情况

血常规:WBC 0.88×10^9 L^{-1},RBC 2.77×10^{12} L^{-1},HGB 79.00 g·L^{-1},PLT 22.00×10^9 L^{-1},NEUT 0.16×10^9 L^{-1};生化全项:ALB 31.4 g·L^{-1},ALT 6.1 U·L^{-1},AST 16.2 U·L^{-1},TBIL 17.20 μmol·L^{-1},DBIL 8.71 μmol·L^{-1},IBIL 8.49 μmol·L^{-1},GGT 38.0 U·L^{-1},hs-CRP 9.30 mg·L^{-1},CREA 32 μmol·L^{-1},LDH 923.5 U·L^{-1},GLU 4.79 mmol·L^{-1}。

药物治疗方案调整

+重组人粒细胞刺激因子注射液 300 μg ih qd

– 注射用盐酸柔红霉素 40 mg + 0.9%氯化钠注射液 50 mL iv qd

注射用右雷佐生 0.5 g + 0.9%氯化钠注射液 250 mL iv qd

托烷司琼粉针 5 mg + 0.9%氯化钠注射液 100 mL iv qd

注射用还原型谷胱甘肽 1.80 g + 0.9%氯化钠注射液 100 mL iv qd

别嘌醇缓释胶囊 0.25 g po qd

调整药物治疗方案评价

患者血象持续下降,粒缺明显,给予重组人粒细胞刺激因子对症处理。

药学监护的调整

(1) 患者粒细胞及血小板进一步下降,密切监测血象及体温变化;同时关注患者有无出血点,积极输注血小板等对症支持治疗。

(2) 重组人粒细胞刺激因子注射液可导致肌肉酸痛、骨痛,可予以非甾体抗炎药对症处理。

8月2日(D8)

主诉及查体情况

患者主诉间断周身疼痛不适,一般情况尚可,体温 36.8 ℃。查体较前无明显变化。

化验和检查情况

血常规:WBC $1.54×10^9$ L^{-1},RBC $2.69×10^{12}$ L^{-1},HGB 77.00 $g·L^{-1}$,PLT $79.00×10^9$ L^{-1},NEUT $1.01×10^9$ L^{-1}。

药物治疗方案调整

+头孢哌酮/舒巴坦钠针 3 g + 0.9%氯化钠注射液 100 mL iv q8h

– 亚胺培南/西司他丁针 2 g + 0.9%氯化钠注射液 250 mL iv q8h

调整药物治疗方案评价

患者血象有所恢复,退热稳定 48 h 以上,因此应调整抗感染方案,采用降阶梯策略,将亚胺培南/西司他丁降为头孢哌酮/舒巴坦钠,继续关注患者血象及体温变化。

药学监护的调整

患者目前诱导化疗中,尽管血象有所回升,但并未度过骨髓抑制期,预计血象可能会降低,应密切监测血象及体温变化,及时调整治疗方案。

8 月 4 日(D10)

主诉及查体情况

患者主诉手麻、腹胀不适,体温 36.8 ℃。查体较前无明显变化。

化验和检查情况

血常规:WBC $0.52×10^9$ L^{-1},RBC $2.33×10^{12}$ L^{-1},HGB 66.00 g·L^{-1},PLT $26.00×10^9$ L^{-1},NEUT $0.03×10^9$ L^{-1};生化全项:ALB 35.7 g·L^{-1},ALT 55.0 U·L^{-1},AST 41.0 U·L^{-1},TBIL 21.14 μmol·L^{-1},DBIL 11.27 μmol·L^{-1},IBIL 9.87 μmol·L^{-1},GGT 113.0 U·L^{-1},hs-CRP 0.55 mg·L^{-1},CREA 32 μmol·L^{-1},LDH 313.9 U·L^{-1},GLU 4.64 mmol·L^{-1};血培养:阴性;腹部 CT:脾大较前明显好转,肠管扩张积气,排便、排气少,考虑不完全肠梗阻。

药物治疗方案调整

+注射用醋酸卡泊芬净 50 mg + 0.9%氯化钠注射液 100 mL iv qd

西甲硅油乳剂(1 瓶)40 mg po q8h

甘油灌肠剂 110 mL 纳肛 st

– 泊沙康唑口服混悬液 200 mg po q8h

调整药物治疗方案评价

患者腹部 CT 考虑不完全肠梗阻。肠梗阻是常见的急腹症之一,当肠内容物通过受阻时,则可产生腹胀、腹痛、恶心呕吐及排便障碍等一系列症状,严重者可导致肠壁血供障碍,继而发生肠坏死,如不积极治疗,可导致死亡。结合患者的实际情况,患者并无肠梗阻相关病史以及相关消化系统疾病病史,临床药师考虑可能是化疗药物所致的麻痹性肠梗阻。《长春碱类药物治疗恶性淋巴瘤中国专家共识》指出约 30%以上病例可发生长春碱类药物所致的自主神经损伤,表现为腹痛、便秘,严重者发展为麻痹性肠梗阻等。多发生在用药后 6~8 周,个体差异也可发生在给药几天内。临床药师根据诺氏评估量表评分,总分为 6 分,表明很可能,因此该患者出现不完全肠梗阻很可能与长春地辛有关。同时患者主诉手麻,考虑为长春地辛导致的周围神经毒性。最近已有国外文献报道长春碱类药物和泊沙康唑相互作用导致麻痹性肠梗阻的病例,其作用机制为长春碱类药物主要通过 CYP3A4 代谢,而泊沙康唑是 CYP3A4 的强抑制剂,可以提高长春碱类药物的血药浓度,从而导致神经毒性和其他严重不良反应。因此建议停用泊沙康唑,调整为卡泊芬净预防 IFD。

Naranjo(诺氏)评估量表

指标	是	否	未知	回答	得分
1.该 ADR 先前是否有结论性报告?	+1	0	0	是	1
2.该 ADR 是否是在使用可疑药物后发生的?	+2	−1	0	是	2
3.该 ADR 是否在停药后或应用拮抗剂后得到缓解?	+1	0	0	未知	0
4.该 ADR 是否在再次使用可疑药物后重复出现?	+2	−1	0	未知	0
5.是否存在其他原因能单独引起该 ADR?	−1	+2	0	否	2
6.该 ADR 是否在应用安慰剂后重复出现?	−1	+1	0	未知	0
7.药物在血液或其他体液中是否达到毒性浓度?	+1	0	0	未知	0
8.ADR 是否随剂量增加而加重,或随剂量减少而缓解?	+1	0	0	未知	0
9.患者是否曾暴露于同种或同类药物并出现过类似反应?	+1	0	0	否	0
10.是否存在任何客观证据证实该反应?	+1	0	0	是	1
总分					6

知识点:参考《泊沙康唑口服混悬液说明书》及《长春碱类药物治疗恶性淋巴瘤中国专家共识》。

药学监护的调整

患者发生麻痹性肠梗阻时正好处在化疗后骨髓抑制期,合并严重粒缺,加之肠麻痹后,肠道内细菌大量繁殖,极易发生感染甚至败血症,因此密切监测患者血象及体温变化,及时调整抗感染方案。

8月5日(D11)

主诉及查体情况

患者主诉仍有腹部胀痛不适,无排便。体温 36.6 ℃。查体较前无明显变化。

化验和检查情况

血常规:WBC $0.39×10^9$ L^{-1},RBC $2.83×10^{12}$ L^{-1},HGB 80.00 g·L^{-1},PLT $33×10^9$ L^{-1},NEUT $0.01×10^9$ L^{-1};生化全项:ALB 36.3 g·L^{-1},ALT 36.3 U·L^{-1},AST 15.3 U·L^{-1},TBIL 27.31 μmol·L^{-1},DBIL 13.44 μmol·L^{-1},IBIL 13.87 μmol·L^{-1},GGT 93 U·L^{-1},hs–CRP 0.49 mg·L^{-1},CREA 26 μmol·L^{-1},LDH 263.2 U·L^{-1},GLU 4.33 mmol·L^{-1};脂肪酶:27.00 U·L^{-1}。

药物治疗方案调整

+ 托烷司琼粉针 5 mg + 0.9%氯化钠注射液 100 mL iv st

硫酸长春地辛针 4 mg + 0.9%氯化钠注射液 20 mL iv st d8

大承气汤加减 200 mL 灌肠 q12h

甘油灌肠剂 110 mL 纳肛 st

乳果糖口服溶液 15 mL po q8h

调整药物治疗方案评价

患者今日诱导化疗第 8 天,考虑患者 ALL 病情较重,权衡利弊后继续按计划实施长春地辛化疗(D8),同时患者不完全肠梗阻,一般状况较差,先不予以培门冬酶治疗。患者腹痛、腹胀,已胃肠减压、禁食水,并辅以大承气汤加减灌肠、乳果糖等药物增加胃肠蠕动,促进排便、排气等对症治疗。

药学监护的调整

(1) 患者骨髓抑制明显,继续对症升血、输血等支持治疗,密切监测血象及体温变化。

(2) 患者伴不完全肠梗阻,密切观察患者腹痛及排便情况。

8月9日(D15)

主诉及查体情况

患者主诉仍有腹部胀痛不适,体温 36.8 ℃。查体较前无明显变化。

化验和检查情况

血常规:WBC $0.32×10^9$ L^{-1},RBC $2.11×10^{12}$ L^{-1},HGB 61.00 g·L^{-1},PLT $27.00×10^9$ L^{-1},NEUT $0.02×10^9$ L^{-1};生化全项:ALB 36.8 g·L^{-1},ALT 27.0 U·L^{-1},AST 12.9 U·L^{-1},TBIL

26.10 μmol·L^{-1},DBIL 15.39 μmol·L^{-1},IBIL 15.39 μmol·L^{-1},GGT 100.0 U·L^{-1},hs-CRP 9.26 mg·L^{-1},CREA 29 μmol·L^{-1},LDH 125.8 U·L^{-1},GLU 4.82 mmol·L^{-1}。

药物治疗方案调整

+ 间苯三酚粉针剂 80 mg + 5%葡萄糖注射液 100 mL iv qd

复方氨基酸注射液 450 mL qd

丙氨酰谷氨酰胺注射液 50 mL qd

甘油灌肠剂 110 mL 纳肛 st

调整药物治疗方案评价

患者仍诉腹部胀痛,予以间苯三酚止痛。

药学监护的调整

无。

8月12日(D18)

主诉及查体情况

患者主诉腹部胀痛不适,体温 36.6 ℃。查体较前无明显变化。

化验和检查情况

血常规:WBC 0.79×10^9 L^{-1},RBC 2.62×10^{12} L^{-1},HGB 77.00 g·L^{-1},PLT 27.00×10^9 L^{-1},NEUT 0.15×10^9 L^{-1};生化全项:ALB 39.9 g·L^{-1};骨穿结果:增生活跃(−),未见幼稚 B 淋巴细胞;流式:异常表型原始 B 淋巴细胞占 0.43%。

药物治疗方案调整

+注射用甲泼尼龙琥珀酸钠针 40 mg ivqd

硫酸长春地辛针 4 mg + 0.9%氯化钠注射液 20 mL iv st d15

托烷司琼粉针 5 mg + 0.9%氯化钠注射液 100 mL iv st

注射用还原型谷胱甘肽 1.80 g + 0.9%氯化钠注射液 100 mL iv st

注射用泮托拉唑钠 40 mg + 0.9%氯化钠注射液 100 mL iv st

− 注射用甲泼尼龙琥珀酸钠针 60 mg iv qd

调整药物治疗方案评价

今日按计划长春地辛 D15 化疗,并激素减量至 40 mg。

药学监护的调整

无。

8 月 14 日(D20)

主诉及查体情况

患者主诉腹部胀痛较前减轻,体温 36.8 ℃。查体较前无明显变化。

化验和检查情况

血常规:WBC 11.94×10⁹ L⁻¹,RBC 2.57×10¹² L⁻¹,HGB 76.00 g·L⁻¹,PLT 46.00×10⁹ L⁻¹,NEUT 10.55×10⁹ L⁻¹;生化全项:ALB 40.2 g·L⁻¹,ALT 25.3 U·L⁻¹,AST 46.5 U·L⁻¹,TBIL 10.48 μmol·L⁻¹,DBIL 2.93 μmol·L⁻¹,IBIL 7.55 μmol·L⁻¹,GGT 131.0 U·L⁻¹,hs−CRP 4.99 mg·L⁻¹,CREA 32 μmol·L⁻¹,LDH 977.4 U·L⁻¹,GLU 4.60 mmol·L⁻¹。

药物治疗方案调整

+ 甘油灌肠剂 110 mL 纳肛 st

− 头孢哌酮/舒巴坦钠针 3 g + 0.9%氯化钠注射液 100 mL iv q8h

注射用醋酸卡泊芬净 50 mg + 0.9%氯化钠注射液 100 mL iv qd

重组人粒细胞刺激因子注射液 300 μg ih qd

间苯三酚粉针剂 80 mg + 5%葡萄糖注射液 100 mL iv qd

调整药物治疗方案评价

患者目前血象恢复(WBC 11.94×10⁹·L⁻¹),体温正常(36.6 ℃),一般状况可,停用头孢哌酮/舒巴坦钠、卡泊芬净及升白针。

知识点:参考《中国中性粒细胞缺乏伴发热患者抗菌药物临床应用指南(2020 年版)》及《血液病/恶性肿瘤患者侵袭性真菌病的诊断标准与治疗原则(第六次修订版)》。

药学监护的调整

无。

8 月 20 日(D26)

主诉及查体情况

患者主诉腹部胀痛较前减轻,体温 36.4 ℃。查体较前无明显变化。

化验和检查情况

血常规:WBC 2.30×10^9 L^{-1},RBC 2.85×10^{12} L^{-1},HGB 84.00 g·L^{-1},PLT 224.00×10^9 L^{-1},NEUT 1.43×10^9 L^{-1};生化全项:ALB 38 g·L^{-1},ALT 56.3 U·L^{-1},AST 29.7 U·L^{-1},TBIL 14.85 μmol·L^{-1},DBIL 9.69 μmol·L^{-1},IBIL 5.16 μmol·L^{-1},GGT 253.0 U·L^{-1},hs-CRP 0.12 mg·L^{-1},CREA 40 μmol·L^{-1},LDH 204.1 U·L^{-1},GLU 4.21 mmol·L^{-1};腹部+盆腔 CT(8.18)回报:脾大较前进展。

药物治疗方案调整

无。

调整药物治疗方案评价

无。

药学监护的调整

无。

8月24日(D30)

主诉及查体情况

患者主诉腹部不适较前减轻。体温 36.8 ℃。查体较前无明显变化。

化验和检查情况

血常规:WBC 2.11×10^9 L^{-1},RBC 2.97×10^{12} L^{-1},HGB 89.00 g·L^{-1},PLT 247.00×10^9 L^{-1},NEUT 1.21×10^9 L^{-1};生化全项:ALB 36.6 g·L^{-1},ALT 28.0 U·L^{-1},AST 13.2 U·L^{-1},TBIL 13.85 μmol·L^{-1},DBIL 7.98 μmol·L^{-1},IBIL 5.62 μmol·L^{-1},GGT 157.0 U·L^{-1},hs-CRP 0.05 mg·L^{-1},CREA 41 μmol·L^{-1},LDH 204.1 U·L^{-1},GLU 4.60 mmol·L^{-1}。

药物治疗方案调整

+注射用甲泼尼龙琥珀酸钠针 20 mg iv qd

- 注射用甲泼尼龙琥珀酸钠针 40 mg iv qd

调整药物治疗方案评价

激素按计划逐渐减量至 20 mg。

药学监护的调整

患者腹部不适好转,停止胃肠减压,嘱患者可尝试进流食,继续对症支持治疗;择日行骨穿观察患者骨髓情况。

8月28日(D34)

主诉及查体情况

患者病情重,体温 36.2 ℃。查体较前无明显变化。

化验和检查情况

血常规:WBC $2.12×10^9$ L^{-1},RBC $3.20×10^{12}$ L^{-1},HGB 98.00 g·L^{-1},PLT $232.00×10^9$ L^{-1},NEUT $1.01×10^9$ L^{-1};生化全项:ALB 36.7 g·L^{-1},ALT 21.3 U·L^{-1},AST 12.5 U·L^{-1},TBIL 12.40 μmol·L^{-1},DBIL 6.86 μmol·L^{-1},IBIL 5.54 μmol·L^{-1},GGT 123.0 U·L^{-1},hs-CRP 0.05 mg·L^{-1},CREA 47 μmol·L^{-1},LDH 187.1 U·L^{-1},GLU 4.10 mmol·L^{-1};复查骨穿结果:增生活跃(−),原始淋巴细胞4.5%;流式:异常表型原始B淋巴细胞4.73%。

药物治疗方案调整

+注射用甲泼尼龙琥珀酸钠针 10 mg iv qd

− 注射用甲泼尼龙琥珀酸钠针 20 mg iv qd

调整药物治疗方案评价

今日激素逐渐减量至 10 mg。

药学监护的调整

患者仍可见幼稚细胞,考虑骨髓微小残留病灶(minimal residual disease, MRD)阳性。患者脾大较前进展,同时腰痛、骨痛,不除外原发病进展,密切观察患者病情变化,拟行下一步治疗。

8月30日(D36)

主诉及查体情况

患者病情重,主诉腰痛、骨痛,体温 36.6 ℃。查体较前无明显变化。

化验和检查情况

血常规:WBC $3.29×10^9$ L^{-1},RBC $3.35×10^{12}$ L^{-1},HGB 104.00 g·L^{-1},PLT $211.00×10^9$ L^{-1},NEUT $1.77×10^9$ L^{-1};生化全项:ALB 37.4 g·L^{-1},ALT 16.5 U·L^{-1},AST 15.3 U·L^{-1},TBIL 10.25 μmol·L^{-1},DBIL 5.97 μmol·L^{-1},IBIL 4.28 μmol·L^{-1},GGT 93.0 U·L^{-1},hs-CRP 0.05 mg·L^{-1},CREA 41.00 μmol·L^{-1},LDH 181.4 U·L^{-1},GLU 4.02 mmol·L^{-1}。

药物治疗方案调整

− 注射用甲泼尼龙琥珀酸钠针 10 mg iv qd

注射用泮托拉唑 40 mg iv qd

调整药物治疗方案评价

今日激素逐渐减停。

药学监护的调整

无。

9月3日(D40)

主诉及查体情况

患者仍主诉四肢疼痛。体温 36.2 ℃。查体:腹平软,无压痛及反跳痛,肠鸣音正常;全身浅表淋巴结未触及肿大,未见皮下出血点及瘀斑。

化验和检查情况

血常规:WBC $8.04×10^9$ L^{-1},RBC $3.65×10^{12}$ L^{-1},HGB 114.00 g·L^{-1},PLT $208.00×10^9$ L^{-1},NEUT $6.75×10^9$ L^{-1};生化全项:ALB 37.7 g·L^{-1},ALT 17.6 U·L^{-1},AST 26.2 U·L^{-1},TBIL 8.60 μmol·L^{-1},DBIL 5.08 μmol·L^{-1},IBIL 3.52 μmol·L^{-1},GGT 80.0 U·L^{-1},hs-CRP 5.25 mg·L^{-1},CREA 46.00 μmol·L^{-1},LDH 320.0 U·L^{-1},GLU 4.12 mmol·L^{-1};复查肠镜回报(9.1):盲肠憩室;直肠炎,余未见明显异常。

药物治疗方案调整

用药目的	药品名称	用药剂量	用法
桥接化疗 (Hyper-CVAD 方案)	环磷酰胺粉针剂+0.9%氯化钠注射液	0.4 g 100 mL	iv q12h d1~d3
	盐酸表柔比星针+0.9%氯化钠注射液	70 mg 50 mL	iv qd d4
	地塞米松磷酸钠注射液+0.9%氯化钠注射液	20 mg 100 mL	iv q12h d1~d4
预防泌尿道毒性	美司钠注射液+0.9%氯化钠注射液	0.8 g 500 mL	iv qd d1~d3(持续 24h)
止吐	托烷司琼粉针+0.9%氯化钠注射液	5 mg 100 mL	iv qd
护胃	注射用泮托拉唑钠+0.9%氯化钠注射液	40 mg 100 mL	iv qd
保肝	注射用还原型谷胱甘肽+0.9%氯化钠注射液	1.80 g 100 mL	iv qd

调整药物治疗方案评价

患者四肢疼痛,腹部 CT 显示脾大较前进展,结合骨穿结果,考虑患者原发病进展。该患者诱导化疗结束未到达 CR,考虑为难治性 ALL。根据《儿童急性淋巴细胞白血病诊疗规范(2018 年版)》,对于难治复发 ALL,治疗目前无统一意见,可以选择各种靶点的 CAR-T 细胞治疗临床试验。与家属沟通商议后,家属自愿加入 CD19-CART 细胞免疫治疗临床试验。患者今日行细胞单采, 采集完毕后予以 Hyper-CVAD 方案化疗。在收集患者淋巴细胞到患者最终输注 CAR-T 细胞这段时间的窗口期可能要比预期的长。在这段时间,需要给患者进行一个桥接治疗,其目的是给予包括化疗在内的一些抗癌药物来控制疾病的进展。同时,发现细胞因子风暴(cytokine release syndrome, CRS)的发生风险与 CAR-T 输注时的肿瘤细胞负荷相关,所以桥接治疗在 ALL 中尤为重要。在理想情况下,桥接疗法不会引起严重的并发症,如感染、出血或任何可能干扰后面淋巴细胞消除术的问题。桥接治疗所选择的药物通常为已知的 B-ALL 的化疗方案。该患者入院时肿瘤负荷较高,同时现在存在原发病进展的情况,因此给予 Hyper-CVAD 方案进行桥接化疗。

知识点: 参考《嵌合抗原受体 T 细胞治疗成人急性 B 淋巴细胞白血病中国专家共识(2022 年版)》及《儿童急性淋巴细胞白血病诊疗规范(2018 年版)》。

药学监护的调整

(1) 环磷酰胺及表柔比星均可引起骨髓抑制,患者诱导化疗后曾出现严重粒缺,需要密切监测患者血象。

(2) 环磷酰胺可引起出血性膀胱炎,单次用药后即可出现,使用足量美司钠和强化补液促进利尿可显著降低膀胱毒性的发生率和严重性。美司钠总剂量与环磷酰胺相同,但需从环磷酰胺开始持续输注,在最后一次给药后 6 小时结束。

9月6日(D43)

主诉及查体情况

患者仍四肢疼痛,流质饮食,食欲尚可,偶有恶心。体温 36.4 ℃。查体较前无明显变化。

化验和检查情况

血常规:WBC 6.73×10^9 L^{-1},RBC 3.02×10^{12} L^{-1},HGB 94.00 g·L^{-1},PLT 124.00×10^9 L^{-1},NEUT 6.20×10^9 L^{-1};生化全项:ALB 32.9 g·L^{-1},ALT 27.3 U·L^{-1},AST 19.6 U·L^{-1},TBIL 9.84 μmol·L^{-1},DBIL 5.06 μmol·L^{-1},IBIL 4.78 μmol·L^{-1},GGT 64.0 U·L^{-1},hs-CRP 5.25

mg·L⁻¹,CREA 31.00 μmol·L⁻¹,LDH 210.6 U·L⁻¹,GLU 5.02 mmol·L⁻¹。

药物治疗方案调整

+ 盐酸表柔比星针 70 mg + 0.9%氯化钠注射液 50 mL iv st (d4)

注射用右雷佐生 0.50 g + 0.9%氯化钠注射液 250 mL iv st

– 环磷酰胺粉针剂 0.4 g + 0.9%氯化钠注射液 100 mL iv q12h

美司钠注射液 0.8 g + 0.9%氯化钠注射液 500 mL iv qd

调整药物治疗方案评价

今日按计划给予表柔比星化疗，同时辅以右雷佐生保护心脏，拟择日行 CAR–T 细胞治疗。

药学监护的调整

表柔比星会有发生心脏毒性的风险，早期表现为窦性心动过速、快速心律失常、房室传导阻滞等,密切观察患者有无胸闷、憋气、心慌气短等症状,及时对症处理。

9 月 7 日（D44）

主诉及查体情况

患者诉间断周身疼痛。体温 36.4 ℃。查体较前无明显变化。

化验和检查情况

脑脊液生化:脑脊液蛋白 22.10 mg·dL⁻¹,GLU 4.15 mmol·L⁻¹,CL 122.30 mmol·L⁻¹;脑脊液细胞学:脑脊液白细胞数 2·mm⁻³。

药物治疗方案调整

+ 注射用甲氨蝶呤 10 mg 硬膜外注射 st

注射用阿糖胞苷 30 mg 硬膜外注射 st

地塞米松磷酸钠注射液 5 mg 硬膜外注射 st

0.9%氯化钠注射液 2 ml 硬膜外注射 st

– 托烷司琼粉针 5 mg + 0.9%氯化钠注射液 100 mL iv qd

注射用泮托拉唑钠 40 mg + 0.9%氯化钠注射液 100 mL iv qd

地塞米松磷酸钠注射液 20 mg + 0.9%氯化钠注射液 100 mL iv q12h

注射用还原型谷胱甘肽 1.8 g + 0.9%氯化钠注射液 100 mL iv qd

调整药物治疗方案评价

任何类型的 ALL 均应强调中枢神经系统白血病（central nervous system leukemia，CNSL)的早期预防。预防措施一般选择鞘内化疗。鞘内注射主要用药包括地塞米松、甲氨蝶呤、阿糖胞苷。诱导治疗过程中没有中枢神经系统症状者可以在血细胞计数安全水平后行腰椎穿刺、鞘内注射(如 $PLT \geqslant 50 \times 10^9 \cdot L^{-1}$)。该患者没有 CNSL 症状、脑脊液检查无异常，因此给予鞘内注射三联药物预防 CNSL 的发生。

知识点：参考《儿童急性淋巴细胞白血病诊疗规范(2018 年版)》。

药学监护的调整

腰穿术后可能有头晕头痛等不适，需去枕平卧 8 h，可适当补液，减轻低颅压反应。

9 月 8 日(D45)

主诉及查体情况

患者诉间断周身疼痛，食欲差、进食少。体温 36.6 ℃。查体较前无明显变化。

化验和检查情况

无。

药物治疗方案调整

+注射用磷酸氟达拉滨 50 mg + 0.9%氯化钠注射液 100 mL iv qd d1~d3

托烷司琼粉针 5 mg + 0.9%氯化钠注射液 100 mL iv qd

调整药物治疗方案评价

在 CAR-T 细胞输注之前需要进行"淋巴细胞去除术"。一方面，通过清除内源性淋巴细胞，避免这些细胞与输注的 CAR-T 细胞竞争消耗内环境平衡性细胞因子(如 IL-7 和 IL-15)，这对维持 CAR-T 细胞输注后的体内存活尤为重要；另一方面，可以除掉肿瘤微环境中的"调控因子"(比如 CD^{4+} CD^{25+}调节性 T 细胞或髓系来源的抑制性细胞)，为 CAR-T 细胞在体内的扩增和存活创造一个"有利"的环境。此外，其还可以引起肿瘤免疫原性的上调，改善疾病的控制。淋巴细胞去除术调节通常在 CAR-T 细胞注射之前进行 3 ~ 5 天的治疗，氟达拉滨和环磷酰胺(FC 方案)是目前应用最广泛的淋巴细胞清除方案。由于 Hyper-CVAD 方案中已连续输注环磷酰胺 3 天，因此患者此次给予氟达拉滨输注,同时辅以托烷司琼止吐。

> 知识点:参考《嵌合抗原受体 T 细胞治疗成人急性 B 淋巴细胞白血病中国专家共识(2022 年版)》。

药学监护的调整

(1)氟达拉滨具有骨髓抑制毒性,引起粒细胞、血小板等计数降低,引起贫血、粒缺等不良反应,需规律对患者进行血象监测,及时给予对症支持治疗。

(2)氟达拉滨可引起恶心、呕吐等胃肠道反应,关注患者的相关胃肠道症状,及时给予对症支持治疗。

9 月 10 日(D47)

主诉及查体情况

患者诉间断周身疼痛,食欲差、进食少。体温 36.4 ℃。查体较前无明显变化。

化验和检查情况

血常规:WBC 2.44×10⁹ L⁻¹,RBC 2.57×10¹² L⁻¹,HGB 81.00 g·L⁻¹,PLT 89.00×10⁹ L⁻¹,NEUT 2.34×10⁹ L⁻¹;生化全项:ALB 30.5 g·L⁻¹,ALT 45.2 U·L⁻¹,AST 28.9 U·L⁻¹,TBIL 13.43 μmol·L⁻¹,DBIL 7.27 μmol·L⁻¹,IBIL 6.16 μmol·L⁻¹,GGT 110.0 U·L⁻¹,hs-CRP 0.09 mg·L⁻¹,CREA 39.00 μmol·L⁻¹,LDH 148.0 U·L⁻¹,GLU 4.32 mmol·L⁻¹。

药物治疗方案调整

-注射用磷酸氟达拉滨 50 mg + 0.9%氯化钠注射液 100 mL iv qd

托烷司琼粉针 5 mg + 0.9%氯化钠注射液 100 mL iv qd

调整药物治疗方案评价

患者今日已完成 CAR-T 细胞回输前淋巴细胞清除预处理方案,停用氟达拉滨及托烷司琼。

药学监护的调整

患者血象较前有所下降,为氟达拉滨所致骨髓抑制,密切监测患者血常规及体温变化。

9月12日(D49)

主诉及查体情况

患者仍诉间断周身疼痛。体温 38.6 ℃。查体较前无明显变化。

化验和检查情况

血常规:WBC $0.50×10^9$ L^{-1},RBC $2.11×10^{12}$ L^{-1},HGB 66.00 g·L^{-1},PLT $62.00×10^9$ L^{-1},NEUT $0.47×10^9$ L^{-1};生化全项:ALB 32.0g·L^{-1},ALT 58.3 U·L^{-1},AST 39.1 U·L^{-1},TBIL 14.93 μmol·L^{-1},DBIL 9.06 μmol·L^{-1},IBIL 5.87μmol·L^{-1},GGT 146.0 U·L^{-1},hs–CRP 0.32 mg·L^{-1},CREA 33 μmol·L^{-1},LDH 131.5 U·L^{-1},GLU 4.66 mmol·L^{-1};炎症介质六项:IL–1β 5.00 pg·ml^{-1},IL–2R 315 U·mL^{-1},IL–8 180 pg·mL^{-1},IL–10 5.00 pg·mL^{-1},TNF–α 4.00 pg·mL^{-1},IL–6 6.48 pg·mL^{-1};送血培养。

药物治疗方案调整

+头孢哌酮/舒巴坦钠针 3 g + 0.9%氯化钠注射液 100 mL iv q8h

异丙嗪注射液 25 mg im st

马来酸氯苯那敏片 4 mg po st

CD19–CART $6×10^7$·kg^{-1} + 0.9%氯化钠注射液 250 mL iv st

重组人粒细胞刺激因子注射液 300 μg iv qd

调整药物治疗方案评价

(1) CAR–T 细胞治疗是肿瘤治疗的新兴技术,通过基因工程将针对肿瘤抗原的单链可变区与共刺激分子的基因片段整合至 T 细胞基因组并在 T 细胞上表达,其蛋白的胞外结构特异识别肿瘤抗原,并启动下游信号通路,使 CAR–T 细胞增殖、活化,发挥靶向肿瘤杀伤效应。目前 CD19–CART 细胞治疗主要用于复发难治 B–ALL。该患者诱导化疗未达到 CR,属于难治性 B–ALL,考虑给予 CD19–CART 进行挽救治疗。CAR–T 细胞输注可能发生过敏反应,因此在回输前予以异丙嗪、氯苯那敏等药物预防过敏反应。

(2) 患者目前粒缺伴发热,使用头孢哌酮/舒巴坦钠经验性抗感染治疗,并积极进行血培养以明确病原微生物,根据病原微生物及药敏结果调整抗感染方案。

知识点：参考《嵌合抗原受体 T 细胞治疗成人急性 B 淋巴细胞白血病中国专家共识（2022 年版）》

药学监护的调整

(1) 在 CAR-T 输注过程中，机体免疫细胞大量活化、溶解，导致细胞因子被大量释放，从而引起全身免疫风暴，即 CRS，同时也可能导致中枢神经系统副作用，即脑病综合征（CAR-T cell-related encephalopathy syndrome，CRES）。因此患者回输细胞后需要监测生命体征、监测血常规、肝功能、肾功能、炎症因子、电解质、血清铁蛋白、CRP 及凝血功能等，出现异常结果及时予以处理，同时注意细菌/病毒/真菌感染的监测和治疗。

(2) 患者目前血象较低，密切监测血常规及感染发生情况，并及时处理。

知识点：参考《嵌合抗原受体 T 细胞治疗成人急性 B 淋巴细胞白血病中国专家共识（2022 年版）》

9月13日(D50)

主诉及查体情况

患者仍诉间断周身疼痛。体温 39.0 ℃。查体较前无明显变化。

化验和检查情况

血常规：WBC 0.17×10^9 L^{-1}，RBC 2.15×10^{12} L^{-1}，HGB 66.00 g·L^{-1}，PLT 33.00×10^9 L^{-1}，NEUT 0.15×10^9 L^{-1}；生化全项：ALB 28.7 g·L^{-1}，ALT 35.5 U·L^{-1}，AST 14.2 U·L^{-1}，TBIL 13.61 μmol·L^{-1}，DBIL 8.17 μmol·L^{-1}，IBIL 5.44 μmol·L^{-1}，GGT 140.0 U·L^{-1}，hs-CRP 25.52 mg·L^{-1}，CREA 33 μmol·L^{-1}，LDH 152.2 U·L^{-1}，GLU 4.96 mmol·L^{-1}；炎症介质六项：IL-1β 5.00 pg·mL^{-1}，IL-2R 959 U·mL^{-1}，IL-8 26.7 pg·mL^{-1}，IL-10 9.20 pg·mL^{-1}，TNF-α 7.19 pg·mL^{-1}，IL-6 9.34 pg·mL^{-1}；DIC 全项：PT 16.50 s，INR 1.47；铁蛋白：1 329 ng·mL^{-1}。

药物治疗方案调整

+异丙嗪注射液 25 mg im st

马来酸氯苯那敏片 4 mg po st

CD19-CART $1.2 \times 10^8 \cdot kg^{-1}$ + 0.9%氯化钠注射液 250 mL iv st

调整药物治疗方案评价

继续第 2 天 CD19-CART 细胞输注。

药学监护的调整

患者炎症介质各个指标较昨天均有所升高,密切关注患者 CRS 及 CRES 发生情况,并及时对症治疗。

9 月 14 日(D51)

主诉及查体情况

患者主诉疼痛较前好转。体温 37.4 ℃。查体较前无明显变化。

化验和检查情况

血常规:WBC 0.10×10^9 L^{-1},RBC 2.30×10^{12} L^{-1},HGB 71.00 g·L^{-1},PLT 19.00×10^9 L^{-1},NEUT —$\times 10^9$ L^{-1}。

药物治疗方案调整

+人免疫球蛋白(PH4)注射液 10 g iv st

泊沙康唑口服混悬液 200 mg po q8h

调整药物治疗方案评价

(1)B 细胞缺乏症/低丙种球蛋白血症是 CAR-T 细胞治疗后的特征性不良反应之一,几乎所有接受 CAR-T 细胞治疗患者均会呈现不同程度的 B 细胞缺乏症,以及由此导致的体液免疫功能不全相关的感染风险,因此,预防性静注人免疫球蛋白输注已成为 CAR-T 细胞治疗后患者的常规辅助治疗手段。CAR-T 细胞治疗后应每月至少 1 次静脉注射丙种球蛋白 10 g,并将 IgG 维持在 4 mg·L^{-1} 以上。

(2)患者目前 CART 细胞治疗导致持续严重粒缺,具备 IFD 感染高风险,因此给予泊沙康唑抗真菌预防。

知识点:参考《嵌合抗原受体 T 细胞治疗成人急性 B 淋巴细胞白血病中国专家共识(2022 年版)》。

药学监护的调整

(1)定期复查患者 B 淋巴细胞数量和免疫球蛋白。

(2)患者严重粒缺状态,血小板Ⅳ度减少,密切监测血象及体温变化,观察患者有无出血点,瘀斑等情况,积极给予血小板、红细胞输注等支持治疗。

(3)嘱患者泊沙康唑随餐服用。

(4)密切监测患者 CRS 及 CRES 的发生,并及时对症治疗。

9 月 17 日(D54)

主诉及查体情况

患者昨日发热、盗汗,最高 38.6 ℃,对症治疗好转。今晨体温 36.2 ℃,无咳嗽咳痰,无腹痛。查体较前无明显变化。

化验和检查情况

血常规回报(9.15):WBC 0.50×10^9 L^{-1},RBC 3.42×10^{12} L^{-1},HGB 108.00 g·L^{-1},PLT 66.00×10^9 L^{-1},NEUT 0.26×10^9 L^{-1};血常规回报(9.16):WBC 1.52×10^9·L^{-1},RBC 3.17×10^{12}·L^{-1},HGB 97.00 g·L^{-1},PLT 59.00×10^9·L^{-1},NEUT 1.00×10^9·L^{-1}; 血常规(9.17):WBC 8.8×10^9·L^{-1},RBC 3.19×10^{12}·L^{-1},HGB 97.00 g·L^{-1},PLT 71.00×10^9·L^{-1},NEUT 7.10×10^9·L^{-1}。生化全项:ALB 39.0 g·L^{-1},ALT 11.3 U·L^{-1},AST 16.4 U·L^{-1},TBIL10.42 μmol·L^{-1},DBIL 4.58 μmol·L^{-1},IBIL 5.84 μmol·L^{-1},GGT 105.0 U·L^{-1},hs–CRP 4.84 mg·L^{-1},CREA 37 μmol·L^{-1},LDH 313.9 U·L^{-1},GLU 4.76 mmol·L^{-1};PCT:0.55 ng·mL^{-1}; 血培养:阴性。

药物治疗方案调整

– 重组人粒细胞刺激因子注射液 300 μg iv qd

调整药物治疗方案评价

患者今日粒细胞恢复正常,停用升白针。

药学监护的调整

无。

9 月 19 日(D56)

主诉及查体情况

患者未诉特殊不适。体温 36.6 ℃。查体较前无明显变化。

化验和检查情况

血常规：WBC 7.62×10^9 L^{-1}，RBC 3.14×10^{12} L^{-1}，HGB 98.00 g·L^{-1}，PLT 74.00×10^9 L^{-1}，NEUT 6.35×10^9 L^{-1}；生化全项：ALB 40.4 g·L^{-1}，ALT 9.5 U·L^{-1}，AST 25.3 U·L^{-1}，TBIL7.30 μmol·L^{-1}，DBIL 5.30 μmol·L^{-1}，IBIL 2.00 μmol·L^{-1}，GGT 154.0 U·L^{-1}，hs-CRP 1.15 mg·L^{-1}，CREA 36 μmol·L^{-1}，LDH 302.9 U·L^{-1}，GLU 4.80 mmol·L^{-1}，PCT 0.15 ng·mL^{-1}。

药物治疗方案调整

– 头孢哌酮/舒巴坦钠针 3 g + 0.9%氯化钠注射液 100 mL iv q8h

泊沙康唑口服混悬液 200 mg po q8h

调整药物治疗方案评价

患者粒细胞恢复，体温正常稳定 2 天以上，PCT 正常，无明显感染症状，可以考虑停用头孢哌酮/舒巴坦钠及泊沙康唑口服混悬液。

药学监护的调整

无。

9 月 20 日（D57）

主诉及查体情况

患者神清、精神可，未诉特殊不适。体温 36.6 ℃。查体较前无明显变化。

化验和检查情况

炎症介质六项：IL-1β 19.2 pg·mL^{-1}，IL-2R 591 U·mL^{-1}，IL-8 598 pg·mL^{-1}，IL-10 5.08 pg·mL^{-1}，TNF-α 10.4 pg·mL^{-1}，IL-6 2.00 pg·mL^{-1}；骨髓穿刺结果：涂片：骨髓片及血片均未见异常淋巴细胞；CAR-T 细胞表型分析报告：（骨髓）T 淋巴细胞 CAR-T 表达率 3.32%；（外周血）T 淋巴细胞 CAR-T 表达率 1.72%。

出院诊断

①急性 B 淋巴细胞白血病；②肠梗阻。

出院带药

阿昔洛韦片 200 mg po q8h

出院指导

嘱患者摄入足量的水，防止药物沉积于肾小管内，预防肾毒性。

四、小结

本例患者为难治 ALL 应用 CD19-CART 细胞挽救治疗,整个治疗过程共有 4 次化疗,分别具有不同的治疗目的,依次为预化疗、诱导化疗、桥接化疗及淋巴细胞清除化疗,临床药师可根据患者个体情况制定药学监护计划,尤其在抗肿瘤药物不良反应及药物相互作用方面发挥自身专业优势。此外,CAR-T 细胞治疗已为许多复发/难治 ALL 患者带来曙光,但是其临床毒性却成为工作的重点及难点,因此,这为临床药师参与其毒性管理提供了新的机遇与挑战。

参考文献

[1] 丁利娟,黄河.CD19-CAR-T 细胞治疗难治复发急性淋巴细胞白血病的研究进展[J].中国肿瘤生物治疗杂志,2017,24(1):12-17.

[2] 中华人民共和国国家卫生健康委员会. 儿童急性淋巴细胞白血病诊疗规范(2018版)[EB/OL]. 北京: 中华人民共和国国家卫生健康委员会,2018-10-08 [2019-08-09]. www.nhc.gov.cn/yzygj/s7653/201810/aef82930c1af4fc5bf325938e2fcb075.shtml.

[3] 中国抗癌协会血液肿瘤专业委员会,中华医学会血液学分会白血病淋巴瘤学组.中国成人急性淋巴细胞白血病诊断与治疗指南(2021 年版)[J].中华血液学杂志,2021,42(9):705-716.

[4] 中国中性粒细胞缺乏伴发热患者抗菌药物临床应用指南(2020 年版)[J].中华血液学杂志,2020,41(12):969-978.

[5] Pekpak E, İleri T, İnce E, et al. Toxicity of vincristine combined with posaconazole in children with acute lymphoblastic leukemia[J]. J Pediatr Hematol Oncol, 2018,40(5):e309-e310.

[6] 中华医学会血液学分会白血病淋巴瘤学组, 中国抗癌协会血液肿瘤专业委员会造血干细胞移植与细胞治疗学组.嵌合抗原受体 T 细胞治疗成人急性 B 淋巴细胞白血病中国专家共识(2022 年版)[J].中华血液学杂志,2022,43(2):89-95.

作者感悟

　　日月如梭,转眼间这已经是我作为临床药师的第 7 年了,作为妥妥唱着"我们是共产主义接班人"歌曲长大的、被喻为跨世纪的 80 后,目前都已经悄然进入人生不惑的年纪。人生本是天地一过客,美丽而动人,努力在当下,做好自己。临床药学犹如一条大路,一路走来不可能一帆风顺,必定会坎坷不平,但是这并不影响沿途的收获与感悟,因为经历永远比终点更重要。干一行、爱一行,努力学习精益求精的工匠精神。坚持是一种信仰,努力是一种习惯。在前进中努力着,在努力中前进着,在奋斗中呐喊着、在呐喊中奋斗着,谁说只有站在光里的才算英雄,当你努力拼搏的时候,你就是你自己的英雄。